SpringerWienNewYork

MEDDEV ausdrucken

Martin Zauner
Andreas Schrempf

Informatik in der Medizintechnik

Grundlagen, Software, Computergestützte Systeme

SpringerWienNewYork

Prof. (FH) Dipl.-Ing. Dr.techn. Martin Zauner, M.Sc.
Prof. (FH) Dipl.-Ing. Dr.techn. Andreas Schrempf
FH OÖ Studienbetriebs GmbH, Linz, Österreich

Printed in Austria

SpringerWienNewYork ist ein Unternehmen von
Springer Science+Business Media
springer.at

Satz: Reproduktionsfertige Vorlage der Autoren
Druck: Holzhausen Druck & Medien GmbH, 1140 Wien, Österreich

Gedruckt auf säurefreiem, chlorfrei gebleichtem Papier
SPIN 11573975

Mit 126 (teilweise farbigen) Abbildungen

Bibliografische Information der Deutschen Nationalbibliothek
Die Deutsche Nationalbibliothek verzeichnet diese Publikation in der Deutschen Nationalbibliografie; detaillierte bibliografische Daten sind im Internet über http://dnb.d-nb.de abrufbar.

ISBN 978-3-211-89188-9 SpringerWienNewYork

Vorwort

Die Medizintechnik leistet entscheidende Beiträge in der modernen Medizin und für die zukünftige Gesundheitsversorgung. Technologisch innovative Medizingeräte eröffnen neue Möglichkeiten in der medizinischen Diagnostik und Therapie, sowie zunehmend in der Gesundheitsvorsorge, Rehabilitation und Pflege. Die Innovationsdimensionen in der Medizintechnik umfassen dabei die Computerisierung, die Miniaturisierung und Molekularisierung. Mit ersterer wird sich dieses Werk tiefer auseinandersetzen.

Durch die Anwendungen der Informatik, sowie der Informations- und Kommunikationstechnologien, können die geforderten Funktionalitäten, der zuverlässige und sichere Betrieb, sowie der kostengünstige Einsatz von computergestützten Medizingeräten in dem heute bekannten und künftig geforderten Ausmaß gewährleistet werden. Das vorliegende Werk zeigt die Potenziale, die durch die Anwendung der Informatik für die Medizintechnik und damit im Weiteren in der modernen Medizin möglich werden. Es schafft eine bisher einzigartige Verbindung zwischen den Grundlagen der angewandten Informatik und den Kenntnissen, die für die Entwicklung und den Einsatz von sicherer Software, sei es für die Medizinprodukteentwicklung selbst, als auch für den Betrieb eines computergestützten Medizinproduktes oder eines medizinischen Informationssystems, notwendig sind.

Trotz all der Faszination und all der Potenziale, welche die modernen technischen Errungenschaften für die medizinische Leistungserbringung ermöglichen, möchten wir betonen, dass der Technikeinsatz ein Werkzeug ist. Er wird helfen, Qualitätsstandards sicherzustellen, patientenschonende und hochwertige Behandlungen zu ermöglichen, sowie den Aufwand und die Kosten für Verwaltungsprozesse zu verringern. Er wird aber immer nur einen, wenn auch zunehmend wichtigen, Teil der Realität unterstützen und abbilden können. Die Erhaltung und Wiederherstellung der Gesundheit des Menschen als wichtigstes Gut unserer modernen Gesellschaft muss deshalb immer im Mittelpunkt der Betrachtung bleiben - die Technik ist nur eine Facette davon.

Wir möchten uns bei allen, die zum Gelingen dieses Buches beigetragen haben, bedanken, insbesondere bei unseren Familien für ihr Verständnis für die zeitlichen

Entbehrungen und bei Frau Siliva Schilgerius vom Springer Verlag für ihre wertvollen Anregungen und ihre ausgeprägte Geduld.

Besonders danken möchten wir auch der FH Oberösterreich für die Ermöglichung der Rahmenbedingungen zur Erstellung dieses Werkes, sowie insbesonders Herrn FH-Prof. Univ.-Doz. Dipl.-Ing. Dr. Andreas Lindbaum für den Abschnitt *Computergestützte Bildgebende Systeme* und Frau Martina Mitter wie auch Frau Ilse Gabath für die Unterstützung beim Korrekturlesen bzw. Reinzeichnen der Grafiken.

Weiters möchten wir die Vertreter unserer kooperierenden Gesundheits- und Forschungseinrichtungen sowie Medizintechnik-Unternehmen für die zur Verfügung Stellung von Bildmaterial und die vielen praxisrelevanten Diskussionen erwähnen. Wir danken dazu stellvertretend den Herren Ing. Peter Buhl (Leiter der Abteilung Medizintechnik AKh Linz GmbH) und Dipl.-Ing. Franz Richter (Strategie Medizintechnik, gespag OÖ), Dipl.-Ing. Dr. Hubert Egger (Leiter Strategisches Technologiemanagement, Otto Bock Healthcare Products), MR Dr.med. Wolfgang Ecker (Leiter der Abteilung Arzneimittel und Medizinprodukte, Bundesministerium für Gesundheit, Familie und Jugend) und Dr.med. Heinz Brock, MBA, MPH (Medizinischer Direktor und Geschäftsführer AKh Linz GmbH) sehr herzlich für Ihre Kooperation.

Das vorliegende Werk vermittelt die berufsfeldrelevanten Kapitel der Informatik, die aus Sicht der Medizintechnik für die Entwicklung und Anwendung von sicherer Software und computergestützten Systemen von Bedeutung sind. Die Kapitel, die für die Medizintechnik-Ausbildung und als Grundlage für die angewandte Forschung besondere Wichtigkeit haben, werden umfassend behandelt. Sie werden ergänzt um viele in der Praxis unmittelbar anwendbare Themen wie z.B. die Umsetzung der Software-Lebenszyklusprozesse inklusive der zulassungsrelevanten Aspekte.

Wir wünschen allen Leserinnen und Lesern, dass sie im Rahmen interessanter Anwendungsbeispiele neues Wissen erwerben oder bestehendes Wissen nachhaltig auffrischen können.

Linz,
September 2008

Martin Zauner
Andreas Schrempf

Inhaltsverzeichnis

Teil I Überblick

Teil II Grundlagen

Teil I

Überblick

1

Informatik und Medizintechnik

1.1 Einführung

Die Nachhaltigkeit der Medizintechnik-Branche und darüber hinaus der Gesundheitstechnologien begründet sich durch (Farkas & Becks, 2005):

- die Zunahme von medizinischen Behandlungen im Zuge der sich verändernden Bevölkerungsstruktur;
- die zunehmende Akzeptanz von Technik in der medizinischen Behandlung durch die moderne Gesellschaft;
- die Berücksichtigung neuer Krankheitsbilder unserer Gesellschaft, z.B. Erkrankungen des Bewegungs- und Stützapparates;
- sich verändernde medizinische Behandlungspfade in der Gesundheitsvorsorge, Diagnostik, Therapie, Rehabilitation und Pflege in klinischen und in niedergelassenen Versorgungsbereichen, z.B. ambulant versorgende Ärztezentren, die telemedizinisch mit Medizin-Kompetenzzentren vernetzt sind;
- die Weiterentwicklung und die Integration von bestehenden Technologien, z.B. MRT-PET, sowie
- die Entstehung neuer Produkte durch Nutzbarmachung von Schlüsseltechnologien, z.B. die Material- und Werkstofftechnologien.

Für die Medizintechnik gelten dabei die Computerisierung, die Miniaturisierung und die Molekularisierung als die wichtigsten Innovationsdimensionen. Die Computerisierung in der Medizintechnik wird durch die moderne Informatik für Hersteller zu einem zentralen Element in der Produktentwicklung, -gestaltung und -herstellung. In der Medizin ist sie aus dem täglichen Betrieb durch den Einsatz von computergestützten Medizinprodukten und IT-Systemen ebenfalls nicht mehr wegzudenken. Zu den Medizinprodukten im weiteren Sinne zählen:

- aktive implantierbare medizinische Geräte (Richtlinie 90/385/EWG) [AIMP], z.B. Herzschrittmacher;
- allgemeine Medizinprodukte (Richtlinie 93/42/EWG) [MP], z.B. digitale Röntgengeräte;

- In-vitro-Diagnostik-Medizinprodukte (Richtlinie 98/79/EG) [IVD], z.B. medizinische Laborgeräte.

Informatikanwendungen finden sich vielfach in den Geräten und umfassen darüber hinaus vor- und nachgelagerte, sowie begleitende Informationssysteme im Gesundheitswesen, wie auszugsweise

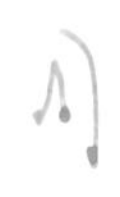

- die Simulation in der Produktentwicklung, z.B. für die Endoprothesenentwicklung;
- integrierte Krankenhausinformationssysteme, z.B. mit dem elektronischen Gesundheitsakt von Patienten;
- das telemedizinische Patientenmonitoring, z.B. in der Home-Care-Betreuung;
- den digitalen Austausch von Informationen, z.B. die elektronische Gesundheitskarte (eCard).

Neben der zunehmenden Berücksichtigung von Software als essentiellen Bestandteil in medizintechnischen Geräten, wie z.B. beim automatischen Defibrillator, gewinnt auch die Entwicklung von Software als eigenständiges Medizinprodukt, wie z.B. in der bildgebenden medizinischen Diagnostik und der präoperativen Planung, zunehmend an Bedeutung. Viele Einsatzgebiete medizinisch genutzter Software stellen hohe Anforderungen an die Software-Sicherheit, Zuverlässigkeit, Echtzeitfähigkeit und Benutzerfreundlichkeit, sodass für die Entwicklung und Wartung von medizinisch genutzter Software einschlägige Regulatorien im Rahmen des Medizinproduktegesetzes wie z.B. die Medizingeräte-Software-Lebenszyklusprozesse (EN 62304) berücksichtigt werden müssen.

Aus Sicht der Informatik, welche als die für die Computerisierung zugrunde liegende Ingenieurwissenschaft (Rechenberg, 1991) vier Hauptgebiete umfasst, sind für die Medizintechnik beziehungsweise die Gesundheitstechnologien nachfolgende Gebiete von besonderer Relevanz:

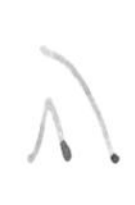

- Technische Informatik: Schaltnetzwerke, Schaltwerke, Prozessoren, Hardwarekomponenten, Rechnerarchitektur, Rechnernetzwerke, Schnittstellen;
- Praktische Informatik: Algorithmen, Betriebssysteme, Mensch-Maschine-Kommunikation, Entwicklungsumgebungen;
- Theoretische Informatik: Algorithmen- und Datenstrukturenanalyse;
- Angewandte Informatik: Digitale Signalverarbeitung, Simulation und Modellbildung, Bildverarbeitung, Künstliche Intelligenz sowie spezifische ingenieur- und naturwissenschaftliche Anwendungen wie die Klinischen Informationssysteme oder Software-Entwicklungsumgebungen.

Der technologische Fortschritt erlaubt es, immer komplexere Anwendungen mit Hilfe von Computersystemen entlang des klinischen Pfades zu bearbeiten und Computersysteme immer effektiver an den menschlichen Organismus "anzubinden" (Abb. 1.1). Das Hauptaugenmerk medizintechnischer Produkte liegt dabei auf der Unterstützung von medizinisch ausgebildetem Personal für die schonende Behandlung und Betreuung von Patienten.

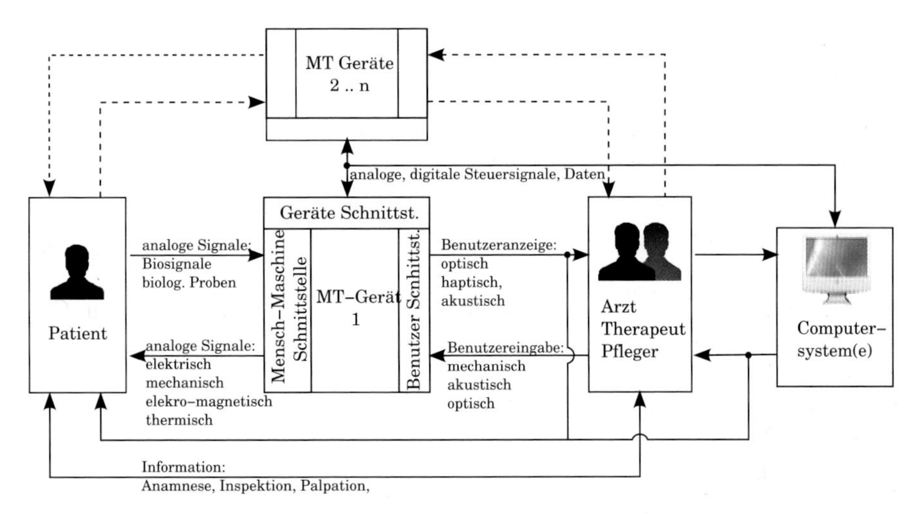

Abb. 1.1. Interaktion: Patient - Medizintechnisches Gerät - Arzt.

Das gesamte Gesundheitswesen wird in den nächsten Jahren vom technologischen Fortschritt profitieren. Neben der Weiterentwicklung der konventionellen medizintechnischen Systeme und Computeranwendungen in der Medizin werden viele neue computergestützte und -integrierte Gebiete erschlossen werden, wie erste erfolgreiche Forschungsergebnisse aus den Bereichen der Neuroprothetik, der hybriden bildgebenden Systeme, der Endoskopie, der telemedizinischen Anwendungen, der virtuellen Systeme für die Ausbildung oder Diagnostik und integrierte, sensorgestützte Anwendungen im Home-Care zeigen. Die Positionierung medizintechnischer Produkte im Gesundheitswesen wird erfolgreich sein, wenn die vier Aspekte

- ingenieurwissenschaftliche Entwicklung,
- Optimierung für die Anwendung in der Medizin,
- Anwendung des Risikomanagements und der einschlägigen Regulatorien, sowie
- Wirtschaftlichkeits- und Wirksamkeitsbetrachtung (Health Technology Assessment, HTA)

bereits von der Entwicklungsphase an integriert berücksichtigt wurden.

1.2 Medizintechnik

Die Medizintechnik - allgemeiner biomedizinische Technik genannt - befasst sich mit der (Weiter-) Entwicklung von Medizinprodukten, dessen Zubehör und von begleitenden technischen Systemen. Die Definition für allgemeine Medizinprodukte nach Richtlinie 2007/47/EWG lautet:

Medizinprodukt: alle einzeln oder miteinander verbunden verwendete/n Instrumente, Apparate, Vorrichtungen, Software, Stoffe oder anderen Gegenstände samt der Zubehörteile, einschließlich der vom Hersteller speziell zur Anwendung für diagnostische und/oder therapeutische Zwecke bestimmten und für ein einwandfreies Funktionieren des medizinischen Geräts eingesetzten Software, die vom Hersteller zur Anwendung für Menschen für folgende Zwecke bestimmt sind:

- Erkennung, Verhütung, Überwachung, Behandlung oder Linderung von Krankheiten;
- Erkennung, Überwachung, Behandlung, Linderung oder Kompensierung von Verletzungen oder Behinderungen;
- Untersuchung, Ersatz oder Veränderung des anatomischen Aufbaus oder eines physiologischen Vorgangs;
- Empfängnisregelung,

und deren bestimmungsgemäße Hauptwirkung im oder am menschlichen Körper weder durch pharmakologische oder immunologische Mittel noch metabolisch erreicht wird, deren Wirkungsweise aber durch solche Mittel unterstützt werden kann.

Die Entwicklung und Weiterentwicklung von Medizinprodukten baut auf der synergetischen Nutzbarmachung der - für die Medizintechnik relevanten - Schlüsseltechnologien

- Informations- und Kommunikationstechnologien,
- Sensortechnologien,
- Optische und Lasertechnologien,
- Materialtechnologien,
- Mikro- und Nanotechnologien,
- Life-Science-Technologien,
- Produktionstechniken

auf. Die wissenschaftliche Basis der Schlüsseltechnologien beruht dabei auf den Natur- und Ingenieurwissenschaften und den darauf aufbauenden angewandten Wissenschaftsfeldern (siehe Abb. 1.2). Die Interdisziplinarität der Medizintechnik wird deutlich sichtbar, wenn Methoden aus einzelnen Wissenschaftsfeldern (z.B. die Laufzeitoptimierung von Algorithmen für die Echtzeitverarbeitung aus der Informatik, die Strömungslehre zur Blutflussmodellierung aus den Naturwissenschaften oder die Systementwicklung von komplexen Geräten aus den Ingenieurwissenschaften) einer synergetischen Nutzung zugeführt werden.
Entsprechend der wichtigsten *Zweckbestimmungen* von Medizinprodukten (Diagnose - Überwachung - Therapie - Ersatz/Unterstützung) können diese unterteilt werden in

- Diagnose- und bildgebende Systeme,
- Überwachungssysteme,

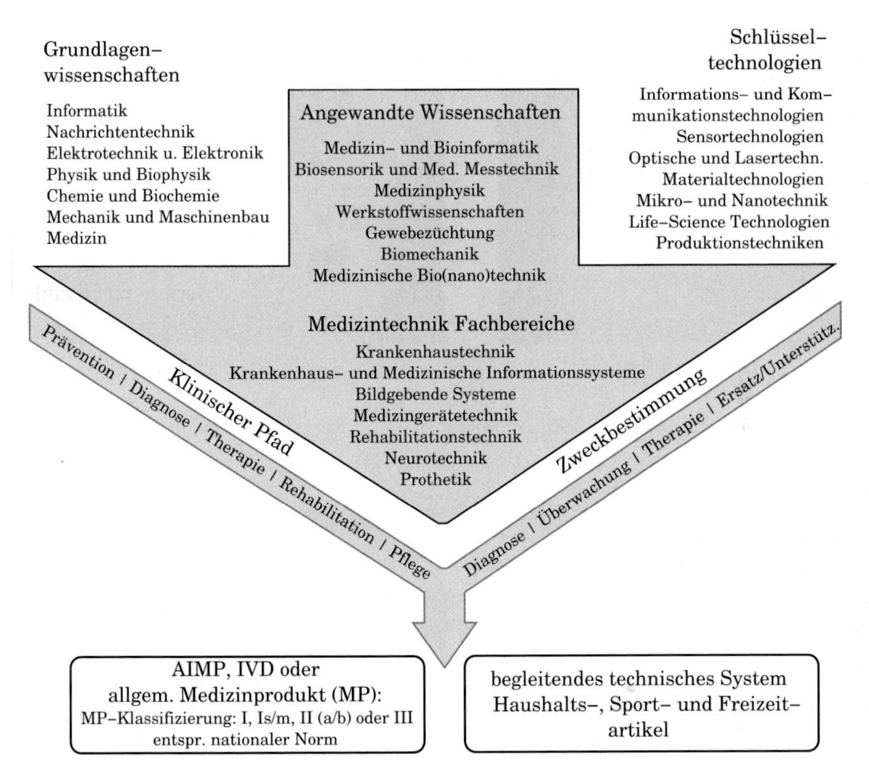

Abb. 1.2. Relevante Wissenschaftsfelder, Schlüsseltechnologien und Fachbereiche in der Medizintechnik.

- nicht-operative und operative Therapiesysteme sowie Medizinroboter,
- Implantate, Prothesen und organersetzende und -unterstützende Systeme,
- Instrumente, Assistenz- und Automatisationssysteme,

wobei eine rechtlich relevante *Medizinprodukte-Klassifizierung* unter Anwendung des Medizinproduktegesetzes (MPG) bzw. internationaler Regulatorien erfolgt, z.B. für allgemeine Medizinprodukte (MP): Klasse I, Is, Im, IIa, IIb, III in den Mitgliedstaaten der Europäischen Union, bzw. Klasse I, II, III gemäß den Regulatorien der Food and Drug Administration (FDA) in den USA. Technische Systeme wie

- Hardwaresimulatoren von Geräten und Patienten,
- Medizinische Informationssysteme,
- Trainings- und Ausbildungssysteme

können die Sicherheit und Qualität von Medizinprodukten überprüfen, medizinisches Fachpersonal bei Diagnose und Therapie unterstützen, sowie helfen, Prozesse im Gesundheitswesen zu optimieren und kosteneffizient zu gestaltet.

In Abb. 1.3 bis Abb. 1.5 finden sich beispielhaft Medizinprodukte aus diesen unterschiedlichen Bereichen.

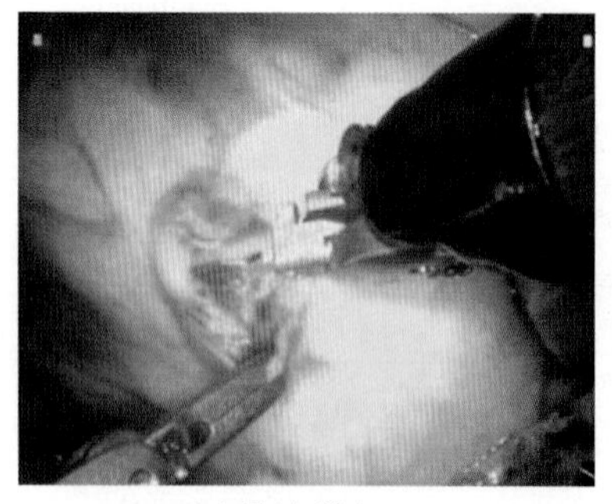
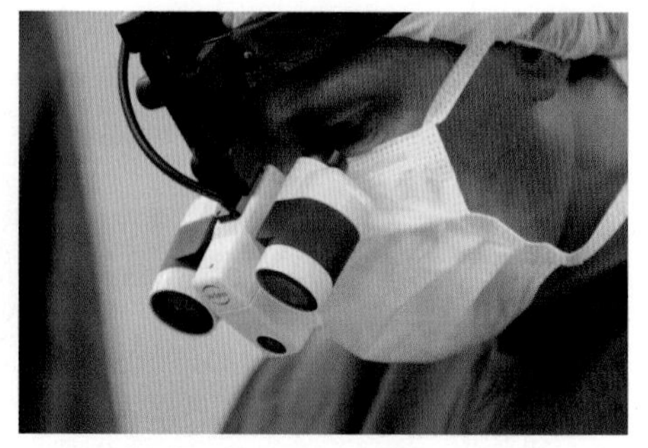

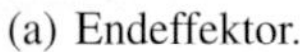

(a) Endeffektor. (b) Kopfgetragenes Mikroskop.

Abb. 1.3. Medizinprodukte: a) Medizinroboter (Intuitive Surgial Inc.) und b) Assistenzsystem (Fa. Life Optics).

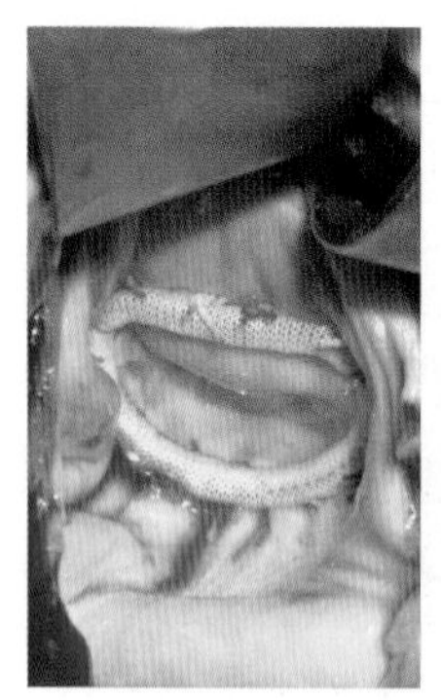
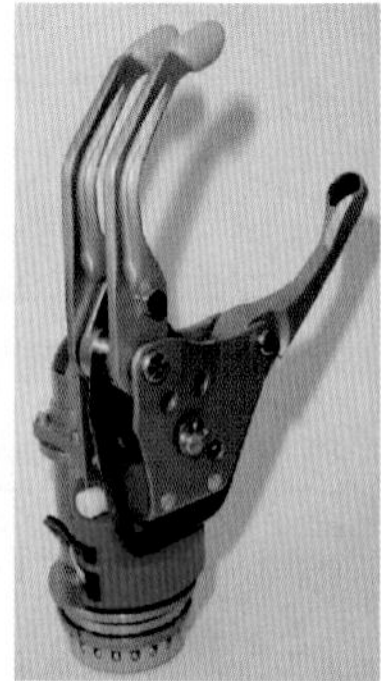
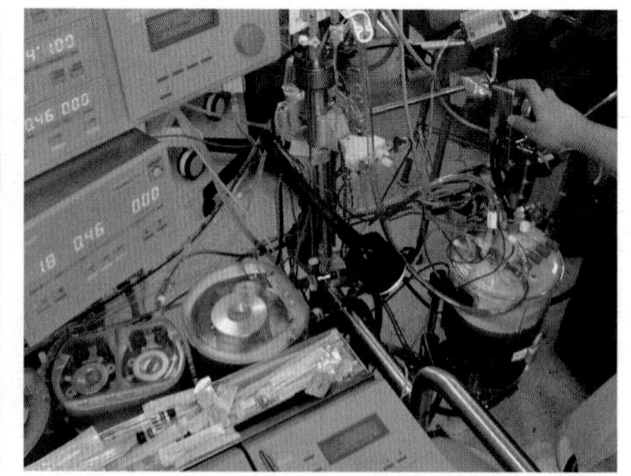

(a) Herzklappe. (b) Handprothese. (c) Herz-Lungen-Maschine.

Abb. 1.4. Medizinprodukte: a) Implantat (Uniklinik Innsbruck), b) Prothese (Fa. Otto Bock) und c) Organunterstützung (AKh Linz).

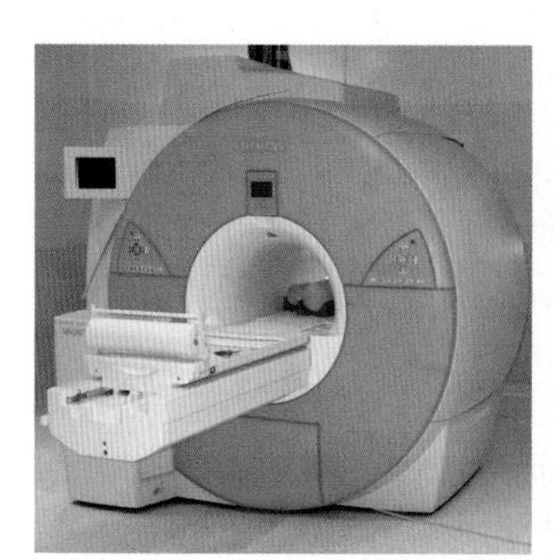
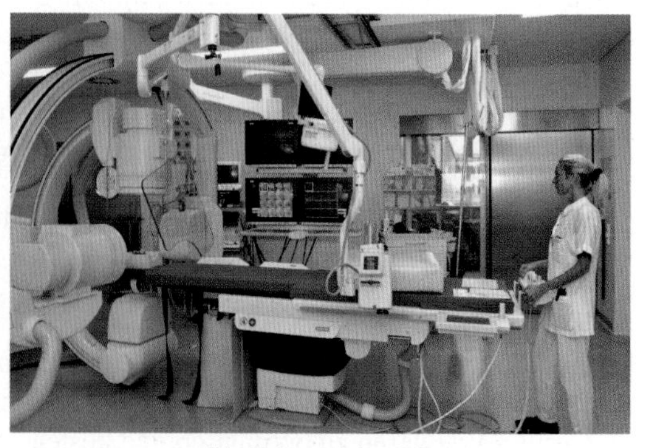

(a) Magnetresonanz-Tomograf. (b) C-Bogen im OP.

Abb. 1.5. Medizinprodukte: Bildgebende Systeme a) (AKh Linz, ZRI) und b) (gespag OÖ) .

Tabelle 1.1. Übersicht von medizinisch genutzten Systemen und Produkten.

Diagnose	**Überwachung**	*operativ* **Therapie**	*nicht-operativ*	**Ersatz/Unterstützung**
Bildgebende Systeme		**Therapiesysteme**		**Implantate u. Prothesen**
Röntgengerät, Computertomograf (CT)		HF-Chirurgiegerät	Elektrotherapiegerät	Intramedullärer Nagel
Endoskop		Endoskop	Muskelstimulator	Gleitflächenersatz
Kernspintomograf (MRT)		Chirurgischer Laser	Lithotripsiesystem	Stent
Ultraschallgerät		Defibrillator	Strahlentherapiegerät	Schrauben, Platten
Gammakamera		Keratomiesystem	Partikeltherapiesystem	künstl. Herzklappe
PET, SPECT		Herz-Lungen-Maschine	Krafttrainingsgerät	Patellaersatz
Optischer Kohärenztomograf		Beatmungsgerät	Irrigator	Nahtmaterial
Diagnosesysteme	**Überwachungssysteme**	**Medizinroboter u. -manipulatoren**		Hüftendoprothese
Biosignalverstärker für	Intensivmonitor für EKG,	telemedizinischer	computergesteuerte	Computergest. Bein- und
EKG, EEG, EOG	Sauerstoffsättigung	Chirurgieroboter	Beinorthese (Lokomat)	Handprothese
Blutdruckmessgerät	tragb. Blutzuckermessgerät	mikrochirurgischer	Roboter für	Insulinpumpe
Atemfunktionsdiagnoseger.	Hautimpetanzmessgerät	Roboter	Bewegungstherapie	Retinaimplantat
Thermometer	mob. EKG, Pulsoximeter	Kolonoskopieroboter		Herzschrittmacher
		Instrumente		
Kraftmessplatte	Echokardiograf			Kunstherz
Goniometer	Plethysmografiesystem	Skalpell		Dialysator
Nystagmografiesystem	Atemstillstandsmonitor	Klemme		Cochlea-Implantat
Ganganalysesystem	Pneumotachometer	Nahtgerät		Rollstuhl
Blutgasanalysator	Lungenwassermonitor	Wundspreizer		
Audiometriemesssystem	Herztonwehenschreiber	Amputationssäge		
Assistenz- und Automatisationssysteme				
Biopsieassistenzsystem	Videoüberwachungssystem	Navigationssystem	Transportsystem	KIS, med. Datenbanken
Stereotaxiesystem	Ortungssystem	OP-Mikroskop	Therapieliege	LIS, RIS, PACS
Laborautomation	Telemonitoringsystem	Operationstisch	Bettensystem	Facility Management
Dosiometer	Stationsüberw.system	Anästhesiegerät	Infusionssystem	Umgebungssteuerung

Tabelle 1.1 gibt dazu eine Übersicht von medizinisch genutzten Systemen und Produkten (Webster, 2006), die nach deren Hauptbestimmungszweck gruppiert sind.

1.3 Informatik in der Medizintechnik

1.3.1 Innovationsdimension Computerisierung

Stellt man die Historie der Medizintechnik (Abb. 1.6) und der Informatik in Zusammenhang, so erkennt man deutlich die rasante Entwicklung der Medizintechnik in den Fachbereichen, in welchen ein intensiver Einsatz von Computersystemen gegeben ist. Insbesondere die automatisierte Verarbeitung digitalisierter biologischer Signale und der Zugriff auf sowie die schnelle Verarbeitung von großen medizinischen Datenmengen in Computernetzwerken zeigen deutlich die Vorteile des Einsatzes von Methoden und Anwendungen der Informatik in der Medizintechnik.

So wären heute z.B. Rekonstruktionstechniken in der medizinischen Bildverarbeitung ohne Einsatz moderner Computersysteme ebenso wenig möglich wie beispielhaft telemedizinische Anwendungen in der medizinischen Diagnostik, die Laien-Defibrillatoren oder computergesteuerte Prothesen. Mit der permanenten Weiterentwicklung der Computertechnologien entstehen laufend neue Einsatzmöglichkeiten und Innovationen für die Medizin, wie es z.B. das Brain-Computer-Interface zur Steuerung von Prothesen, die wissensbasierten Entscheidungshilfen in der medizinischen Diagnostik oder miniaturisierte Geräte wie Hörgeräte oder Retina-Implantate ansatzweise zeigen.

Möglich wurde die Entwicklung in den Anwendungen der Informatik unter anderem auch durch die Fortschritte in der

- Mathematik wie z.B. durch neuer Verfahren für die Verschlüsselung und die Signalverarbeitung,
- Nachrichten- und Kommunikationstechnik wie z.B. durch A/D- und D/A-Signalumwandlungen und die gesicherte Datenübertragung in Computernetzwerken,
- Elektronik und Informationstechnologien wie z.B. bei der Prozessor- und Speicherentwicklung,
- Software-Technik wie z.B. mit der Entwicklung effizienter Programmiersprachen, ressourceneffizienter und intelligenter Algorithmen und modularisierter Programmiertechniken,
- Software-Systementwicklung für sichere computergestützte Medizingeräte wie z.B. durch den Einsatz von Software-Lebenszyklusmodellen und integrierten Software-Entwicklungsumgebungen.

1.3.2 Zweckbestimmung

Die Medizintechnik, und damit verbunden auch die Informatik, sind heute feste Bestandteile in vielen Phasen der medizinischen Leistungserbringung, wie z.B. im

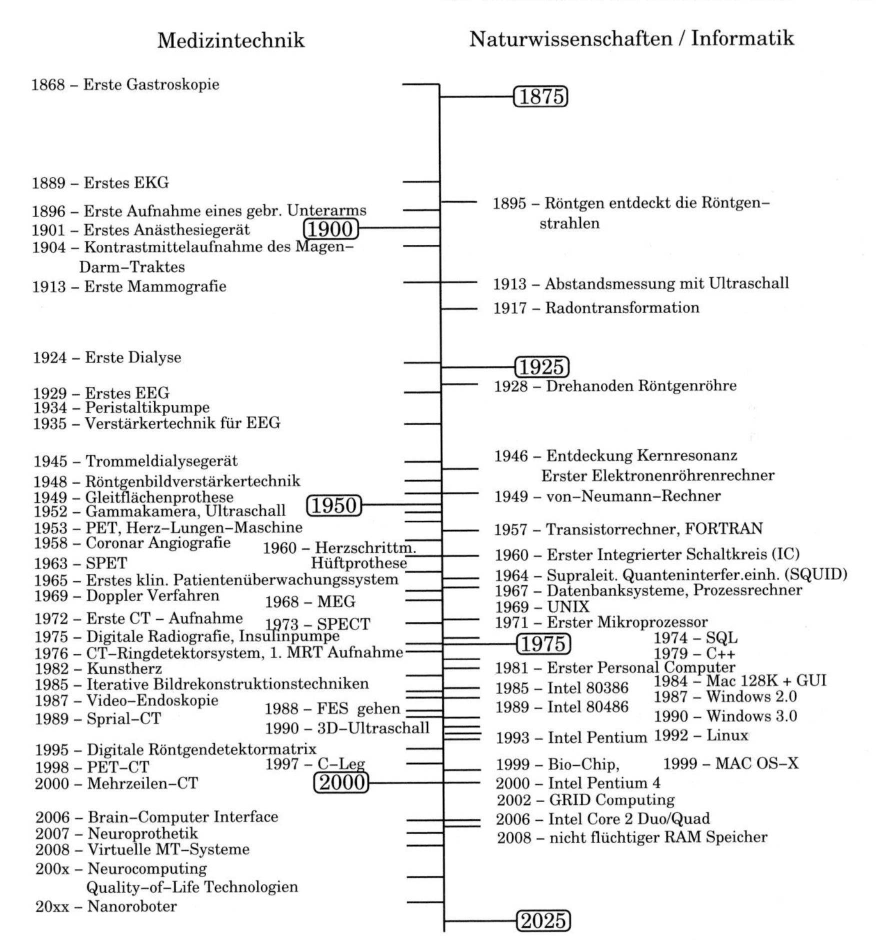

Abb. 1.6. Geschichte der Medizintechnik.

diagnostisch-therapeutischen Routineeinsatz, bei der elektronischen Datenkommunikation oder als Impulsgeber in der „high-tech"-Medizin. Durch den Einsatz modernster computergestützter Systeme ist die Informatik - sichtbar oder unsichtbar - im Gesundheitswesen präsent. Andererseits ist die Informatik bzw. die Computerunterstützung auch fester Bestandteil bei der Herstellung von Medizinprodukten, sei es bei der computergestützten Konstruktion von Medizingeräten oder automatisierten Test- und Prüfsystemen.

Die Anwendung der Informatik ist somit fixer Bestandteil innerhalb der (medizin-)technischen und medizinischen Kybernetik und erfährt in der Medizintechnik vier grundsätzliche Zweckbestimmungen:

1. beim Medizinprodukte-Einsatz, z.B.
   a) als Bestandteil zum Betreiben eines medizintechnischen Gerätes, oder

   b) als eigenständiges Software-Medizinprodukt in der Diagnostik und Therapie;
2. als Informationssystem, z.B.
   a) in der Krankenhaus- und Ärztepraxisverwaltung, den digitalen Datenarchiven und der Ausbildung, oder
   b) bei der Medizingeräte-Verwaltung und wiederkehrenden Prüfung;
3. bei der Herstellung von Medizinprodukten, z.B.
   a) bei der Gestaltung, der Entwicklung und Simulation,
   b) den Tests, der Produktion und Instandhaltung von Medizingeräten;
4. als Bestandteil der informationstechnischen Infrastruktur.

1.3.3 Medizintechnik relevante Gebiete der Informatik

Wegen der hohen Interdisziplinarität der Medizintechnik und der technischen Komplexität computergestützter Medizingeräte benötigen Medizintechnikerinnen und Medizintechniker eine umfassende Sicht auf die relevanten Kapitel der Informatik. Dazu zählen fundierte Kenntnisse über die Software-Entwicklung bzw. Softwareprodukt-Anforderungen im medizinischen Einsatz, sowie Wissen um den Betrieb und die Vernetzung von Informationssystemen, sowie ausreichend Kenntnisse über unterstützende Systeme für die Software-Entwicklung, Simulation und Modellierung, Konstruktion und Tests.

Zu ihren Aufgaben zählen beispielhaft die Mitwirkung in folgenden informatiknahen Themenfeldern:

- Modellbildung und Simulation (von biologischen Systemen und Medizinprodukten);
- Medizinische Signal- und Bildverarbeitung;
- computergestützte Medizingeräte (Entwicklung, Vernetzung, Verifizierung und Validierung);
- gerätenahe Software-Entwicklung (Anforderungen, Verifikation und Validierung, Zulassung);
- Krankenhausinformationssysteme, Telemedizin und virtuelle Realitäten (Integration und Customizing);
- Wissensbasierte und entscheidungsunterstützende Software-Systeme;
- Lehr- und Lernsysteme;
- Statistik (klinische Studien, Qualitätswesen);
- Technischen Spezifikationen und Dokumentation;
- Prozessabbildung von medizinischen Informationsflüssen.

Dazu werden folgende Kenntnisse aus den Gebieten der Informatik und deren Anwendungen benötigt (Abb. 1.7):

- Technische Informatik: Entwurf und Optimierung von Schaltnetzwerken und Schaltwerken, Architektur und Funktionsprinzipien von Mikroprozessoren und Hardwarekomponenten, Kenntnisse von Rechnerarchitekturen und Betrieb von Rechnernetzwerken sowie von IT-Schnittstellen wie für die Geräteeinbindung;

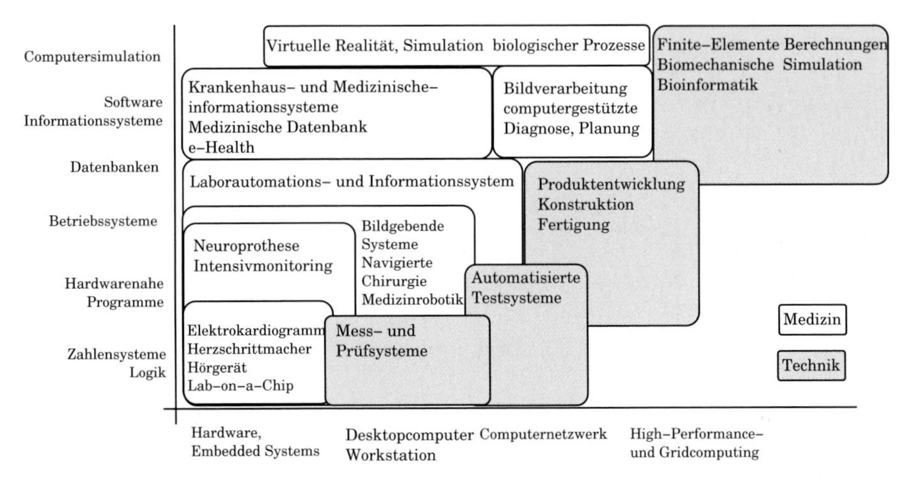

Abb. 1.7. Informatik in der Medizintechnik.

- Praktische Informatik: Sichere und zuverlässige Software, Echtzeit- und Netzwerkbetriebssysteme, Mensch-Maschine-Kommunikation, Entwicklungsumgebungen (computergestützte Softwareentwicklungssysteme und Simulationswerkzeuge);
- Theoretische Informatik: Algorithmen- und Datenstrukturenanalyse für echtzeitfähige und speicherplatzminimierende Software;
- Angewandte Informatik: Grundlagen der medizinischen Bildverarbeitung, Prinzipien der Künstlichen Intelligenz für wissensbasierte, entscheidungsunterstützende und virtuelle Systeme, Digitale Signalverarbeitung für die gerätenahe Softwareanwendungen, Simulation und Modellbildung für medizintechnische Produkte sowie spezifische ingenieur- und naturwissenschaftliche Anwendungen wie die klinischen und telemedizinischen Informationssysteme (z.B. Laborinformationssystem, Radiologieinformationssystem, Bildarchivierungs und -kommunikationssystem, Medizinische Datenbanken).

Teil II

Grundlagen

2

Informationstechnik und Codierung

2.1 Analoge und digitale Informationsdarstellung

In einer *analogen* Darstellung repräsentiert ein Messwert (z.B. der Blutdruck in $[mmHg]$) eine Messgröße aus der Realität (Blutdruck im Blutgefäß). Messgrößen können dabei innerhalb eines definierten Bereiches jeden beliebigen Wert annehmen. Da in einem digitalen Computersystem keine analogen Messwerte verarbeitet werden können, müssen diese für die Verarbeitung in digitale Werte umgewandelt werden.

Dazu ist es primär erforderlich, dass der analoge Messwert als elektrisches Signal vorliegt. Ist dies nicht der Fall, bedient man sich spezieller Sensoren, die nicht-elektrische in elektrische Signale umwandeln. Das elektrische Signal kann im Weiteren abgetastet und in einen digitalen Wert umgewandelt (digitalisiert) werden (Analog-Digital-Wandlung, A/D-Wandlung).

Digitale Werte werden als Zahlen („digitus", der Finger) dargestellt. Die Zahlendarstellung in einem Computer lässt sich dabei auf ein binäres System (Tabelle 2.1), das zweiwertige Zahlensystem (*Dualsystem*), reduzieren. Aus praktischen Gründen nutzt dieses zur Zifferndarstellung die *0* und *1*. Im Dualsystem werden somit Zahlen aus *0*- und *1*-Ziffernfolgen gebildet. Eine Ziffer einer Dualzahl bezeichnet man auch als Bit.

Tabelle 2.1. Zustände in binären Systemen.

Erster binärer Zustand	Zweiter binärer Zustand
Schalter geöffnet	Schalter geschlossen
Spannung hoch (+5 Volt)	Spannung niedrig (-5 Volt)
Werkstoff magnetisch	Werkstoff nicht magnetisch
wahr	falsch
1	0

Tabelle 2.2. Signale und ihre Informationsparameter.

Signal	**Informationsparameter**	**Beispiele**
akustisches Signal	Lautstärke, Frequenz	Körperschall
chemisches Signal	Polarisation, Frequenz	Körperflüssigkeits-konzentration
magnetische und elektrische Signale	Stromstärke, Frequenz, Phase, Feldstärke	Aktionspotenzial
mechanische Signale	Kraft, Spannung, Beschleunigung	Gelenkswinkel
optische Signale	Lichtstärke, Farbe	Hautrötung
thermische Signale	Temperaturdifferenz	Körpertemperatur

Auch die beiden logischen Zustände, „wahr" und „falsch", können in einem Bit abgebildet werden. Man spricht von positiver Logik, wenn *1* dem Wert „wahr" und *0* dem Wert „falsch" entspricht, von negativer Logik im umgekehrten Fall.

Zur technischen Weiterverarbeitung der digitalen Daten, z.B. für die Übertragung auf einem elektrischen Übertragungsmedium, müssen diese wieder in ein analoges Signal zurückgewandelt werden (Digital-Analog-Wandlung, D/A-Wandlung). Die technische Verarbeitung erfolgt dann wieder z.B. mittels Spannungen auf einem elektrischen Übertragungsmedium.

2.1.1 Analog-Digital-Wandlung

Signalarten

Signale sind Träger von Information. Signale sind physikalische Größen, deren Informationsparameter gezielt veränderbar und vom Empfänger wahrnehmbar sind. Sie lassen sich durch ihre Frequenz, Amplitude, Form und den Zeitpunkt ihres Auftretens beschreiben und im Zeit- bzw. Frequenzbereich ein- oder mehrdimensional darstellen.

Signale (Tabelle 2.2) können Information zeit-*kontinuierlich* oder zeit-*diskret* übertragen. Die übertragene Information kann *wert-kontinuierlich* (analog) oder *wert-diskret* dargestellt bzw. abgetastet und nach einer Umformung als Zahl – *digitalisiert* – dargestellt werden (Tabelle 2.3). Im Weiteren wird die Umwandlung eines analogen Signals in einen digitalen Wert betrachtet.

Signalübertragung

Eine Signalübertragung findet immer zwischen Sender (Informationsquelle) und Empfänger (Informationssenke) mittels eines Mediums (Übertragungskanal) statt

Tabelle 2.3. Signalarten.

Zeitkontinuierlich		**Zeitdiskret**	
Analog	Diskret	Abgetastet	Digital
Der Informationsparameter kann jeden beliebigen Wert annehmen (wertkontinuierlich)	Der Informationsparameter nimmt nur endlich viele Werte an (wertdiskret)	Werte sind nur zu diskreten Zeitpunkten gegeben (wertkontinuierlich)	Informationsparameter ist diskret, abgetastet und als Zahl codiert (wertdiskret)

(Abb. 2.1). Dazu wird das Signal zur Übertragung an die physikalischen und technischen Möglichkeiten des Kanals angepasst (technisch codiert) und vom Empfänger aufgenommen (decodiert). Bei der Übertragung können am Kanal zufällige oder beabsichtigte Störungen auftreten. Die Güte einer Übertragung von Signalen (Daten) über einen Übertragungskanal wird danach klassifiziert, ob Fehler *nicht erkannt*, *erkannt* oder sogar *behoben* werden können (Kopacek & Daichendt, 2003).

Für Anwendungen in der Medizintechnik ist bei der Signalübertragung die Einhaltung von EMV-Bestimmungen (elektromagnetische Verträglichkeit) für Übertragungsmedien wie Kabel und Funk hinsichtlich der Störaussendungen und Störfestigkeiten sicherzustellen. Die Mindestanforderungen für Verkabelungssysteme, wie beispielsweise auch für deren Abstrahlung, sind im europäischen Verkabelungsstandard EN 50173 festgelegt.

Shannon´sches Abtasttheorem

Das Abtasttheorem von Shannon besagt, dass man jede kontinuierliche Signalfunktion von begrenzter Bandbreite durch eine Folge diskreter Punkte dieser Signalfunktion ersetzen kann, ohne, dass dadurch ein Informationsverlust erfolgt. Der zeitliche Abstand der diskreten Punkte ist dazu wie folgt definiert (Abb. 2.2):

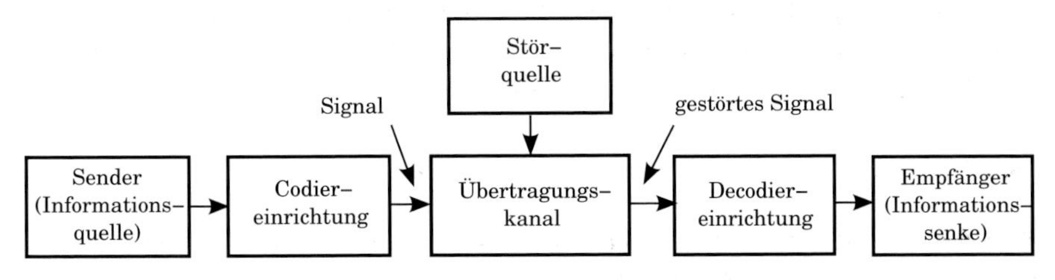

Abb. 2.1. Schema der Signalübertragung (Kopacek & Zauner, 2004).

$$\omega_0 \geqslant 2 \cdot \omega_g \text{ bzw. } f_0 \geqslant 2 \cdot f_g \tag{2.1}$$

$$\omega_0 = 2 \cdot \pi \cdot f_0 \quad \text{Abtast(kreis)frequenz}$$

$$\omega_g = 2 \cdot \pi \cdot f_g \quad \text{Grenz(kreis)frequenz}$$

Im ersten Schritt der A/D-Wandlung muss die Abtastung so oft erfolgen, dass kein „wesentlicher" Informationswert der Signalfunktion ausgelassen wird. Das ist der Fall, wenn die Signalfunktion aus den abgetasteten Werten ausreichend genau rekonstruiert werden kann. Eine fehlerhafte Abtastung wäre zum Beispiel, wenn die erste Messung am ersten Tiefpunkt und die zweite Messung beim zweiten Tiefpunkt der Signalfunktion erfolgt. Die Abtastfrequenz muss daher mindestens doppelt so hoch sein, wie die Grenzfrequenz der Signalfunktion.

Im zweiten Schritt wird der abgetastete Wert (analoger Messwert) der Signalfunktion quantisiert und im dritten Schritt einer Skala mit digitalen Werten zugeordnet. Je mehr digitale Werte innerhalb des Wertebereiches der Skala dargestellt werden können, umso exakter wird der analoge Messwert einem digitalen Pendant zugeordnet. Eine hochauflösende Skala liefert digitale Werte mit geringen nummerischen Abständen, eine geringe Auflösung führt zu Verzerrungen, die als hörbares Rauschen bekannt sind.

Beispiel 1. Bei der Analog-Digital-Wandlung eines Informationsparameters muss an einem analogen Fühler (z.B. für die Druck-, Temperatur-, Strahlungsmessung) für die Digitalisierung am Ende der Messkette ein Verschlüssler (Analog-Digital-(A/D) Wandler) angeschlossen sein. Der A/D-Wandler besteht aus drei Funktionseinheiten: der *Abtasteinrichtung* (Zeitquantisierer), der *Quantisierungseinrichtung* für den Informationsparameter (Wertquantisierung) und dem *Zahlencodierer* (digitale Zahlendarstellung).

In der Medizintechnik nimmt die A/D-Wandlung, z.B. bei der Messung von Biosignalen, eine besondere Bedeutung ein (siehe Abschnitt 10.1.1).

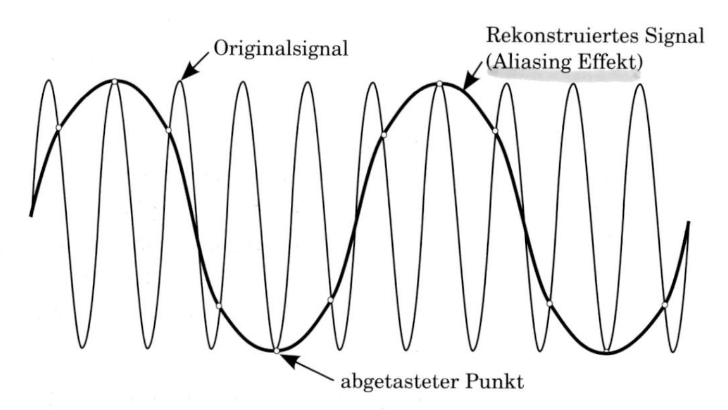

Abb. 2.2. Signal, das mit $f_0 = 1,2 \cdot f_g < 2 \cdot f_g$ abgetastet wird, und daraus rekonstruiertes Signal (mit $f = 0,2 \cdot f_g$).

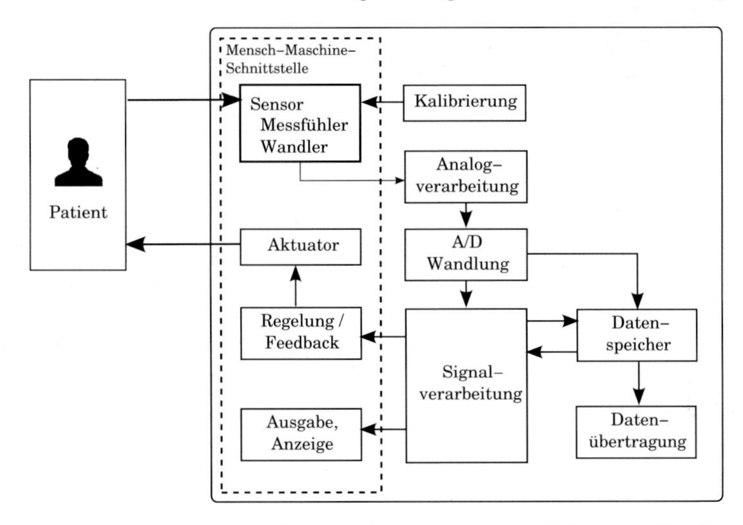

Abb. 2.3. Blockschaltbild eines medizintechnischen Gerätes zur Erfassung, Verarbeitung und Speicherung von Biosignalen.

Beispiel 2. Biosignale eines Patienten liegen z.B. bei der Messung der elektrischen Erregung des Herzmuskels (EKG) als elektrische Signale in analoger Form vor. Sie werden mit Hilfe eines Sensors (Elektrode) erfasst, abgetastet, digitalisiert und verarbeitet. Die Ergebnisse können gespeichert, übertragen und auf Displays angezeigt oder über Steuerungs- oder Feedbacksysteme an den Patienten rückgeführt werden, wobei hier in der Regel eine D/A-Umwandlung für die Steuerung von Aktuatoren erfolgt (Abb. 2.3).

2.1.2 Digitale Speichereinheiten

Die Speicherung von digitalen Werten erfolgt in Speicherzellen. Die kleinste Speichereinheit des Computers (*Bit*) erlaubt die Abbildung von zwei Zuständen (0, 1).

Beispiel 3. Musik - Compact Disc.
Da ein Mensch bis $20.000 Hz$ hört, muss die Abtastfrequenz für ein analoges Musiksignal bei einem digitalen System mindestens doppelt so hoch sein wie diese Grenzfrequenz der menschlichen Hörfrequenz. Ansonsten könnte ein Überlagerungseffekt entstehen und das Signal verzerrt wiedergegeben werden. Ein Audio-CD-System arbeitet daher mit $44.100 Hz$ Abtastfrequenz. Bei Stereoaufnahmen (2 Kanäle) mit 65.536 Quantisierungsstufen (16 Bit) werden $2 \cdot 44.100 \cdot 16 = 1.4 MBits$ Rohdaten pro Sekunde von einer Audio-CD gelesen.

Um die Bearbeitungskomplexität im Computer zu vereinfachen, wird neben den Bits eine weitere Speichereinheit, das *Byte*, standardmäßig im Computer genutzt ($1 Byte = 8 Bits$) (Tabelle 2.4). Mit einem Byte kann man $2^n = 256$ Zustände ($n = 8$ Bits), wie z.B. verschiedene Zahlen, Zeichen oder Farben abbilden (codieren).

Tabelle 2.4. Speichereinheiten.

Speichereinheit		**Anzahl Byte**		
1KByte	= 1.024 Byte		$= 2^{10}$ Byte	KiloByte
1MByte	= 1.024 KByte	= 1.048.576 Byte	$= 2^{20}$ Byte	MegaByte
1GByte	= 1.024 MByte	= 1.073.741.824 Byte	$= 2^{30}$ Byte	GigaByte
1TByte	= 1.024 GByte	= 1.099.511.627.776 Byte	$= 2^{40}$ Byte	TeraByte
1PByte	= 1.024 TByte	$\sim$ 10^{15} Byte	$= 2^{50}$ Byte	PetaByte

Beispiel 4. Bei einer angenommen PAL-Auflösung (720 $\times$ 576 digitale Bildpunkte) endoskopischer Aufnahmen mit einer Farbentiefe von 16 Millionen Farbstufen (truecolor) je digitalem Bildpunkt (3 Byte Speichervolumen je Bildpunkt) und 25 Bildern/Sekunde werden 31 MByte Rohdaten pro Sekunde generiert. In einer Minute entsteht ein Speicherbedarf von 1,8 GByte Daten, in einer Stunde 112 GByte Daten.

Insbesondere bei der medizinischen Bildverarbeitung werden in kürzester Zeit sehr hohe Datenmengen erzeugt. Speichervolumen von mehreren TeraByte (Tabelle 2.4) sind heute Standard in mittelgroßen Häusern.

2.2 Zahlensysteme

2.2.1 Polyadische Zahlensysteme

Zahlensysteme werden unterteilt in nicht polyadische und polyadische Zahlensysteme. *Nicht polyadische Zahlensysteme* sind zum Beispiel das Strichlistensystem oder das römische Zahlensystem. Die *polyadischen Systeme* (auch B-adische Systeme genannt) nehmen unter den Zahlensystemen eine herausragende Stellung ein, da die Zahlendarstellung exponentiell aufgebaut ist – die Darstellung großer Zahlen ist daher mit wenigen Stellen möglich. Eine natürliche Zahl z wird in einem polyadischen Zahlensystem durch die Summe von Potenzen dargestellt:

$$z = \sum_{i=0}^{N} x_i \cdot B^i \tag{2.2}$$

wobei gilt :

$B \in N, B \geqslant 2$	... Basis des Zahlensystems
$x_i \in N \cup \{0\}, 0 \leqslant x_i < B$	... Koeffizienten
x_i	... $i =$ Koeffizientenposition
B^i	... $i =$ Exponent

Die Zahl z wird praktisch in einer Kurzform dargestellt, die nur die signifikanten Koeffizienten zeigt.

Im Zweifelsfall wird die Basis B zusätzlich als Index dargestellt:

$$z = (x_{N-1}x_{N-2}\ldots x_1x_0)_B \tag{2.3}$$

Die wichtigsten polyadischen Zahlensysteme, die den Basiswerten 2, 8, 10 und 16 entsprechen, sind das Dualsystem (Basis 2), das Oktalsystem (Basis 8), das Dezimalsystem (Basis 10) und das Sedezimalsystem (Basis 16), besser als Hexadezimalsystem bekannt.

Neben ganzzahligen Werten können auch Brüche dargestellt werden, indem negative Werte für den Index bzw. den Exponenten i zugelassen werden. Diese Darstellung ist als *Horner-Schema* bekannt und für die Computeranwendung durch die Regelmäßigkeit der Darstellungsform von Bedeutung.

Zahlensystem mit allgemeiner Basis B :

$$\begin{aligned}\text{Zahlenwert}\, z &= \sum_{i=-n}^{m} x_i \cdot B^i \\ &= x_m \cdot B^m + x_{m-1} \cdot B^{m-1} + \cdots + x_1 \cdot B^1 + x_0 \cdot B^0 + \\ &\quad x_{-1} \cdot B^{-1} + \cdots + x_{-n} \cdot B^{-n} \\ &= x_m x_{m-1} \ldots x_1 x_0, x_{-1} \ldots x_{-n}\end{aligned}$$

mit

$$\begin{aligned} m,\, n &\in N_0 \\ B &\in \{2;3;4;\ldots\} \\ x_k &\in \{0;1;2;\ldots;B-2;B-1\}. \end{aligned}$$

Dabei bezeichnet man:

x_m = Most Significant Digit (MSD) = höchstwertige Ziffer
x_{-n} = Least Significant Digit (LSD) = niedrigstwertige Ziffer

Beispiel 5. Dezimaläquivalent einer 3-stelligen Dualzahl z:

$$z = (101)_2 = 101_2 = 1 \cdot 2^2 + 0 \cdot 2^1 + 1 \cdot 2^0 = 5_{10}.$$

3-stellige Zahl z im Dezimalsystem:

$$z = (456)_{10} = 456_{10} = 4 \cdot 10^2 + 5 \cdot 10^1 + 6 \cdot 10^0.$$

2.2.2 Zahlenkonvertierung

Das *binäre* Zahlensystem hat die Basis 2 und ist als das Dualsystem benannt. Eine Ziffer bzw. eine Zahl wird mit höchstens *zwei Symbolen* je Stelle dargestellt. Die Wertigkeit der Symbole ist mit dieser Definition noch nicht festgelegt. Für die Darstellungen von Ziffern im Dualsystem werden üblicherweise die beiden Symbole 0 und 1 genutzt. Eine Ziffer im Dualsystem entspricht auch einem Bit. Man beachte, dass die einschlägige Norm DIN 44300 für diese Zwecke auch die Symbole 0 und L empfiehlt.

Für die weitere Darstellung werden nun einfache, aus 8 Bits bestehende, Dualzahlen benutzt. Die Zählung der Bits beginnt rechts mit dem niedrigstwertigen Bit (Least Significant Bit – LSB), es hat den Index 0. Das höchstwertige Bit (Most Significant Bit – MSB), links, hat den Index 7 (Tabelle 2.5). Das Dualsystem als polyadisches Zahlensystem gewichtet die Bits nach ihrer Stelle. Die Wertigkeit der Stelle lässt sich dezimal ausdrücken als: $\text{Wertigkeit}_{10} = 2^{BitNr}$.

Durch Multiplikation des Koeffizienten (entspricht 1, wenn Bit im Bitmuster gesetzt beziehungsweise 0, wenn Bit im Bitmuster nicht gesetzt) mit dem Stellenwert und anschließender Summation erhält man das dezimale Äquivalent der Dualzahl (Tabelle 2.6).

Mit 8 Bits kann man somit $2^8 = 256$ verschiedene Bitmuster generieren. Jedes Bitmuster entspricht dabei einer Zahl. Mit 16 Bits kann man $2^{16} = 65536$ verschiedene Zahlen, mit 32 Bits entsprechend $2^{32} = 4.294.967.296$ verschiedene Zahlen darstellen.

Jedes Bitmuster entspricht im Dualsystem einer Zahl, in anderen Systemen wie z.B. einem Zeichencode würde einem Bitmuster ein bestimmtes Symbol zugeordnet werden. Darauf wird im Kapitel Zeichencodes noch näher eingegangen. Festzuhalten ist jedenfalls, dass die Anzahl von darstellbaren Zahlen bzw. Symbolen durch die Anzahl der Bits begrenzt ist.

Während im Dualsystem nur die beiden Koeffizentenwerte (Ziffern) 0 und 1 zulässig sind, erlauben andere Zahlensysteme mehr Ziffern. So können im Oktalsystem die acht Ziffern 0, 1, 2, 3, 4, 5, 6, 7 und im Sedezimalsystem (Hexadezimalsystem) die sechzehn Symbole 0, 1, 2, 3, 4, 5, 6, 7, 8, 9, A, B, C, D, E, F genutzt werden.

Tabelle 2.5. Bitwertigkeit und Bitposition.

7	6	5	4	3	2	1	0	**Bit-Nummer**
2^7	2^6	2^5	2^4	2^3	2^2	2^1	2^0	**Zahlenbasis 2**
128	64	32	16	8	4	2	1	**Bitstellen-Wert**

Tabelle 2.6. Dualzahldarstellung und Dezimalzahlzuordnung.

7	6	5	4	3	2	1	0		**Bit-Nummer**
2^7	2^6	2^5	2^4	2^3	2^2	2^1	2^0		**Zahlenbasis** 2
128	64	32	16	8	4	2	1		**Bitstellen-Wert**
0	1	1	0	1	0	1	1		***Bitmuster (Dualdarstellung)***
0	+64	+32	+0	+8	+0	+2	+1	=	107 *(Dezimaldarstellung)*

Wann welches Zahlensystem eingesetzt wird (Tabelle 2.7, 2.8) hängt davon ab, welche Vorteile in der praktischen Anwendung genutzt werden können. Da jede Ziffernkombination nur einen realen nummerischen Wert abbildet, kann diese auch von einem Zahlensystem in ein anderes umgewandelt (konvertiert) werden. Zur Konvertierung von Zahlen zwischen Zahlensystemen werden die Koeffizienten x_i einer Zahl z in der neuen Zahlenbasis B dargestellt. Der Vorgang kann aus der zugrunde liegenden Potenzreihendefinition B-adischer Zahlen hergeleitet werden.

Multiplikationsmethode:
Umwandlung einer Zahl z von Basis R nach Basis B:

$$z = (x_m x_{m-1} \ldots x_0, x_{-1} \ldots x_{-n})_R \rightarrow (z)_B = \sum_{i=-n}^{m} (x_i)_B (R)_B^i$$

Umwandlung der Ziffern und Stellenwerte in das Zahlensystem der Zielbasis.

Beispiel 6. Umwandlung durch Ausmultiplizieren von Basis $R = 16$ nach Basis $B = 10$:

$$z = F1A3_{16} = 15 \cdot 16^3 + 1 \cdot 16^2 + 10 \cdot 16^1 + 3 \cdot 16^0 = 61.859_{10}$$

Tabelle 2.7. Beispiele der größten darstellbaren n-stelligen Zahl z in einem Zahlensystem der Basis B.

Stellen n	Zahl	Zahlenbasis B	Größte darstellbare Zahl z
1	1-stellig	10	$10^1 - 1 = 9_{10}$
1	1-stellig	2	$2^1 - 1 = 1_2$
3	3-stellig	10	$10^3 - 1 = 999_{10}$
2	2-stellig	2	$2^2 - 1 = 3_{10} = 11_2$

Tabelle 2.8. Gegenüberstellung von Zahlen im Dualsystem, Dezimalsystem und Sedezimalsystem.

Dual	0000	0001	0010	0011	0100	0101	0110	0111	1000	1001	1010	1011	110	1101	1110	1111
Dezimal	0	1	2	3	4	5	6	7	8	9	10	11	12	13	14	15
Sedezimal	0	1	2	3	4	5	6	7	8	9	A	B	C	D	E	F

Divisionsmethode:
Umwandlung einer Zahl z von Basis R nach Basis B:

$$z = (x_m x_{m-1} \dots x_0)_R = \sum_{i=0}^{m} x_i R^i \rightarrow z = (y_n y_{n-1} \dots y_0)_B = \sum_{i=0}^{n} y_i B^i$$

Ausgehend von der Zahl z in der Basis R

$$z = (x_m x_{m-1} \dots x_0)_R$$

folgen durch fortlaufende Division

$$z = y_n z^n + y_{n-1} B^{n-1} + \dots + y_2 B^2 + y_1 B + y_0$$

$$\frac{z}{B} = \underbrace{y_n B^{n-1} + y_{n-1} B^{n-2} + \dots + y_2 B + y_1}_{z_1} \rightarrow \text{Rest: } y_0$$

$$\frac{z_1}{B} = \underbrace{y_n B^{n-2} + y_{n-1} B^{n-3} + \dots + y_2}_{z_2} \rightarrow \text{Rest: } y_1$$

$$\vdots$$

$$\frac{z_{n-1}}{B} = \underbrace{y_n}_{z_n} \rightarrow \text{Rest: } y_{n-1}$$

$$\frac{z_n}{B} = 0 \rightarrow \text{Rest: } y_n$$

und Bestimmen des zugeordneten Rests die Koeffizienten der Zahl z in der neuen Basis B:

$$z = (y_n y_{n-1} \dots y_1 y_0)_B$$

Beispiel 7. Konvertierung von 39_{10} und 16_{10} in das binäre Zahlensystem.

Division	Quotient	Rest
39 : 2	19	1
19 : 2	9	1
9 : 2	4	1
4 : 2	2	0
2 : 2	1	0
1 : 2	0	1
		1 0 0 1 1 1

Division	Quotient	Rest
16 : 2	8	0
8 : 2	4	0
4 : 2	2	0
2 : 2	1	0
1 : 2	0	1
		1 0 0 0 0

Es ergibt sich $39_{10} = 100111_2$, $16_{10} = 10000_2$.

Beispiel 8. Umwandlung der Binärzahl 10010_2 ($= 18_{10}$) in die Hexadezimalzahlendarstellung:

$$10010_2/16 = 10010_2/10000_2 = 1_2 \rightarrow \text{Rest: } y_0 = 10_2 = 2_{16}$$
$$1_2/10000_2 = 0_2 \rightarrow \text{Rest: } y_1 = 1_2 = 1_{16}$$

Somit folgt $10010_2 = 12_{16}$.

Die Zahlenkonvertierung wird einfach, wenn die Basen B, R von zwei Zahlensystemen in folgendem Verhältnis zueinander stehen:

$$B = R^k, k \in \mathbb{N}_+ \text{ d.h. ganzzahlig} \tag{2.4}$$

Dies ist zum Beispiel bei der Konvertierung zwischen einer Zahl vom Dualsystem ($R = 2$) in das Oktalsystem ($B = 8$) oder Hexadezimalsystem ($B = 16$) der Fall: $8 = 2^3$, $16 = 2^4$. Es kann eine ganze Zifferngruppe mit n Ziffern umgewandelt werden, wenn n/k wiederum eine ganze Zahl ergibt. Praktisch wird dazu die zu konvertierende Zahl auf der höherwertigen Seite gegebenenfalls mit einer entsprechenden Anzahl von Nullen aufgefüllt.

Der Zusammenfassungsvorgang der Ziffern muss an der Position des Dezimalpunktes begonnen werden und von dort nach links beziehungsweise bei Nachkommastellen nach rechts fortgesetzt werden. Bei der Konvertierung von Dualzahlen in das Hexadezimalsystem ergibt sich demzufolge:

$$\underbrace{x_{4n+3}x_{4n+2}x_{4n+1}x_{4n}}_{a_n}\ldots\underbrace{x_7x_6x_5x_4}_{a_1}\underbrace{x_3x_2x_1x_0}_{a_0},\underbrace{x_{-1}x_{-2}x_{-3}x_{-4}}_{a_{-1}} \tag{2.5}$$

mit

a_i ... Koeffizient im Hexadezimalsystem ($B = 16$)
x_i ... Koeffizient im Dualsystem ($R = 2$)

Beispiel 9. Die Umwandlung der Dualzahl $z = 1101101100_2$ in die oktale beziehungsweise hexadezimale Darstellung erfolgt gemäß (2.5). Es werden 3 beziehungsweise 4 Zifferngruppen zusammengefasst und in die Zahlendarstellung des Zielsystems konvertiert.

$$z = 1101101100_2 = 001|101|101|100_2 = (1554)_8$$
$$z = 001101101100_2 = 0011|0110|1100_2 = (36C)_{16}$$

2.2.3 Dualsystem und Nummerische Unsicherheit

Rechnen im Dualsystem

Arithmetische Operationen werden im Dualsystem analog zum Dezimalsystem ausgeführt. Ein Prozessor nutzt die Eigenschaft der Bitwertigkeiten für die Durchführung arithmetischer Berechnungen.

Addition	$0+0=0,\ 0+1=1,\ 1+0=1,\ 1+1=0$	(Übertrag 1 auf nächsthöhere Bitwertigkeit)
Multiplikation	$0\cdot0=0,\ 0\cdot1=0,\ 1\cdot0=0,\ 1\cdot1=1$	

Addition

Dezimal	Dual
1 9	1 1 0 1
9 0	1 0 1 0
1 0 9	1 0 1 1 1

Multiplikation

Dezimal	Dual	Dezimal	Dual	
6 · 5	1 1 0 · 1 0 1	1 5 · 7	1 1 1 1 · 1 1 1	
3 0	1 1 0	1 0 5	1 1 1 1	
	0 0 0		1 1 1 1	
	1 1 0		1 1 1 1	
	1 1 1 1 0		1 1 1	2. Übertrag
			1 1 1 1 1	1. Übertrag
			1 1 0 1 0 0 1	

Multiplikationen mit $2, 4, ..., 2^n$ werden in Computern effektiver durch Linksverschieben des Bit-Musters um 1 Bit, 2 Bits, ..., 2^{n-1} Bits ausgeführt.

Eine Multiplikation mit 2 entspricht auch einem *Linksshift* der Dualzahl um eine Bitposition.

Beispiel 10. Multiplikation $7 \cdot 4 = 28$

1 1 1 Duale Zeichendarstellung für den Dezimalwert 7
$\underline{1}\,\underline{1}\,\underline{1}\,\underline{0}\,\underline{0}$ Multiplikation mit 4 → um 2 Bits nach links verschieben

Probe: $\underline{1} \cdot 16 + \underline{1} \cdot 8 + \underline{1} \cdot 4 + \underline{0} \cdot 2 + \underline{0} \cdot 1 = 28$.

Division

Eine Division wird durch die fortlaufende Subtraktion abgebildet, wobei die Subtraktion selbst wieder in eine Addition mit einer negativen Zahlendarstellung übergeführt wird. Für die schnellere Berechnung im Dualsystem kann man analog zur Multiplikation die Stellen nach rechts verschieben. In der Programmierung ist darauf zu achten, ob Restwerte entstehen und wie der Wert des LSB weiter behandelt wird.

Eine Division durch 2 wird mit einem *Rechtsshift* um eine Bitposition realisiert.

Beispiel 11. Division $16 : 4 = 4$.

1 0 0 0 0 Duale Zeichendarstellung für den Dezimalwert 16
$\underline{0}\,\underline{0}\,\underline{1}\,\underline{0}\,\underline{0}$ Division durch 4 → um 2 Bits nach rechts verschieben

Probe: $\underline{0} \cdot 2^4 + \underline{0} \cdot 2^3 + \underline{1} \cdot 2^2 + \underline{0} \cdot 2^1 + \underline{0} \cdot 2^0 = 4$.

Um die arithmetischen Operationen möglichst schnell durchzuführen, werden in speziellen Speichern (Registern) der arithmetischen und logischen Recheneinheit (ALU) eines Mikroprozessors Schiebe- und Rotationsoperationen realisiert (Tabelle 2.9).

Tabelle 2.9. Beispiel 8-Bit-Schieberegister, Funktionsmodus.

Eingang	Ausgang	Modus	8-Bit-Schieberegister
seriell	seriell	Seriell in, Seriell out SISO	
seriell	parallel	Seriell in, Parallel out SIPO	
parallel	seriell	Parallel in, Seriell out PISO	
parallel	parallel	Parallel in, Parallel out PIPO	

Negative ganze Zahlen und Zahlenbereiche

Zur Erklärung soll in einem ersten Ansatz aus einer positiven ganzen Dualzahl eine negative ganze Dualzahl durch einfaches Invertieren aller Bits gebildet werden. Man nennt das Ergebnis der einfachen Invertierung der Koeffizienten einer Dualzahl das (1-er) Komplement (Tabelle 2.10). Man sieht, dass die Dualzahl 0 als (1-er) Komplement nicht eindeutig abgebildet werden kann.

Andere Versuche zur Darstellung negativer Zahlen führen oft zur Problematik, dass die Abbildung und Rechenoperationen im Bereich der Zahlenübergänge nicht korrekt sind.

Die Darstellung negativer ganzer Zahlen mit der Zahlenbasis B erfolgt daher durch die Bildung des *B-er Komplements*. Dieses wird gebildet, indem das $(B-1)$-er Komplement berechnet und anschließend der Wert 1 addiert wird.

Im Dualsystem erfolgt die Umwandlung von positiven in negative Zahlendarstellungen mit Hilfe des 2-er Komplements ($B = 2$), also die Bildung des (1-er) Komplements mit anschließender Addition des Wertes 1.

Oft wird zur vereinfachten Abwicklung von Subtraktionen die Addition von negativen Zahlenwerten durchgeführt. Dazu wird die Subtraktion durch eine Addition des so genannten 2-er Komplements der zu subtrahierenden Zahl (Subtrahend) zum Minuenden realisiert. Gegebenenfalls muss dazu vor dem Invertieren der (duale) Subtrahend mit führenden Nullen auf die gleiche Dualstellenzahl des Minuenden aufgefüllt werden: $a-b$ wird dargestellt als $a+(-b)$.

Tabelle 2.10. Invertierung und Einer-/Zweierkomplementdarstellung negativer ganzer Dualzahlen.

Wert	−128	... − 1	−0	0	1	... 127
Einerkomplement	–	11111110	11111111	00000000	00000001	01111111
Zweierkomplement	10000000	11111111	–	00000000	00000001	01111111

Beispiel 12. Negation der Dualzahl $+6$.

0110_2 Zahl $+6$
1001_2 Einerkomplement zu 0110_2
0001_2 $+1$
1010_2 Zweierkomplement zu $0110_2 = -6$

Negative Zahlen haben somit in Dualzahldarstellung im MSB den Wert 1 stehen. Da jedoch auch bei der Addition von positiven Zahlen im MSB der Wert 1 entstehen kann, wäre es ohne weiterer Informationen nicht mehr möglich festzustellen, ob es sich um eine „große“ positive oder um eine negative Zahl handelt. Es muss daher bei der Definition von Zahlen auch deren gültiger Zahlenbereich festgelegt werden, d.h. man legt fest, ob mit ausschließlich positiven Zahlen oder auch mit negativen Zahlen gearbeitet wird.

Wenn negative Zahlen dargestellt werden sollen, wird der gesamte Zahlenbereich meist um die Zahl 0 aufgeteilt. Der darstellbare Zahlenbereich wird durch die Anzahl der verfügbaren Binärstellen begrenzt (Tabelle 2.11).

Zahlenbereich 16 Bits ganzzahlig, vorzeichenlos:	0 bis 65.535
Allgemeine Darstellung:	$0 \ldots + 2^n - 1$
Zahlenbereich 16 Bits ganzzahlig, vorzeichenbehaftet:	-32.768 bis $+32.767$
Allgemeine Darstellung:	$-2^{n-1} \ldots + 2^{n-1} - 1$

In einem digitalen Computersystem können bei Operationen auf Zahlen so große oder kleine Werte entstehen, dass diese nicht mehr in den zur Verfügung stehenden Stellen abgebildet werden können. Man spricht in diesem Fall z.B. von einem Zahlenüberlauf (overflow), einem Fehler, der durch einen Wertübertrag in eine nicht verfügbare Stelle entstanden ist. Korrekte Übergabewerte, die bei Operationen auf Zahlen zwischen den Stellen entstehen, werden in den Carry-Bits der Stellen angezeigt.

Beispiel 13. Addition $S(C_{\text{out}}) = A + B; C_i =$Carry-In = 0 (Abb. 2.4-a).
Subtraktion $D(C_{\text{out}}) = A - B, (LSB)\, C_i =$Carry-In = 1 (Abb. 2.4-b).

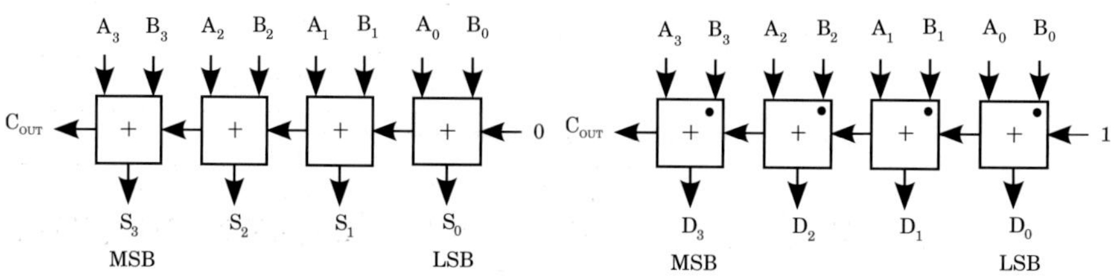

(a) Blockschaltbild der Addition zweier positiver 4-Bit-Zahlen A, B; Carry-In LSB = 0.

(b) Blockschaltbild der Subtraktion zweier 4-Bit-Zahlen A, B; Bitinvertierung B, Carry-In LSB = 1.

Abb. 2.4. Addition a) und Subtraktion b) zweier 4-Bit Zahlen.

Tabelle 2.11. Zahlenbereiche im Vergleich.

Dezimaldarstellung mit Vorzeichen	Vorzeichenlose Dualdarstellung mit vier Binärstellen	Vorzeichenbehaftete Dualdarstellung mit vier Binärstellen	Vorzeichenlose Hexadarst. mit einer Hexadezimalstelle	Vorzeichenbehaftete Hexadarst. mit einer Hexadezimalstelle
+15	1111	[01111]	F	[0F]
+14	1110	[01110]	E	[0E]
+13	1101	[01101]	D	[0D]
+12	1100	[01100]	C	[0C]
+11	1011	[01011]	B	[0B]
+10	1010	[01010]	A	[0A]
+9	1001	[01001]	9	[09]
+8	1000	[01000]	8	[08]
+7	0111	0111	7	7
+6	0110	0110	6	6
+5	0101	0101	5	5
+4	0100	0100	4	4
+3	0011	0011	3	3
+2	0010	0010	2	2
+1	0001	0001	1	1
0	0000	0000	0	0
-1		1111		F
-2		1110		E
-3		1101		D
-4	Nicht	1100	Nicht	C
-5	darstellbar	1011	darstellbar	B
-6		1010		A
-7		1001		9
-8		(1000)		(8)

( ) – Ohne Bereichserweiterung nicht negierbar; [ ] – Mit dieser Stellenanzahl nicht darstellbar

Beispiel 14. Überlauf bei der Addition von 4-Bit Zahlen in der 2-er-Komplement Darstellung.

$$\begin{array}{r} -3 \\ + \ -6 \\ \hline -9 \end{array} \qquad \begin{array}{r} 1101 \\ + \ 1010 \\ \hline 1\,0111 \end{array} = +7 \qquad \begin{array}{r} +5 \\ + \ +6 \\ \hline +11 \end{array} \qquad \begin{array}{r} 0101 \\ + \ 0110 \\ \hline 1011 \end{array} = -5$$

Überlauf bei der Addition ist gegeben, wenn Summanden gleiche Vorzeichen haben, aber diese ungleich dem Vorzeichen der Summe sind, oder der bestehende Carry-In Wert in der Vorzeichen-Stelle ungleich ist dem Carry-Out Wert aus der Vorzeichen-Stelle des MSB.

Beispiel 15. Überlauf bei der Subtraktion von 4-Bit Zahlen in der 2-er-Komplement Darstellung.

$$\begin{array}{r} -3 \\ - \ +6 \\ \hline -9 \end{array} \qquad \begin{array}{r} 1101 \\ - \ 0110 \\ \hline \text{wird zu} \end{array} \qquad \begin{array}{r} 1101 \\ + \ 1001 \\ + \qquad 1 \\ \hline \underline{1}\,0111 \end{array} = +7$$

Überlauf bei der Subtraktion ist gegeben, wenn der Minuend und der komplementäre Subtrahend gleiches Vorzeichen haben und dieses ungleich dem Vorzeichen der Differenz ist, oder wenn der Carry-In Wert in der Vorzeichen-Stelle ungleich ist dem Carry-Out Wert aus der Vorzeichen-Stelle.

- *Carry-Bit.* Ein Übertrag von Bitposition $i-1$ in eine Bitposition i.
- *Carry-Flag.* Ein Übertrag an der höchstwertigen Bitposition.
- *Overflow-Flag.* Überlauf tritt in der Vorzeichenstelle auf und zeigt die Überschreitung des Zahlenbereiches.

Gebrochene Zahlen

Die Bearbeitung *gebrochener* Zahlen kann ähnlich der Bearbeitung ganzer Zahlen durchgeführt werden. In zwei Schritten werden zuerst der Vorkommateil und danach der Nachkommateil umgewandelt. Für die Umwandlung der Dezimalzahl 39,625 in die zugehörige Dualzahldarstellung entspricht der Vorkommawert 39 der Dualzahl 100111. Die Umwandlung des Nachkommawertes ergibt:

Multiplikation	Produkt	Vorkomma	Nachkomma	Binärwert
$0,625 \cdot 2$	$1,25$	1	$0,25$	, 1
$0,25 \cdot 2$	$0,5$	0	$0,5$	0
$0,5 \cdot 2$	$1,0$	1	$0,0$	1
				, 1 0 1

Die Zusammenfassung der beiden Teilresultate ergibt $39,625_{10} = 100111,101_2$. Im Gegensatz zur Umwandlung ganzer Zahlen, welche in n Schritten durchgeführt werden kann, ist im Fall einer *gebrochenen* Zahl die Anzahl der notwendigen Umwandlungsschritte nur dann vorhersagbar, wenn in der Quellbasis B_1 nur solche Primfaktoren vorkommen, die auch in der Zielbasis B_2 enthalten sind. So ist zum Beispiel die Umwandlung eines Dualbruches ($B_1 = 2$) in einen Dezimalbruch ($B_2 = 10$) immer exakt möglich, da 2 ein Primfaktor von 10 ist, umgekehrt gilt das jedoch nicht, wie das Beispiel der Umwandlung von $0,1_{10}$ in das Dualsystem zeigt.

Multiplikation	Produkt	Vorkomma	Nachkomma	Binärwert
$0,1 \cdot 2$	$0,2$	0	$0,2$	, 0
$0,2 \cdot 2$	$0,4$	0	$0,4$	0
$0,4 \cdot 2$	$0,8$	0	$0,8$	0
$0,8 \cdot 2$	$1,6$	1	$0,6$	1
$0,6 \cdot 2$	$1,2$	1	$0,2$	1
$0,2 \cdot 2$	$0,4$	0	$0,4$	0
⋮				⋱
				, 0 0 0 1 1 0 0 1 1 0 0 ...

In digitalen Systemen steht für die Abbildung von Zahlen nur eine begrenzte Anzahl von Stellen zur Verfügung (z.B. 2 Bytes oder 4 Bytes). Bei der Abbildung von ganzen Zahlen oder stellenwertorientierten *Festkommazahlen* muss festgelegt sein, wie viele Bits für die Zahl bzw. dem Vorkomma- und Nachkommabereich zugeordnet sind.

Die kleinste darstellbare Zahl und damit die *Genauigkeit* in einem digitalen System entspricht in der dualen Festkommadarstellung $1 \cdot 2^{-m}$, wobei m der Anzahl der Nachkommastellen entspricht. Größere ganze Zahlen oder gebrochene Zahlen, die mehr Nachkommastellen benötigen, als in der Festkommazahlenabbildung verfügbar sind, können nicht mehr vollständig abgebildet werden. Es entsteht ein sogenannter *Konvertierungsfehler*.

Beispiel 16. Nummerische Unsicherheit am Beispiel der Division mit *ganzen* Zahlen *quotient; dividend*=3, *divisor*=5. Da ganze Zahlen keine Nachkommastellen vorsehen, kann der Quotient $0,6 = 3/5$ nicht, oder im Falle einer kaufmännischen Rundung nur falsch dargestellt werden (= 0, oder 1 im Falle der Rundung). Als Lösung muss der *quotient* oder besser, müssen *quotient, dividend und divisor* als *gebrochene* Zahlen behandelt werden: $0,6 = 3,0/5,0$. Gleiches gilt, wenn Rechenoperationen den jeweils äussersten Stellenwert erreichen und diesen überschreiten. Man sieht, dass nummerische Aufgaben nur mit der Festlegung des korreken *Zahlentypes* und innerhalb eines *bestimmten Zahlenbereiches* fehlerfrei gelöst werden können.
Wir weisen darauf hin, dass, selbst bei einer angenommenen Vernachlässigbarkeit eines einmalig auftretenden Konvertierungsfehlers in einer Rechenoperation, Computerprogramme meist über einen längeren Zeitraum laufen und diese Rechenoperation dann wiederholt durchgeführt wird. Der Konvertierungsfehler würde so mehrfach ausgeführt werden und sich mit der Programmlaufzeit in höhere Stellenwerte fortpflanzen, bis er faktisch eine anwendungskritische Größe erreichen könnte. So kann das Nichterkennen von Konvertierungs- oder Laufzeitfehlern zu schwerwiegenden Fehlern durch das Computersystem führen. Beispiele wie falsch berechnete Strahlungsdosen in computergestützten Röntgengeräten (Therac-25), ein Abwehrfehler bei Patriot-Raketen im 2. Irak-Krieg oder der Absturz der Ariane-5-Rakete haben uns dies in der Vergangenheit leidvoll gezeigt.

Tabelle 2.12. Gleitkommazahlen nach IEEE 754.

		Mantisse	Exponent	Vorzeichen
32 Bits	Einfache Genauigkeit	23 Bits	8 Bits	1 Bit
64 Bits	Doppelte Genauigkeit	52 Bits	11 Bits	1 Bit

Im Software-Entwurf wird daher der Auswahl des Datentyps und des damit abbildbaren Zahlenbereichs besondere Bedeutung zugewiesen.

Eine andere Fragestellung lautet: Gibt es eine Möglichkeit, bei gleicher Bitanzahl größere oder kleinere Zahlen darzustellen, als dies mit den stellenwertorientierten Zahlenbereichen möglich ist? Da standardmäßig nur z.B. vier Bytes große Speicherelemente für die Speicherung von Zahlen im Computern zugewiesen werden, ist diese Frage von praktischer Relevanz.

Um nun größere ganze Zahlen oder kleinere Bruchzahlen darzustellen als es die begrenzten Stellen einer stellenwertorientieren Darstellung ermöglicht, wird eine andere Art der Zahlendarstellung verwendet, die *Gleitkommazahlendarstellung*. Sie setzt sich zusammen aus der Mantisse M, der Basis B und dem Exponent E. Ein Zahlenwert z berechnet sich am Beispiel des Dualsystems (Basis $B = 2$) als

$$z = M \cdot 2^E \tag{2.6}$$

Es gibt grundsätzlich mehrere Möglichkeiten, eine Zahl in Gleitkommazahlendarstellung abzubilden:

Zahl	Mantisse	Exponent
$1,25_{10} = 2,5 \cdot 2^{-1}$	$2,5$	-1
$1,25_{10} = 0,625 \cdot 2^{1}$	$0,625$	1

Die Norm IEEE 754 definiert für die Gleitkommazahlenabbildung, dass der Exponent ganzzahlig und der Betrag der Mantisse größer gleich 1 und kleiner als 2 sein muss (Tabelle 2.12, Abb. 2.5). In der Dualzahlendarstellung erreicht man somit, dass sich alle Zahlen im Bereich $1,000\ldots$ und $1,111\ldots$ bewegen, wodurch man die 1 vor dem Komma nicht mehr codieren muss (sie kommt ja immer vor). Im Weiteren erfolgt keine Zweierkomplementbildung, sondern eine Vorzeichendarstellung für die Mantisse im MSB. Die Vorgaben eignen sich für die optimierte Anwendung in Computersystemen, sodass eine Gleitkommazahlenabbildung in Computersystemen gemäß dieser Norm durchgeführt wird.

Beispiel 17. Umwandlung von $1234567{,}89_{10}$ ins IEEE-754-Format:

$$\begin{aligned} 1234567,89 &= 2^{20,23557474} = 2^{0,23557474} \cdot 2^{20} = 1,177375686 \cdot 2^{20} \\ &= 1,00101101011010000111111000110010_2 \cdot 2^{20} \end{aligned}$$

Vorzeichen $V = 0$; Exponent $E = 20 + 127 = 10010011_2$;
Mantisse $M =,00101101011010000111111_2$. Die Addition von 127 im Exponenten

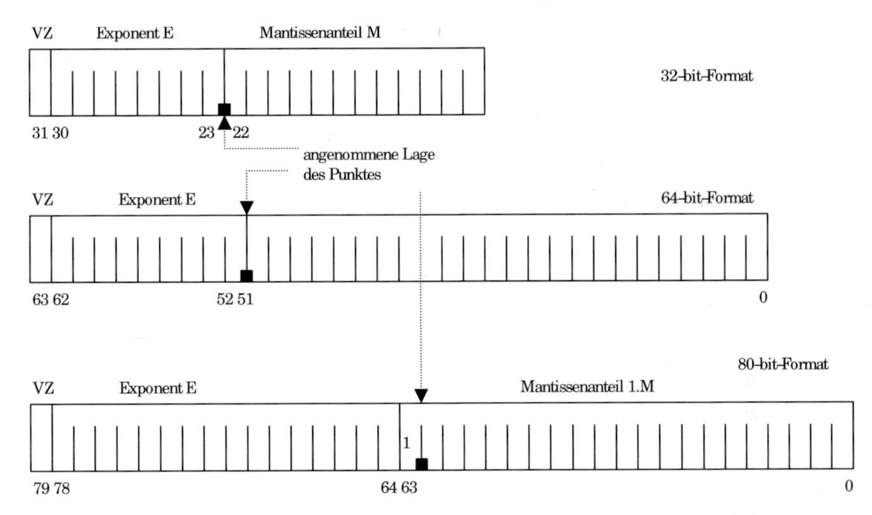

Abb. 2.5. Gleitkommacodierung mit einfacher und doppelter Genauigkeit.

erspart das Mitführen eines Vorzeichenbits. Ein eventueller Konvertierungsfehler ist abhängig von der abgeschnittenen Stellenanzahl in der Mantisse und von der Größenordnung des Exponenten, er tritt jedoch erst später auf.

2.3 Boolesche Logik und Boolesche Algebra

2.3.1 Boolesche Logik

In der Booleschen Logik können zwei logische Zustände *wahr (true)* oder *falsch (false)* abgebildet werden. Im Weiteren stellt die Boolesche Logik logische Operatoren wie z.B. UND, ODER, NICHT für die Verknüpfung der Zustände zur Verfügung (Tabelle 2.13).

Da die Abbildung in der – positiven – Logik mit 1 (wahr) oder 0 (falsch) erfolgt, genügt für die Darstellung und Speicherung eines logischen Zustands prinzipiell ein Bit. In Computern wird aus praktischen Gründen oft ein logischer Wert in einem Byte dargestellt. Eine weit verbreitete Konvention ist, dass ein Byte mit lauter „0“-Bits den Wert *false* darstellt, während ein Byte mit mindestens einem 1-Bit dem Wert *true* entspricht. Besonders häufig wird dabei das LSB im Byte interpretiert, da der Prozessor dieses besonders leicht auf 0 oder 1 prüfen kann.

2.3.2 Boolesche Algebra

Die Boolesche Algebra ist eine Struktur, die die Anwendung der logischen Operatoren sowie die Nutzung der mengentheoretischen Verknüpfungen (z.B. Durchschnitt, Vereinigung, Komplement) ermöglicht. Die Axiome und Theoreme der Booleschen Algebra stellen die Regelwerke für die Verknüpfung logischer Ausdrücke dar:

Axiome:

$x = 0, \text{ wenn } x \neq 1$	$x = 1, \text{ wenn } x = 0$
$x = 0 \rightarrow \neg x = 1$	$x = 1 \rightarrow \neg x = 0$
$0 \wedge 0 = 0, \; 1 \vee 1 = 1,$	$1 \wedge 1 = 1, \; 0 \vee 0 = 0$
$0 \wedge 1 = 0, \; 1 \wedge 0 = 0,$	$1 \vee 0 = 1, \; 0 \vee 1 = 1$

Theoreme:

Identitität	$x \vee 0 = x, \; x \wedge 1 = x$
Null	$x \vee 1 = 1, \; x \wedge 0 = 0$
Idempotenz	$x \vee x = x, \; x \wedge x = x$
Doppeltes Komplement	$x = \neg\neg x$
Komplement	$x \vee \neg x = 1, x \wedge \neg = 0$

Theoreme für mehrere boolesche Variablen:

Kommutativ-	$x \vee y = y \vee x,$	$x \wedge y = y \wedge x$
Assoziativ-	$(x \vee y) \vee z = x \vee (y \vee z),$	$(x \wedge y) \wedge z = x \wedge (y \wedge z)$
Distributiv-	$(x \wedge y) \vee (x \wedge z) = x \wedge (y \vee z),$	$(x \vee y) \wedge (x \vee z) = x \vee (y \wedge z)$
Absorptions-	$x \vee (x \wedge y) = x,$	$x \wedge (x \vee y) = x$
	$(x \wedge y) \vee (x \wedge \neg y) = x,$	$(x \vee y) \wedge (x \vee \neg y) = x$
deMorgan-gesetz	$\neg(x \wedge y \wedge z) = \neg x \vee \neg y \vee \neg z,$	$\neg(x \vee y \vee z) = \neg x \wedge \neg y \wedge \neg z$

Ist man z.B. interessiert, ob an einer bestimmten Stelle einer Bitfolge ein Bit gesetzt (= 1) ist, setzt man die UND-Verknüpfung ein.

Beispiel 18. Bitmasken. Für die Erkennung, ob z.B. an der 2. Stelle einer Bitfolge *0011* eine 1 gesetzt ist, nutzt man die bitweise UND-Verknüpfung: *0011 UND 0010 = 0010.*

Will man eine Bitumwandlung von 1 auf 0 bzw. 0 auf 1 rückgängig machen, nutzt man die XOR-Verknüpfung (Tabelle 2.13). Dieses Prinzip liegt den einfachen (unsicheren) Verschlüsselungsverfahren zugrunde.

Beispiel 19. Symmetrische Umwandlung mittels XOR. Verknüpft man die Bitfolge *101* mit der Bitfolge *011* (101 XOR 011 = 110) und wendet die Verknüpfung noch einmal auf das Ergebnis an (110 XOR 011 = 101) erhält man die ursprüngliche Bitfolge.

Neben diesen beispielhaft einfachen Anwendungen werden Axiome und Theoreme auch für die Modellierung umfangreicherer Aufgaben oder z.B. für Optimierungsfragen angewendet. Ein Beispiel dazu ist die Minimierung von logischen Ausdrücken, z.B. um bei einem Schaltungsentwurf mit möglichst wenigen Bausteinen auszukommen.

Tabelle 2.13. Logiksymbole nach DIN und US-Schreibweise.

Zeichen	Benennung	Definitionen					Schreib- und Sprechweise		Symbol	
DIN US		Eingang: $A =$ Eingang: $B =$	0 0	1 0	0 1	1 1	DIN	US	DIN	US
$\neg$ $\_$	Negation NICHT/NOT	Ausgang: $Y=0$ $Y=1$	$A=1$ $A=0$				$Y=\overline{A}=\neg A$ *nicht A*	$Y=\overline{A}$ *not A*	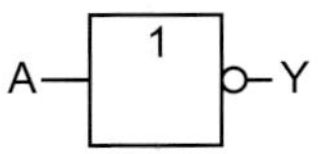 1	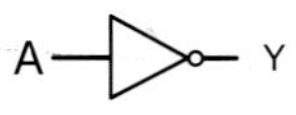
$\wedge$ $\cdot$	Konjunktion UND/AND	Ausgang: $Y =$	0	0	0	1	$Y=A\wedge B$ *A und B*	$Y=A\cdot B=AB$ *A and B*	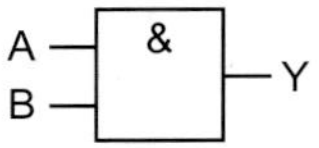 &	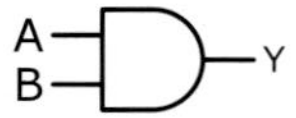
$\vee$ $+$	Disjunktion ODER/OR	Ausgang: $Y =$	0	1	1	1	$Y=A\vee B$ *A oder B*	$Y=A+B$ *A or B*	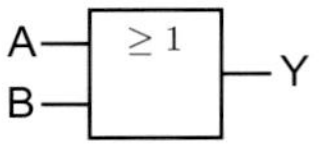 ≥ 1	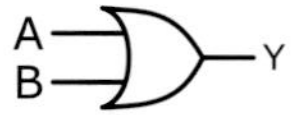
$\overline{\wedge}$ $\bar{\cdot}$	NAND	Ausgang: $Y =$	1	1	1	0	$Y=\overline{A\wedge B}$ *A nand B*	$Y=\overline{A\cdot B}$ *A nand B*	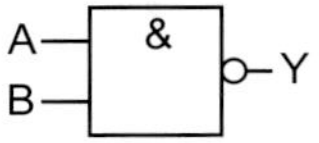 &	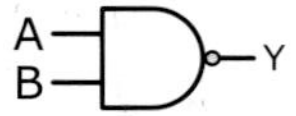
$\overline{\vee}$ $\overline{+}$	NOR	Ausgang: $Y =$	1	0	0	0	$Y=\overline{A\vee B}$ *A nor B*	$Y=\overline{A+B}$ *A nor B*	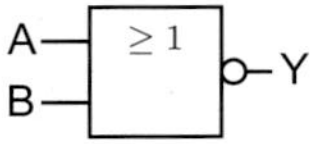 ≥ 1	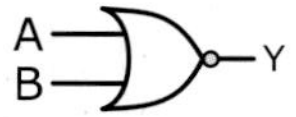
$\otimes$ $\neq$	Antivalenz XOR	Ausgang:$Y =$	0	1	1	0	$Y=A\otimes B$ *A exor B*	$Y=A\otimes B$ *A xor B*	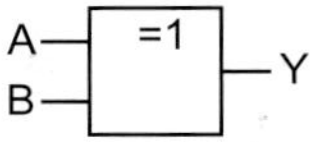 =1	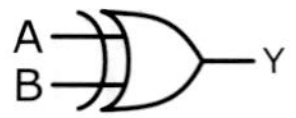

Minimierung logischer Ausdrücke

Ein mit der Booleschen Logik abgebildetes Modell wird vorerst in einer Wahrheitstabelle dargestellt. Eine Wahrheitstabelle listet alle möglichen Zustände, welche in dem Modell abgebildet werden können. Die Zustände werden unter Anwendung der disjunktiven Normalform umgeformt und im Weiteren unter Anwendung der Axiome und Theoreme der Booleschen Algebra minimiert.

In der disjunktiven Normalform werden alle Zeilen der Wahrheitstabelle behandelt, welche am Ausgang den Wert 1 ($Y = 1$) führen. Die Eingangssignale dieser Zeilen werden dazu mittels einer UND-Verknüpfung zu Min-Termen geformt. Alle Min-Terme werden anschließend mittels der ODER-Verknüpfung zum vollständigen logischen Ausdruck für die Beschreibung der Wahrheitstabelle zusammengefasst.

Der Vollständigkeit halber sei darauf hingewiesen, dass die Abbildungen auch in konjunktiver Normalform bzw. negativer Logik erfolgen können. Dazu wird auf die einschlägige Literatur verwiesen (Kreuzer & Kühling, 2006).

Beispiel 20. Alarmmeldung

Eine Alarmmeldung ($Y = 1$) auf einer Krankenstation wird ausgelöst, wenn ein Notrufknopf am Krankenbett ($A = 1$) und/oder ein Alarmknopf auf der Station ($B = 1$) gedrückt wird. Der Entwurf des zugehörigen Schaltmodells ist vorzubereiten. In der Wahrheitstabelle werden vorerst alle möglichen Zustände des Modells abgebildet.

Notrufknopf Krankenbett: A	Alarmknopf Station: B	Alarmmeldung: Y	**Disjunktive Normalform (DNF)**
0	0	0	
0	1	1	Min-Term
1	0	1	Min-Term
1	1	1	Min-Term

Die Zustände werden danach in die Darstellung der disjunktiven Normalform überführt und unter Anwendung der Axiome und Theoreme minimiert:

$Y = (A \wedge B) \vee (A \wedge \neg B) \vee (\neg A \wedge B)$ Anwendung des Absorptionsgesetzes auf die ersten beiden Min-Terme

$Y = A \vee (\neg A \wedge B)$ Anwendung des Distributivgesetzes

$Y = (A \vee \neg A) \wedge (A \vee B)$ Anwendung des Theorems: $x \vee \neg x = 1$

$Y = 1 \wedge (A \vee B)$ Anwendung des Theorems: $1 \wedge x = x$

$Y = A \vee B$

Anstatt der ursprünglichen fünf UND/ODER Gatter benötigt die minimierte Darstellung nur mehr ein ODER-Gatter. Die Vorteile der Kosten- und Energieeinsparung bei der minimierten elektronischen Schaltung gegenüber dem ersten Modellentwurf aus der Wahrheitstabelle sind naheliegend.

Bei der Modellierung eines logischen Systems steigt die Komplexität der Darstellung rasch an. Die Vereinfachung kann unter Anwendung der Axiome und Theoreme erfolgen oder mittels spezieller Optimierungsverfahren durchgeführt werden. Dazu sei auf die Verfahren von *Karnaugh und Veitch* sowie von *Quine und McCluskey* verwiesen (Roth, 2003).

2.4 Codes

Die endliche Anzahl von Bits in einer Speicherzelle begrenzt die Anzahl der Abbildungsmöglichkeiten von Zahlen, Zeichen, Symbolen oder Farbstufen. Für jede einzelne Nutzungsart, z.B. die Zahlencodierung, gibt es wiederum mehrere Codierungsmöglichkeiten.

Darüber hinaus gibt es Codes mit besonderen Eigenschaften für spezielle Anwendungen, z.B. für die gesicherte Datenübertragung oder die speicherplatzminimierte Datenspeicherung.

Beim Entwurf eines Codes werden grundsätzlich zwei Ziele angestrebt, die bestmögliche Nutzung des verfügbaren Speicherbereichs sowie die möglichst schnelle Bearbeitungsfähigkeit des Codes. Weitere Ziele sind anwendungsorientiert, z.B. eine Möglichkeit zur Fehlererkennung bei der Datenübertragung.

Da die Begriffe der Datenverarbeitung und Informationsverarbeitung oft gemischt werden, wird vorerst kurz auf den Begriff der Information eingegangen.

2.4.1 Information

Information in Nachrichten und Daten

Information ist in einer Nachricht bzw. in Daten dargestellt, wenn sie dem Empfänger für ihn bisher Unbekanntes mitteilt. Dabei wird die abstrakte Information auf die konkrete Nachricht abgebildet. Während mit Nachrichten Informationen übertragen werden können, können Daten Informationen in einen form- und substanzverändernden Prozess einbringen:

- Information: Nachricht, Daten mit Neuigkeitswert (= subjektiv);
- Nachricht: Mitteilung, zum Zwecke der Übermittlung;
- Daten: Mitteilung, zum Zwecke der Verarbeitung.

Informationsgehalt

Sei $p_i = p(x_i)$ die Wahrscheinlichkeit für das erwartete Eintreffen eines Ereignisses x_i (Nachricht N_i), dann gilt:

$$\sum_{i=1}^{n} p_i = 1, \text{ für das erwartete Eintreffen aller möglichen Ereignisse.} \tag{2.7}$$

Der Informationsgehalt I_i einer Nachricht N_i soll von der Wahrscheinlichkeit abhängen, mit der die Nachricht erwartet wird. Nachrichten mit hohen Wahrscheinlichkeiten sollen niedrige, Nachrichten mit geringen Wahrscheinlichkeiten sollen hohe Informationsgehalte entsprechen. Dieser Forderung entspricht die Darstellung:

$$I_i = f\left(\frac{1}{p_i}\right), \text{ mit } f \text{ als monoton wachsende Funktion.} \tag{2.8}$$

Weiters soll der Informationsgehalt einer Nachricht, die aus mehreren unabhängigen Teilnachrichten N, M besteht, der Summe der Informationsgehalte der einzelnen Teilnachrichten entsprechen. Die Wahrscheinlichkeit, mit der die Gesamtnachricht erwartet wird, entspricht jedoch dem Produkt der Wahrscheinlichkeiten für das erwartete Eintreffen der Teilnachrichten. Diese Forderung erfüllen nur logarithmische Funktionen:

$$\begin{aligned} f\left(\frac{1}{p_N}\right) + f\left(\frac{1}{p_M}\right) &= f\left(\frac{1}{p_N}\cdot\frac{1}{p_M}\right) \\ \Rightarrow \log\left(\frac{1}{p_N}\right) + \log\left(\frac{1}{p_M}\right) &= \log\left(\frac{1}{p_N}\cdot\frac{1}{p_M}\right) \end{aligned} \tag{2.9}$$

Der Informationsgehalt I_i eines Ereignisses x_i ist somit der Logarithmus des Kehrwerts der Wahrscheinlichkeit für sein Eintreten, allgemein

$$I_i = \log\left(\frac{1}{p_i}\right). \tag{2.10}$$

In der Informationstheorie wird die Basis 2 für den Logarithmus (*logarithmus dualis, ld)* verwendet (nach Shannon) .

Beispiel 21. Eine wiederholt eintreffende Nachricht ($p = 1$) führt nach obiger Interpretation der Aussagen zum Informationsgehalt 0, eine überraschend eintreffende Nachricht kann einen „unendlich" hohen Informationsgehalt haben. Der Informationsgehalt für das *Auftreten* einer Nachricht N_i, die mit gleich hoher Wahrscheinlichkeit *eintreffen kann* oder *nicht* ($p_i = 0.5$), ist daher

$$I_i = \mathrm{ld}\left(\frac{1}{p_i}\right) = \mathrm{ld}\left(\frac{1}{0,5}\right) = \mathrm{ld}(2) = 1 \text{ bit.} \tag{2.11}$$

1 bit ist somit die kleinste darstellbare Informationseinheit einer Nachricht.

Syntaktik

Syntaktik betrachtet ausschließlich den formalen Aspekt der Zeichenfolge und ist somit die Darstellung der Information mittels Nachrichten und Daten unter Einhaltung exakter Darstellungsfolgen.

Semantik

Semantik ist das Synonym für die Bedeutung der Information, die mit der gegenständlichen Nachricht und den Daten dargestellt wird.

Pragmatik

Die Pragmatik bestimmt die Wirkung der Information auf einen Empfänger.

2.4.2 Codierung

Die Codierung umfasst die Abbildung der Realität oder Teilen daraus (Modell) in einem Computersystem. Durch die Abbildung von Information in Codes und die Eigenschaft, dass Information immer subjektiven Charakter hat, ist es eine wesentliche Aufgabe der Codierung sicherzustellen, dass durch den Einsatz von Codes der Informationsgehalt nicht verändert wird.

Informationsübertragung von der Quelle zur Senke (vergl. Abb. 2.1):
Informationsquelle ⇒ Information (Semantik + Syntaktik) ⇒ Sender (Semantik) ⇒ [Codierung] Nachricht (Syntaktik) ⇒ Übertragungskanal ⇒ [Decodierung] Empfänger (Syntaktik) ⇒ Information (Syntaktik + Semantik) ⇒ Informationssenke

Zur vollständigen Informationsverarbeitung und Darstellung von Zeichen(vorräten) des täglichen Lebens reicht die Codierung rein nummerischer Daten nicht aus. Die Codierung muss auch alphabetische und grafische Information erfassen. Computer sollen bei ihrem Einsatz Zahlen und Zeichen – verschiedener Sprachen – und Sonderzeichen als auch Steuerzeichen für die Ansteuerung von Ein- und Ausgabegeräten verarbeiten können. Darüber hinaus muss auch die Kommunikation zwischen digitalen Systemen gewährleistet und Servicefunktionen für die optimale Ressourcennutzung realisiert werden. Codes können z.B. unterteilt werden in

- Zahlencodes (*nummerische* Codes);
- Symbolcodes (*alphanummerische* Codes);
- Strichcodes (1D bis 4D-Codes);
- fehlererkennende und fehlerkorrigierende Codes für die Datenübertragung;
- Codes zur Datenkompression.

Die strukturierte Übertragung von Daten erfolgt unter Anwendung von Regeln zum Aufbau von Nachrichten. Dazu wird die Reihenfolge und das Speicherausmaß der zu übertragenden Daten sowie Sonderzeichen zur Identifikation von Daten und zur Steuerung der Nachricht festgelegt. Das Regelwerk für den Aufbau derartiger Nachrichtenstrukturen wird als Nachrichtenprotokoll bezeichnet.

Ein *Code* muss die Eigenschaft haben, genügend viele (konkreter: mindestens so viele) Zeichen bzw. Ereignisse darstellen zu können, wie abgebildet werden sollen.

Tabelle 2.14. Beispielhaft 2-Bit-Code und mögliche Zeichenzuordnungen.

Bitmuster	Zuordnung 1	Zuordnung 2	Zuordnung 3	Zuordnung 4	Zuordnung 5
00	0	„a"	Blinker aus	0 %	0 Volt
01	1	„b"	Rechts blinken	33 %	1,66 Volt
10	2	„A"	Links blinken	66 %	3,33 Volt
11	3	„B"	Warnblinker	100 %	5 Volt

Die Anzahl der Bits, die ein Code zur Verfügung stellt, sei vorerst ein *Maß* für die Anzahl der codierbaren Zeichen. Am Beispiel in Tabelle 2.14 ist zu sehen, dass ein binärer Code, der 2 Bits umfasst, höchstens 4 Möglichkeiten einer Zeichenzuordnung ermöglicht.

Ausgewählte Eigenschaften von Codes

Stellenzahl m: Binäre Codes werden als Bitkombinationen (Codewörter) realisiert. Die Stellenzahl m des Codes entspricht der Anzahl von Bits, die für die Codierung von 2^m möglichen Codewörtern vorgesehen ist. Die *Stellenzahl m* definiert damit die Informationsbreite des Codes.

Gleichmäßigkeit: Ein Code wird als *gleichmäßig* bezeichnet, wenn die Stellenzahl m für alle abzubildenden Werte gleich groß (konstant) ist. Typische Vertreter dieses Codes sind die zeichenabbildenden Codes wie z.B. der ASCII-Code. Ungleichmäßige Codes werden genutzt, um mit Optimierungseffekten z.B. bei der Datenkompression geringere Speicherkapazitäten zu verbrauchen wie z.B. der Huffman-Code.

Nachrichtenmenge: Mit Hilfe der Stellenzahl m eines Codes ergibt sich die maximal darstellbare Nachrichtenmenge M, das heißt, die maximale Zahl unterscheidbarer Codewörter, bei einem Binärcode zu $M = 2^m$.

Vollständigkeit: Werden alle möglichen Bitkombinationen eines Codes (M) für die Abbildung von N Nachrichten genutzt ($M = N$), wird der Code als *vollständig* bezeichnet. Ein vollständiger Code ist somit *nicht* redundant: $R = 0$.

Redundanz: Ist die tatsächlich abzubildende Anzahl von Nachrichten *kleiner* als die mit einer gegebenen Bitanzahl maximal codierbare Nachrichtenmenge M, so ergibt sich eine Redundanz: es existieren *mehr* nutzbare Bitkombinationen als durch den Code tatsächlich genutzte. Die Redundanz beschreibt also die Differenz zwischen der *realisierbaren Nachrichtenmenge M* und der *tatsächlich realisierten Nachrichtenmenge N*. Mathematisch wird die Redundanz als Differenz zwischen der Stellenzahl m und der effektiv *notwendigen* Bitanzahl n eines Codes ausgedrückt:

$$\begin{aligned} R &= ld(M) - ld(N) \\ &= m - ld(N) \end{aligned} \tag{2.12}$$

Da die Zahl N nicht notwendigerweise eine ganzzahlige Potenz von 2 sein muss, ergibt sich für die Redundanz im Allgemeinen eine gebrochene Zahl. Redundanz kann in einem Code auch bewusst aufgebaut werden, und so hoch werden, dass ganze Bits nicht genutzt werden. Diese freien Bits können dann eingesetzt werden, um Informationen zu speichern, die *fehlererkennende* oder *fehlerkorrigierende* Codes ermöglichen.

Beispielhaft rechnet sich die Redundanz eines dekadischen 4-Bit-Codes wie folgt. Es stehen 4 Bits zur Codierung zur Verfügung, während tatsächlich nur 10 Zeichen dargestellt werden sollen:

$$R = m - ld\,(N)$$
$$R = 4 - ld\,(10)$$
$$R = 4 - 3,32 = 0,68\,Bit.$$

Die Bit-Redundanz beträgt rund $0,7$ Bits – zur Realisierung von 10 Codeworten wären (theoretisch) $3,3$ Bits ausreichend gewesen.

Hammingdistanz: Die Hammingdistanz d gibt die Anzahl der Binärstellen an, in denen sich zwei *beliebige* benachbarte Worte eines Codes C unterscheiden.

Einschrittigkeit: Gilt für einen stetigen Code die Hammingdistanz $d = 1$, wird der Code als *einschrittig* bezeichnet. Dies bedeutet, dass sich zwei *beliebig* gewählte benachbarte Codeworte nur an einer einzigen Bitposition ihrer Binärcodierung unterscheiden, wie z.B beim Gray-Code.

Eindeutigkeit: Codes müssen eindeutig Zeichen aus einem Zeichenvorrat (Alphabet) abbilden und wiedergeben können.

2.4.3 Zahlencodes

Einzelnen Bitmustern werden Zahlen zugeordnet. Im Folgenden soll es nun darum gehen, zu überlegen, ob mit der speziellen Anordnung einzelner Bitstellen für die Codierung Vorteile entstehen.

Zählcodes: Diese sind sehr einfach aufgebaut. Um einen gegebenen Zahlenwert darzustellen, wird die entsprechende Anzahl von Einsen gesetzt. Nicht benötigte, führende Bitpositionen werden durch Nullen aufgefüllt (Tabelle 2.15).

Wortcodes: Diese nehmen eine wortweise Codierung vor, wie sie von den Dualzahlen her bereits bekannt ist.

Zifferncodes: Es wird die Zahl ziffernweise codiert, wobei dem Vorteil der einfacheren Codierung der Nachteil der größeren Redundanz gegenübersteht. Es entstehen ungenutzte Bitkombinationen (nicht realisierte Codierungsmöglichkeiten). BCD-Zahlen *(Binary Coded Decimal – binärcodierte Dezimalzahl)* entstehen durch ziffernweise binäre Codierung von Dezimalzahlen. Im Gegensatz zur Codierung als Dualzahl wird in diesem Fall die Dezimalzahl zunächst in ihre Koeffizienten zerlegt: $(d_3 d_2 d_1 d_0)_{10}$ und diese danach codiert (Abb. 2.6).

Positionscodes: Es ist die Position der einzelnen Bits von Bedeutung, die allerdings *nicht* wie bei den polyadischen Zahlensystemen einer linearen Reihenfolge gehorchen muss. Positionscodes können wiederum in die Gruppen der bewertbaren Codes und der Anordnungscodes unterteilt werden.

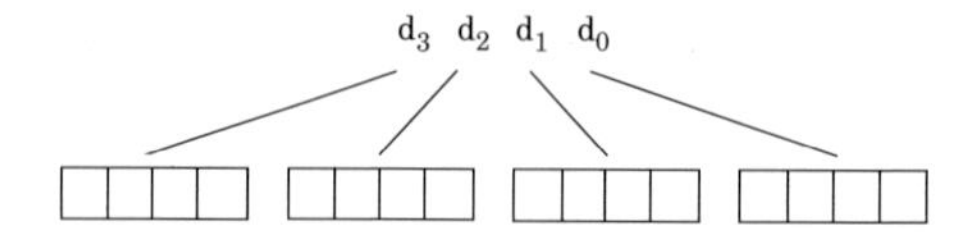

Abb. 2.6. Umwandlung einer Dezimalzahl in eine 4-Bit-codierte BCD-Zahl.

Beispiel 22. $(39)_{10} = 00111001_{BCD}$

Die Dezimalzahl 30 soll BCD-codiert werden. In dieser Darstellung wurde bereits angenommen, dass die BCD-Zahl mit 4 Bits dargestellt wird. Damit stehen $2^4 = 16$ unterschiedliche Bitmuster zur Verfügung. Offensichtlich besteht ein Überschuss an Codierungsmöglichkeit (Redundanz), da bei Dezimalzahlen nur 10 Ziffernwerte zur Codierung anstehen $(0 - 9)$. Die nicht genutzten Bitmuster werden als *Pseudotetraden* des BCD-Codes bezeichnet.

Die Redundanz des BCD-Codes wird im Vergleich zum reinen Binärcode schön ersichtlich, wenn bei gleicher Anzahl von Binärstellen der jeweils größte codierbare Zahlenwert dargestellt wird. Für die Wertebereiche ergibt sich daher in diesen beiden Fällen (Tabelle 2.16):

- Binärzahl (16 Bits): 0...65.535
- BCD-Zahl (4 Tetraden): 0...9.999

Der Vorteil der BCD-Codierung liegt im schnellen Umrechnen und Rechnen, da nur Dualzahlen bis 9 zu codieren sind. Nachteile sind der größere Stellenverbrauch und die Redundanz. Bei der Durchführung arithmetischer Operationen zeigen BCD-Codes recht unterschiedliches Verhalten. Insbesondere müssen die Pseudotetraden korrigiert werden. Wenn beim Rechnen beispielsweise mit BCD-Zahlen Pseudotetraden auftreten, muss zur *Korrektur* der Wert 6 addiert bzw. subtrahiert werden.

Tabelle 2.15. Binäre Codierung von BCD-Zahlen im Zählcode.

Dezimalwert	0	1	2	3	...	8	9
Zählcode	000000000	000000001	000000011	000000111	...	011111111	111111111

Tabelle 2.16. Vergleich einer 16-stelligen Binär- und BCD-Zahl.

16-Bit-Binärzahl															
15	14	13	12	11	10	9	8	7	6	5	4	3	2	1	0
													...	0–1	0–1

16-Bit-BCD-Zahl mit 4 Tetraden															
3	2	1	0	3	2	1	0	3	2	1	0	3	2	1	0
									...	0–1	0–1		...	0–1	0–1
0–9				0–9				0–9				0–9			

Damit wird die fehlerhaft zugeordnete Bitfolge an die richtige Stelle vorgeschoben und korrigiert.

Beispiel 23. Addition in BCD-Tetraden-Codierung: $7+5=12$

	0000 0111	7
+	0000 0101	5
=	0000 1100	Pseudotetrade, „12“ als Dezimal*ziffer* gibt es nicht
+	0000 0110	Korrekturwert 6 addieren
=	0001 0010	Korrekte Tetraden-Codierung 1 2 für den Wert 12

Beispiel 24. Addition in BCD-Tetraden-Codierung: $9+8=17$

	0000 1001	9
+	0000 1000	8
=	0001 0001	Übertrag vorhanden, Korrektur trotzdem notwendig
+	0000 0110	Korrekturwert 6 addieren
=	0001 0111	Korrekte Tetraden-Codierung 1 7 für den Wert 17

Beispiel 25. Gray-Code. Beim Gray-Code sind *benachbarte* codierte Zahlen immer nur um ein Bit verschieden (Tabelle 2.17). Bei schnellen und geringen Änderungen analoger Messwerte, wie z.B. bei einer Änderung von $0,7$ Volt auf $0,8$ Volt einer Spannungskurve, würden in einer reinen Binärcodierung von 0111 nach 1000 vier Bits kippen. Dies kann bereits zum Flackern an der digitalen Anzeige führen. Wenn man Gray-Code codiert, unterscheiden sich in diesem Beispiel aufeinander folgende Werte nur in einem Bit, dem MSB, von 0100 nach 1100, was Vorteile im Zeitverhalten bringt. Diese Einschrittigkeit macht den Gray-Code für messtechnische Anwendungen interessant (z.B. bei A/D-Wandlungen).

2.4.4 Alphanummerische Codes

Für die Codierung von Zeichen und Symbolen werden alphanummerische Codes eingesetzt.

Der 7-Bit *ASCII-Code* (American Standard Code for Information Interchange), enthält 128 Zeichen, 26 kleine und große lateinische Buchstaben, 10 Ziffern, Satzzeichen, Steuerzeichen und einige Sonderzeichen. Da als kleinste Speichereinheit in Computern standardmäßig ein Byte genutzt wird, ist bei einer 7-Bit-Codierung das achte Bit zur Verwendung frei. Dieses wurde für Codeerweiterungen des 7-Bit-Codes genutzt. Im PC-Umfeld kommen die *erweiterten ASCII-Codes* (Abb. 2.7) der Standard 8-Bit ASCII-Code, der IBM spezifische “Codepage 437” ASCII-Code und der ANSI-Code (American National Standards Institute) zum Einsatz. Die weiteren 128 Zeichen sind zum Beispiel länderspezifisch (Umlaute), als mathematische Zeichen und/oder Boxzeichen und werden in den jeweiligen Codes *unterschiedlich* genutzt.

Tabelle 2.17. Ausgewählte 4-Bit-BCD-Codes und Pseudotetradenbereiche.

z	**8421-(nBCD)**	**2421- unsymmetrisch**	**Aiken**	**Exzeß-3**	**White**	**Gray**	**Glixon**
0000	0	0	0		0	0	0
0001	1	1	1		1	1	1
0010	2	2	2			3	3
0011	3	3	3	0	2	2	2
0100	4		4	1		7	7
0101	5			2	3	6	6
0110	6			3		4	4
0111	7			4	4	5	5
1000	8			5	5	(15)	9
1001	9			6	6	(14)	
1010		4		7		(12)	
1011		5	5	8	7	(13)	
1100		6	6	9		8	8
1101		7	7		8	9	
1110		8	8			(11)	
1111		9	9		9	(10)	

Im Großrechner-Umfeld kommt zum Beispiel der *EBCDI-Code* (Extended Binary Coded Decimal Interchange Code) zum Einsatz. Dieser baut auf dem BCD-Code auf.

Ein Zeichensatz, der 256 Zeichen umfasst, kann den Bedarf nationaler gebräuchlicher Symbole codieren. Fremdsprachige Zeichensätze können darüber hinaus nur zu einem sehr kleinen Teil berücksichtigt werden. Um nun auch Zeichen anderer Sprachen einzubauen, ist eine Erweiterung des Codes unumgänglich.

Diese Anforderungen führten zur Entwicklung des *Unicode* (Abb. 2.8), der eine Speichererweiterung von einem auf zwei Bytes umfasst. Damit sind 65.535 verschiedene Zeichen codierbar.

Analog zum Unicode Transformation Format UTF-8, das eine Codierung von Unicode unter Beibehaltung der Kodierung des ASCII-Zeichensatzes darstellt, gibt es eine Unicode-Kodierung, die auf EBCDIC aufbaut. Dieses Format heißt UTF-EBCDIC.

	ASCII	ANSI		ASCII	ANSI		ASCII	ANSI		ASCII	ANSI		ASCII	ANSI		ASCII	ANSI		ASCII	ANSI
Dez	**IBM**	**WIN**	**Dez**	**IBM**	**WIN**	**Dez**	**IBM**	**WIN**	**Dez**	**IBM**	**WIN**	**Dez**	**IBM**	**WIN**	**Dez**	**IBM**	**WIN**	**Dez**	**IBM**	**WIN**
32	Space	Space	64	@	@	96	`	`	128	Ç	€	160	á	†	192	└	À	224	α	à
33	!	!	65	A	A	97	a	a	129	ü		161	í	¡	193	┴	Á	225	ß	á
34	"	"	66	B	B	98	b	b	130	é	‚	162	ó	¢	194	┬	Â	226	Γ	â
35	#	#	67	C	C	99	c	c	131	â	ƒ	163	ú	£	195	├	Ã	227	π	ã
36	$	$	68	D	D	100	d	d	132	ä	„	164	ñ	¤	196	─	Ä	228	Σ	ä
37	%	%	69	E	E	101	e	e	133	à	…	165	Ñ	¥	197	┼	Å	229	σ	å
38	&	&	70	F	F	102	f	f	134	å	†	166	ª	¦	198	╞	Æ	230	µ	æ
39	'	'	71	G	G	103	g	g	135	ç	‡	167	º	§	199	╟	Ç	231	τ	ç
40	(	(	72	H	H	104	h	h	136	ê	ˆ	168	¿	¨	200	╚	È	232	Φ	è
41	)	)	73	I	I	105	i	i	137	ë	‰	169	⌐	©	201	╔	É	233	Θ	é
42	*	*	74	J	J	106	j	j	138	è	Š	170	¬	ª	202	╩	Ê	234	Ω	ê
43	+	+	75	K	K	107	k	k	139	ï	‹	171	½	«	203	╦	Ë	235	δ	ë
44	,	,	76	L	L	108	l	l	140	î	Œ	172	¼	¬	204	╠	Ì	236	∞	ì
45	-	-	77	M	M	109	m	m	141	ì		173	¡	-	205	═	Í	237	φ	í
46	.	.	78	N	N	110	n	n	142	Ä	Ž	174	«	®	206	╬	Î	238	ε	î
47	/	/	79	O	O	111	o	o	143	Å		175	»	¯	207	╧	Ï	239	∩	ï
48	0	0	80	P	P	112	p	p	144	É		176	░	°	208	╨	Ð	240	≡	ð
49	1	1	81	Q	Q	113	q	q	145	æ	‘	177	▒	±	209	╤	Ñ	241	±	ñ
50	2	2	82	R	R	114	r	r	146	Æ	’	178	▓	²	210	╥	Ò	242	≥	ò
51	3	3	83	S	S	115	s	s	147	ô	“	179	│	³	211	╙	Ó	243	≤	ó
52	4	4	84	T	T	116	t	t	148	ö	”	180	┤	´	212	╘	Ô	244	⌠	ô
53	5	5	85	U	U	117	u	u	149	ò	•	181	╡	µ	213	╒	Õ	245	⌡	õ
54	6	6	86	V	V	118	v	v	150	û	–	182	╢	¶	214	╓	Ö	246	÷	ö
55	7	7	87	W	W	119	w	w	151	ù	—	183	╖	·	215	╫	×	247	≈	÷
56	8	8	88	X	X	120	x	x	152	ÿ	˜	184	╕	¸	216	╪	Ø	248	°	ø
57	9	9	89	Y	Y	121	y	y	153	Ö	™	185	╣	¹	217	┘	Ù	249	·	ù
58	:	:	90	Z	Z	122	z	z	154	Ü	š	186	║	º	218	┌	Ú	250	·	ú
59	;	;	91	[	[	123	{	{	155	¢	›	187	╗	»	219	█	Û	251	√	û
60	<	<	92	\	\	124	|	|	156	£	œ	188	╝	¼	220	▄	Ü	252	ⁿ	ü
61	=	=	93	]	]	125	}	}	157	¥		189	╜	½	221	▌	Ý	253	²	ý
62	>	>	94	^	^	126	~	~	158	Pts	ž	190	╛	¾	222	▐	Þ	254	■	þ
63	?	?	95	_	_	127	DEL	DEL	159	ƒ	Ÿ	191	┐	¿	223	▀	ß	255	†	ÿ

Abb. 2.7. Ausschnitt aus der 7-Bit/8-Bit-ASCII (IBM-PC) und ANSI Codetabelle (Windows, Codepage 1252).

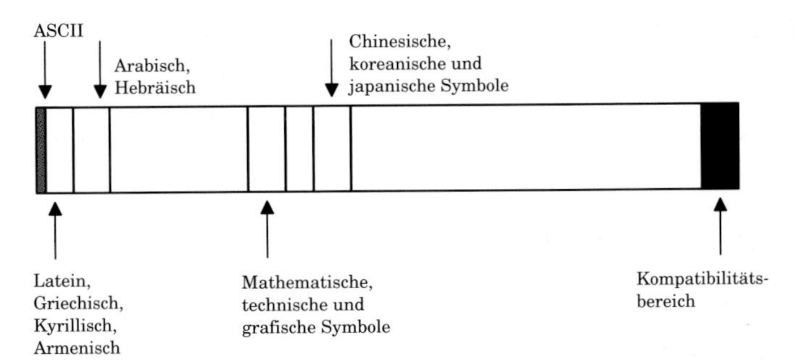

Abb. 2.8. Auszugsweises Layout des 16-Bit-Unicode mit den Positionsbereichen spezifischer Symbolgruppen. Der ASCII-Code ist aus Kompatibilitätsgründen in den unteren 128 Zeichen abgebildet (schematisch links dargestellt), darüber finden sich die erweiterten Zeichensätze.

2.4.5 Strichcodes

Eine andere Art der Codierung stellt der Strichcode *(Barcode)* dar (Abb. 2.9). Er bietet verschiedene Vorteile für den praktischen Einsatz und ist innerhalb ver-

Abb. 2.9. Beispiele für Barcodes: Code128, EAN13, 1D-Pharmacode.

schiedener Anwendungsbereiche standardisiert (z.B. EAN-Nummernsystem, Health Industry Barcode – HIBC, Pharmazentralnummer – PZN oder die EUROCODE IBLS/ISBT128 für Blutprodukte und deren Behältnisse). Gerade die automatisierbaren Lesevorgänge durch Scanner oder mobile Lesegeräte sind von praktischer Relevanz. Manuelle Beschriftungen können durch Strichcodeetiketten ersetzt werden. Damit werden Fehler wie Patienten- oder Medikationsverwechslungen minimiert. Im Gesundheitswesen kommen Barcodes daher immer häufiger bei der Patientenidentifikation, -dokumentation und der Kennzeichnung von Proben und Reagenzien (Patientensicherheit), z.B. in der Labordiagnostik oder Apotheke, bei gleichzeitiger Kostenreduktion zum Einsatz.

Ein Barcode besteht zumindest aus einer Ruhezone, einem Startzeichen, den Daten, einem Stoppzeichen und wieder einer Ruhezone. Einige Barcodes führen vor dem Stoppzeichen noch eine Prüfziffer mit. Die Codierung selbst erfolgt mittels verschieden breiter und auseinander stehender Linien.

Bei der Wahl der Schriftart muss darauf geachtet werden, ob es für die Branche Standards gibt, ob man neben nummerischen auch alphanummerische Werte darstellen möchte. Beispiele sind:

- Lineare Barcodes wie Code 128 (kompletter ASCII-Zeichensatz in drei Zeichensätzen 128A, 128B, 128C), EAN8 und EAN13, Interleaved 2of5 (nummerisch);
- Gestapelter 2D Barcode erhöhter Dichte wie CODABLOCK F;
- Matrixcodes wie DATAMATRIX (2D-STAMPIT Code), elektronische Briefmarke, 1D oder 2D Pharmacode für die Teileerkennung in der Medizintechnik.

2.4.6 Bilddaten-Codierung

Rastergrafik

Die Rastergrafik ist eine Möglichkeit, Bilder digital darzustellen und damit computergestützt zu verarbeiten und zu speichern. Eine Rastergrafik besteht aus einer endlichen Anzahl von Bildpunkten (zweidimensional: *Pixel*, dreidimensional: *Voxel*). Geometrische Formen werden mit Rastergrafiken daher nur angenähert abgebildet.

Die Anzahl der Pixel in der Länge sowie der Breite der Grafik stellt die Bildauflösung dar. Je höher diese ist, umso schärfer kann eine geometrische Form dargestellt werden. Wenn diese zu niedrig ist, werden Treppeneffekte (pixelige Darstellung) sichtbar. Neben der Bildauflösung ist die Farbqualität ein weiteres Merkmal eines digitalen Bildes. Jedem Pixel wird dazu eine Farbe, z.B. ein Grauwert, zugeordnet. Würde einem Pixel ein Bit für die Farbcodierung zugeordnet, ließen sich

2 Farbstufen darstellen, z.B. Schwarz oder Weiß. Wird jedem Pixel ein Byte zugeordnet, lassen sich je Bit 256 Farbstufen darstellen. Eine True-Color-Darstellung erlaubt 3 Bytes für die Farbcodierung je Pixel und somit ca. 16 Millionen Farbstufen.

Die bekanntesten Pixelgrafik-Datenformate sind BMP, GIF, JPEG und TIFF. Die Speicherung von Bildsequenzen, z.B. mit den Pixelgrafik-Datenformaten MJPEG oder MPEG, kann neben der speicherplatzintensiven Einzelbildspeicherung auch so durchgeführt werden, dass die sich jeweils veränderten Bildelemente gespeichert werden. Der Bildaufbau und Bildablauf können so beschleunigt werden.

Die digitale Speicherung von Bilddaten, insbesondere von Bildsequenzen, ist in der Medizin für die Dokumentation zur Diagnosesicherung und Therapieplanung, das Qualitätsmanagement und wissenschaftliche Arbeiten notwendig, erfordert jedoch hohe Datenspeicherkapazitäten (vergleiche Tabelle 2.20). Heute eingesetzte Computerbildschirme werden fast ausschließlich über Rastergrafiken angesteuert.

Die Umwandlung in Vektorgrafiken nennt sich Vektorisierung.

Vektorgrafik

Die digitale Darstellung eines Bildes mittels einer Vektorgrafik erfolgt durch die Beschreibung zweidimensional darstellbarer Objekte (Primitive) wie Linien, Kreise oder Polygone. Es werden die Parameter gespeichert, die zur Beschreibung der Objekte dienen, z.B. bei einem Kreis die Lage des Mittelpunktes, Radius, Linienstärke und Farbe.

Vektorgrafiken eignen sich daher nur für die Arten von Bilder, die mit den zur Verfügung stehenden Objekten ausreichend beschrieben werden können. Sie benötigen jedoch meist weniger Speicherplatz als Rastergrafiken. Zum Einsatz kommen Vektorgrafiken z.B. bei Computerschriften wie TrueType oder Seitenbeschreibungssprachen wie dem Portable Document Format (PDF), mit welchen jeweils die höchste Bildschirmauflösung verlustfrei erreicht werden kann.

Die Umwandlung einer Vektorgrafik in eine Rastergrafik nennt sich Rasterung. Vektorgrafiken müssen vor der Ausgabe am Bildschirm gerastert werden.

2.5 Angewandte Codierung

2.5.1 Fehlererkennende und fehlerkorrigierende Codes

Fehlererkennende und fehlerkorrigierende Codes werden oft zur Sicherung der Datenübertragung eingesetzt. Hilfsbits werden genutzt, um bestimmte nachvollziehbare Informationen über die Datenbits zu speichern. Diese werden vom Sender generiert und können vom Empfänger interpretiert werden. Je nach Komplexität des Codes können einzelne Fehler erkannt oder auch automatisch korrigiert werden.

Parity-Bit Codierung

Bei der Parity-Bit Codierung wird ein Bit reserviert, das so gesetzt wird, dass die insgesamt im Bitmuster (Codewort und Parity-Bit) verwendete Anzahl der 1 gerade

Tabelle 2.18. Paritätsbit.

Codewort 3 Bits	Even Parity Code	Odd Parity Code
000	000 0	000 1
001	001 1	001 0
010	010 1	010 0
011	011 0	011 1
100	100 1	100 0
101	101 0	101 1
110	110 0	110 1
111	111 1	111 0

(even parity) oder ungerade ist (odd parity). Wenn eine 7-Bit-Codierung verwendet wird, bietet sich dazu das achte Bit eines Bytes an. Ansonsten können Codes auch erweitert werden, um diese zusätzlichen Informationsbits unterzubringen (Tabelle 2.18). Mit einem Parity-Bit kann ein 1-Bit Fehler erkannt werden.

Hamming(7,4)-Codierung

Im Hamming(7,4)-Code werden Hilfsbits so genutzt, dass Fehler in einem Codewort erkannt oder sogar korrigiert werden können. Zur genaueren Betrachtung dieses Unterschiedes wird noch einmal auf den Begriff der Hammingdistanz eingegangen.

Hammingdistanz: Seien A und B zwei beliebig benachbarte Codewörter eines Codes C und $d(A, B)$ die kleinste *Hammingdistanz* des Codes C. Um die Anzahl f falscher Bits in einem Codewort des Codes C erkennen zu können, muss $d \geqslant f+1$ sein; um die Anzahl f falscher Bits zu korrigieren, muss $d \geqslant 2 \cdot f + 1$ sein.

Hamming(7,4)-Code: Der Hamming(7,4)-Code stellt bei einer 7-Bit-Verschlüsselung 4 Bits für die Datencodierung zur Verfügung, weitere 3 Bits des Codes sind Hilfsbits, in welchen Zusatzinformation für die Erkennung von Fehlern bzw. die Korrektur der Daten gespeichert wird. Damit wird ein 1-Bit Fehler korrigierbar, 2 fehlerhafte Bits können erkannt werden. Die Verteilung der sieben Hilfs- und Datenbits erfolgt in der gemischten, aber fixen Reihenfolge von Datenbits D und Hilfsbits H, wobei D_7 das MSB und H_1 das LSB darstellen: $D_7, D_6, D_5, H_4, D_3, H_2, H_1$:

$$D_{7(111)}\ D_{6(110)}\ D_{5(101)}\ H_{4(100)}\ D_{3(011)}\ H_{2(010)}\ H_{1(001)}$$

Die Position eines Hilfsbits liegt an der Stelle, deren binärcodierter Index einer 2-er Potenz entspricht ($H_1 : 1 = 2^0 = 001_2, H_2 : 2 = 2^1 = 010_2, H_4 : 4 = 2^2 = 100_2$). In der Dualzahlendarstellung des Index findet sich daher nur *eine* 1.
Jedes Hilfsbit H_i wird durch eine XOR-Verknüpfung („$\oplus$") mit drei Datenbits

gebildet:

$$H_1 = D_3 \oplus D_5 \oplus D_7$$
$$H_2 = D_3 \oplus D_6 \oplus D_7$$
$$H_4 = D_5 \oplus D_6 \oplus D_7$$

Allgemein: H_i wird aus der $\oplus$-Verknüpfung derjenigen D_k gebildet, bei welchen in k das Bit gesetzt ist, welches auch in i gesetzt ist (k, i in Dualzahlendarstellung). Hilfsbit H_4 $(4 = 100_2)$ wird z.B. aus $D_5 \oplus D_6 \oplus D_7$ gebildet: D_5 $(5 = 101_2)$, D_6 $(6 = 110_2)$, D_7 $(7 = 111_2)$, da jeweils das Bit mit der Wertigkeit 4 gesetzt ist.

Beispiel 26. Ein aus 8-Bit bestehendes Codewort (1111 1111), z.B. aus dem 8-Bit ASCII-Code, wird in zwei 4-Bit Halbwörter (1111, 1111) geteilt. Jedes Halbwort wird Hamming(7,4)-codiert, d.h. die vier Datenbits werden zugeordnet $(111H_4 1H_2H_1)$ und die Hilfsbits H_i berechnet:

$$H_1 = D_3 \oplus D_5 \oplus D_7 = 1 \oplus 1 \oplus 1 = 0 \oplus 1 = 1$$
$$H_2 = D_3 \oplus D_6 \oplus D_7 = 1 \oplus 1 \oplus 1 = 0 \oplus 1 = 1$$
$$H_4 = D_5 \oplus D_6 \oplus D_7 = 1 \oplus 1 \oplus 1 = 0 \oplus 1 = 1$$

Das vollständige Hamming (7,4)-Codewort ist somit $111\underline{1}1\underline{11}$. Man beachte dabei, dass ein Empfänger für die Interpretation des Bitmusters 1111111 wissen muss, dass diesem Muster der Hamming(7,4)-Code zugrunde liegt.

Bei der Übertragung des Bitmusters kann nun ein Übertragungsfehler auftreten. Nachfolgendes Beispiel zeigt, wie der Empfänger ein Bitmuster mit einem 1-Bit Fehler bearbeitet.

Beispiel 27. Der Empfänger berechnet nach dem Empfang der Bitkette 1101111 zuerst die aus den *vorliegenden* Datenbits $(D_7 = 1, D_6 = 1, D_5 = 0, D_3 = 1)$ *generierbaren* Hilfsbits:

$$H_1 = D_3 \oplus D_5 \oplus D_7 = 1 \oplus 0 \oplus 1 = 1 \oplus 1 = 0$$
$$H_2 = D_3 \oplus D_6 \oplus D_7 = 1 \oplus 1 \oplus 1 = 0 \oplus 1 = 1$$
$$H_4 = D_5 \oplus D_6 \oplus D_7 = 0 \oplus 1 \oplus 1 = 1 \oplus 1 = 0$$

Im zweiten Schritt bildet der Empfänger eine $\oplus$-Verknüpfung aus den *vorliegenden* Hilfsbits 111 und den *generierten* Hilfsbits 010. Er erhält den Wert $101_2 (5_{10})$, welcher die Stelle angibt, an der die Fehlerkorrektur stattfinden muss (Tabelle 2.19). Kein Fehler entspricht Position 0.

Die gleiche Vorgehensweise gilt auch für den Fall, dass ein Hilfsbit bei der Übertragung seinen Wert ändert.

Der erweiterte Hamming-Code nutzt 8 Bits, davon 4 Datenbits und 4 Hilfsbits. H_8 berechnet sich aus den Datenbits, die bei der Berechnung der anderen Hilfsbits

Tabelle 2.19. Hamming(7,4)-Fehlerkorrektur der Bitmuster 1111111 und 1101111.

Hilfsbits	H_4	H_2	H_1	**Bemerkung**
gesendet und empfangen:	1	1	1	1111111 gesendete Bitfolge
vom Empfänger errechnet:	0	1	0	1101111 empfangene Bitfolge
$\oplus$- **Verknüpfung**	1	0	1	ergibt die Korrekturposition: $1 \cdot 2^2 + 1 \cdot 2^0 = 5_{(10)}$.

doppelt auftreten: $H_8 = D_3 \oplus D_5 \oplus D_6$. Damit hat der erweiterte Hamming-Code die minimale Hammingdistanz $d_m = 4$ und kann 1-Bit-Fehler korrigieren und 3-Bit-Fehler erkennen.

Zu beachten ist, dass die *Fehlerkorrektur* Zeit kostet und aufwändige Codes erfordert. Oft begnügt man sich daher damit, einzelne oder gebündelt auftretende Fehler beim Empfänger zu *erkennen* und im Fehlerfall die Datenübertragung zu wiederholen.

Die bisher betrachteten Ansätze gingen davon aus, dass Übertragungsfehler in der Regel nur bei einem Bit oder sehr wenigen Bits auftreten.

Zyklische Redundanzprüfung (CRC)

Zur Erkennung von Bündelfehlern (mehrere Bits kippen) hat sich das Verfahren des Cyclic Redundancy Checking (CRC) etabliert. Dabei werden Codewörter als Koeffizienten von Polynomen interpretiert. Zur Fehlererkennung werden mathematische Operationen, zum Beispiel die Polynomdivision, auf diese Polynome angewendet. Die bekanntesten Verfahren sind CRC-16 und CRC-32. Das CRC-16 Verfahren erkennt zum Beispiel in einem 4-KByte-Datenblock alle gebündelten Fehler bis maximal 16 Bits und ungeradzahlig auftretende Bitfehler.

2.5.2 Datenkomprimierende Codes

Diese Codierung sieht vor, dass für die Nutzung der Daten eine optimale Bitanzahl verwendet wird, wobei bei der Kompression grundsätzlich das Minimalprinzip vorgesehen ist. Praktische Einsatzgebiete der Datenkompression liegen in der schnelleren Datenübertragung oder platzsparenden Datenspeicherung von Dokumenten, wie z.B. digitalen Aufnahmen bildgebender Systeme in der Medizin.

Die üblichen Codes nutzen gleich große Codewörter für die Abbildung des Zeichenvorrates (zum Beispiel 8 Bits). Damit steigt der Speicherbedarf linear mit der Anzahl der zu speichernden Zeichen. Datenkomprimierende Codes haben nun das Ziel, diesen Speicherbedarf zu reduzieren. Dabei muss beachtet werden, ob die komprimierten Datenbestände wieder in den Originalzustand dekomprimiert werden können (verlustfreie Kompression), oder ob bei der Kompression Information verloren geht und die Daten nur mehr zum Teil rekonstruiert werden können (verlustbehaftete Kompression). Speziell bei digitalen Bildern, die mit hoher Auflösungsqualität aufgenommen werden, dann aber nur verkleinert genutzt werden, kommen

Tabelle 2.20. Datenvolumen bei bildgebenden Verfahren. Am Beispiel der Universitätsklinik Aachen (ca. 1.500 Betten) sind im Jahr 1999 Datenvolumen im TeraByte-Bereich angefallen (Kramme, 2007).

Modalität	Bildmatrix	Wertebereich (Bits/Pixel)	MB/Bild
Thoraxröntgenaufnahme	4.000×4.000	10	10,73
Skelettradiologie	2.000×2.000	10	4,77
CT	512×512	12	0,38
MRT	512×512	12	0,38
Sonografie	256×256	6	0,05
PET	128×128	12	0,02
Vergleich: 1 Laboranalyse	10 Messwerte	64 Bits	0

Tabelle 2.21. Binärcode Textzuordnung.

Textcode:	A	T	L	B	S
Binärcode statischer Länge (z.B. ASCII):	01000001	01010100	01001100	01000010	01010011
Binärcode variabler Länge:	00	01	10	110	111

zweitere Verfahren zum Einsatz. Verlustbehaftete Kompressionsverfahren erreichen dabei im Durchschnitt höhere Kompressionsfaktoren als verlustfreie Verfahren.

Beispiel 28. Als Beispiel sei der Speicheraufwand für ein Standbild einer CT- oder MRT-Aufnahme mit einer Bildauflösung von 512×512 Pixel/Bild und 12 Bits/Pixel für die Farbcodierung gegeben. Das ergibt: $512 \cdot 512 \cdot 12$ Bits/Bild bzw. 0,38 MByte/-Bild (Tabelle 2.20). 64-Zeilen-CT generieren z.B. bei einer örtlichen Auflösung von $0,4\,mm$ ca. 400 MB/s an Daten. Bei einer Untersuchungsdauer von ca. 25 Sekunden (Ganzkörperscan) entspricht dies einem gesamten Datenvolumen von 10 GB.

Verlustfreie Kompression

Huffman-Code: Der Huffman-Code ist ein verlustfreies Kompressionsverfahren, das eine variable Codewortbreite generiert. Symbole, die häufig vorkommen, werden mit weniger Bits codiert als Symbole, die selten vorkommen. Zur Erklärung sei vorerst eine Textcodierung angenommen und an einem Beispiel (Abele, 2000) gezeigt. (Tabelle 2.21).

Beispiel 29. Gegeben seien das prozentuelle Vorkommen p_i der Zeichen B, L, A, T, S in einem Dokument mit p_i : $p_B = 0,1$; $p_L = 0,2$; $p_A = 0,3$; $p_T = 0,3$; $p_S = 0,1$, wobei $\sum p_i = 1$.

Tabelle 2.22. Darstellung der internen Decodierungstabelle im Huffman-Code.

$L = 3$, **Anzahl Tabelleneinträge** $= 2^L$	**Bitfolge**	**Zeichen**	**Codelänge**
Zeichen = A, $\text{Code}_1 = 00$, $\text{Codelänge}_1 = 2$	000*	A	2
Zeichen = T, $\text{Code}_2 = 01$, $\text{Codelänge}_2 = 2$	001*	A	2
Zeichen = L, $\text{Code}_3 = 10$, $\text{Codelänge}_3 = 2$	010	T	2
Zeichen = B, $\text{Code}_4 = 110$, $\text{Codelänge}_4 = 3$	011	T	2
Zeichen = S, $\text{Code}_5 = 111$, $\text{Codelänge}_5 = 3$	100	L	2
	101	L	2
	110	B	3
	111	S	3

* 2^{L-li} Einträge je Code_i

Codierung: Die im Dokument vorhandenen Zeichen werden nun absteigend in der Reihenfolge ihres prozentuellen Vorkommens gelistet. Die Erzeugung der Codes für die einzelnen Zeichen erfolgt schrittweise, wobei *jeweils* die beiden Zeichen(bereiche) zusammengefasst werden, die am seltensten vorkommen. Die linke Seite des aufgebauten Pfades wird mit 0, die rechte Seite mit 1 codiert (Abb. 2.10), sodass sich aus dem Durchwandern des Graphen beginnend vom Anfangsknoten der Code für jedes Zeichen generieren lässt. Der nach Huffman codierte Text „Blattsalat" ist: 11010000101111001000001. *Decodierung*. Die Decodierung erfolgt durch Traversieren des Baumes oder mit Hilfe einer Decodierungstabelle (Tabelle 2.22). Da die Codierung darauf aufbaut, den häufiger vorkommenden Zeichen weniger Codebits zuzuordnen, muss die Tabelle die Bitlängen der Codewörter so ausgleichen, dass eine eindeutige Decodierung ermöglicht bleibt. Im Beispiel umfasst das längste Codewort $L = 3$ Bits.

Um nun den Eingabestrom 11010000101111001000001 zu decodieren, werden die ersten L Bits aus dem Eingabestrom in einen Puffer gelesen. Dies entspricht der

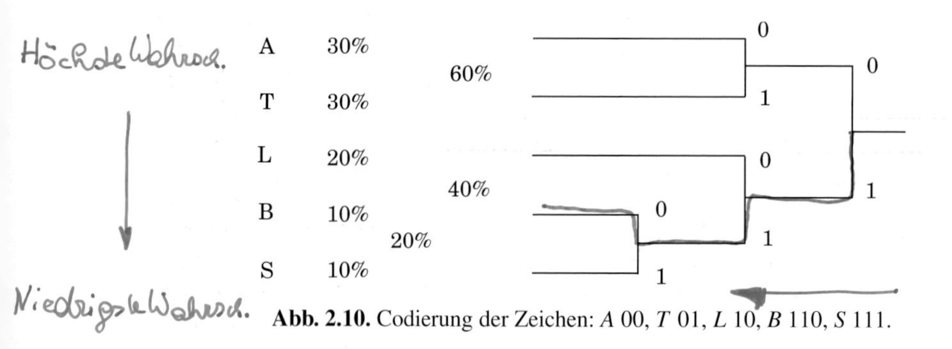

Abb. 2.10. Codierung der Zeichen: *A* 00, *T* 01, *L* 10, *B* 110, *S* 111.

Breite des längsten Codeworts. Aus der Decodierungstabelle wird nun das codierte Zeichen zugeordnet ($110 = B$). Dann werden aus dem Eingabestrom so viele Zeichen in den Puffer nachgeladen, wie für die Decodierung des Zeichens benötigt wurden (beim ersten Zeichen: 3). Dieser Vorgang endet mit dem letzten Zeichen im Eingabestrom.

Puffer:	110	10 0	00 0	01 0	01 1	111
Zeichen:	B	L	A	T	T	...

Anstatt der in einer reinen 8-Bit Codierung benötigten 80 Bits benötigt man nach Huffman codiert nur 22 Bits. Festzuhalten ist, dass einerseits der Kompressionsfaktor davon abhängt, wie die Zeichenverteilung im Dokument ist und andererseits die Decodierungstabelle im komprimierten Dokument mitgespeichert wird.

Alternativen zur Huffman-Codierung sind derzeit die Pattern-Substitution-Verfahren. Die weitere Entwicklung optimaler Codes wird auf Wavelet-Transformationen aufsetzen.

Run-Length-Encoding, RLE (Lauflängencodierung): RLE durchläuft das Dokument zeilenweise. Bitfolgen gleicher Codierung werden zusammengefasst und vor dem Wert selbst wird dessen Häufigkeit gespeichert. Bei z.B. farbhomogenen Binärbildern ist damit grundsätzlich ein hohe Kompressionsrate erzielbar, bei z.B. medizinischen Bildern mit hohem Rauschen wird durch den Verwaltungsüberhang diese Art der Kompression ungeeignet gemacht.

Beispiel 30. Das Run-Length-Encoding Verfahren minimiert gleiche Bit- bzw. Zeichenfolgen, z.B. wird 111100001111 zu 414041 und kann durch die alternierende 0- und 1-Sequenz bei Binärdaten unter Definition eines gegebenen Anfangswertes 1 oder 0 einer weiteren Optimierung zugeführt werden: 414041 $\rightarrow$ 444. Gegebenenfalls ist ein führendes Bit mit dem Wert 0 oder 1 zu ergänzen.

Verlustbehaftete Kompression

Verlustbehaftete Datenkompression ist nur bei besonderen Anwendungen im medizinischen Umfeld geeignet bzw. überall dort ungeeignet, wo z.B. bei medizinischen Bilddaten, die für die aktuelle oder eine spätere medizinische Behandlung oder Dokumentation genutzt oder rekonstruiert werden, Bildpunkte bzw. Bildflächen relevanter Bildregionen (Region of Interest, ROI) wie z.B. problematische Kanten oder Übergänge, aus Kompressionsgründen entfernt werden.

JPEG (Joint Photographic Experts Group): JPEG schlägt verschiedene Kompressionsmethoden vor, darunter verlustbehaftete und verlustfreie (JPEG Looseless JPEG-LS) . Die Optimierung erfolgt über verschiedene Farbtiefen oder sequenzielle bzw. progressive Modi beim Bildaufbau. Weit verbreitet ist die verlustbehaftete Komprimierung bei sequenziellem oder progressivem Modus und 8-Bit-Farbkanälen. Die JPEG-Norm beschreibt Bildkompressionsverfahren, legt aber nicht fest, wie die so entstandenen Daten gespeichert werden sollen. Als „JPEG/JPG-Dateien" wird eigentlich das Grafikformat JPEG File Interchange Format (JFIF) bezeichnet.

MPEG (Moving Picture Experts Group): Die Bewegtbildkompressionsverfahren MPEG-1 und MPEG-2 bauen auf dem JPEG-Standard auf. MPEG standardisiert den Bitstream und den Decodierer, nicht jedoch den Codierer.

2.5.3 Verschlüsselung, digitale Signatur und Authentisierung

Unter Verschlüsselung versteht man die Umwandlung eines Klartextes in einen verschlüsselten Text mit Hilfe eines Chiffrierverfahrens (Verschlüsselungsalgorithmus). Ein Dechiffrierverfahren kann den Klartext wieder herstellen. Die Verfahren können dazu ohne, mit einfachen oder mit geteilten Schlüsseln arbeiten.

Im Gegensatz zur Codierung werden bei der Verschlüsselung in der Regel mathematische Verfahren (Funktionen) auf den Klartext zur Umformung angewendet. Das Ziel ist, den verschlüsselten Text ohne zugehörigen Schlüssel nicht mehr erkennbar machen zu können. Man unterscheidet dabei symmetrische und unsymmetrische Verschlüsselungsverfahren.

Bei den symmetrischen Verschlüsselungsverfahren (Secret Key Verfahren) wird mit demselben Schlüssel chiffriert und dechiffriert, die Verfahren sind sehr effizient und mittels Hard- und Software anwendbar. Da der Schlüssel selbst jedoch bei allen Teilnehmern im Klartext bekannt sein muss, verlagert sich das Risiko auf das Bekanntsein des Schlüssels. Die Anwendung erfolgt daher meist nur auf lokalen Systemen, da hier nur ein Anwender betroffen ist.

Asymmetrische Verfahren (Public Key Verfahren) nutzen einen Schlüssel, der aus zwei Teilen zusammengesetzt ist. Ein Teil, der öffentliche Schlüssel (public key) eines Empfängers wird zum Verschlüsseln durch den Sender verwendet, der zweite, geheime (private) Schlüssel (private key) ist nur dem Empfänger bekannt und wird durch diesen zur Entschlüsselung genutzt.

Für die digitale Signatur verschlüsselt der Sender seine Nachricht mit dem privaten Schlüssel und macht diese bekannt. Mit dem öffentlichen Schlüssel des Senders kann das Dokument gelesen werden, womit dieser auch authentifiziert ist.

Der Vorteil dieses Konzeptes ist, dass nicht der komplette Schlüssel zwischen den Kommunikationspartnern getauscht wird, was die Sicherheit maßgeblich erhöht. Darüber hinaus bedarf es einer so hohen Rechenleistung, um den gesamten Schlüssel zu berechnen, dass dies aus praktischer Sicht ausgeschlossen werden kann. Der Nachteil ist, dass dieses Verfahren höhere Rechenzeiten in Anspruch nimmt.

Hybride Verfahren nutzen beide Konzepte, indem sie z.B. den Klartext symmetrisch verschlüsseln, den Schlüssel selbst jedoch asymmetrisch chiffrieren. Die technische Übertragungssicherheit erfolgt mit Prüfsummenverfahren, die Identifikation der Kommunikationspartner mittels Authentifizierungsverfahren.

Es gibt darüber hinaus noch weitere Verschlüsselungskonzepte, die sich damit beschäftigen, Daten unbemerkt in Bild- oder Tonprogrammen zu verstecken (Steganographie). Einige bekannte Verschlüsselungsalgorithmen sind:

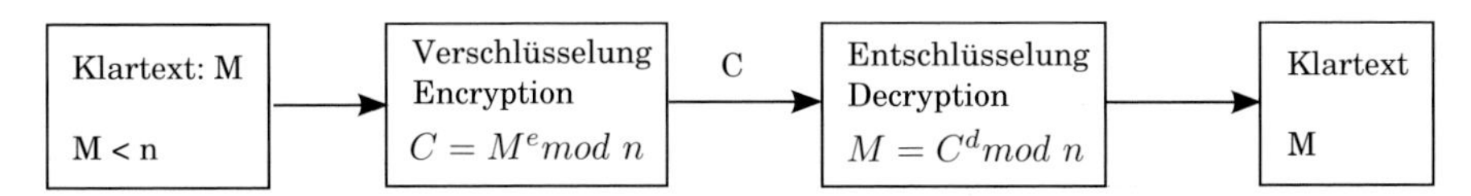

RSA–Schlüsselerzeugung:
Primzahlen p,q wählen, n = p*q; m = Euler'sche Phi–Funktion (n) = (p–1)*(q–1)
Wähle e so, dass der GGT (m,e) = 1, mit 1 < e < m (e ist ungerade und relativ prim zu m)
Berechne d mit d*e=1 (mod m) mittels erweitertem Euklid'schen Algorithmus

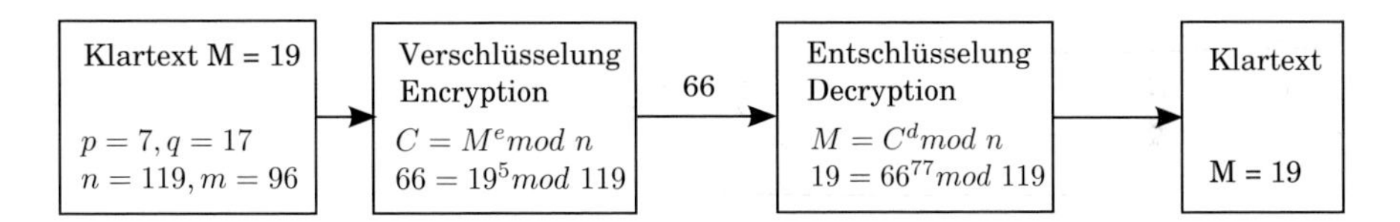

e = 5 (ungerade, relativ prim zu m = 96)
d*e = 1 (mod 96) = 77, für d*5 = 1 + x*96, mit x = 4
Öffentlicher Schlüssel = (e,n) = (5, 119), Privater Schlüssel = (d, n) = (77, 119)

Abb. 2.11. Funktionsprinzip des RSA-Algorithmus am Beispiel der Verschlüsselung des Klartextes „19".

- DES (Data Encryption Standard): DES arbeitet mit einem symmetrischen Verfahren, in dem 64-Bit-Datenblöcke mit einem 56-Bit-Schlüssel codiert werden. Idea arbeitet wie DES, nur mit 64-Bit-Blöcken und einem 128-Bit-Schlüssel. Triple/DES arbeitet mit dreifacher Schlüssellänge von 168 Bits.
- Gost: Ist das in der früheren Sowjetunion entwickelte Gegenstück zu DES und arbeitet mit einem 256-Bit-Schlüssel.
- AES (Advanced Encryption Standard): Der Nachfolger des DES wurde im Jahr 2000 der Standardverschlüsselungsalgorithmus in den USA für vertrauliche, aber nicht geheime Daten.
- RSA (Rivest, Shamir, Adlemann): Das RSA-Verfahren ist ein Public-Key-Verfahren und beruht auf der Primfaktorenzerlegung von Zahlen (Abb. 2.11).
- Cayley-Purser-Algorithmus: Der vielfach schnellere Algorithmus im Vergleich zum RSA-Algorithmus arbeitet mit Matrizenmultiplikationen anstatt wie im RSA mit langen Zahlenkolonnen.

2.5.4 Standardisierte Daten- und Nachrichtenformate

Kommunikationsprotokolle

Kommunikationsprotokolle definieren die Datenformate für die Übertragung von Nachrichten. In Ergänzung zu den eigentlichen Daten werden in den Übertragungsformaten Zeichen zur Strukturierung der Information, zur technischen Steuerung der Kommunikation, Formatierung, Speicherung u.a. generiert und mit übertragen. Nur wenn der Sender (generiert die Daten) und der Empfänger (empfängt und interpretiert die Daten) alle über die reinen Daten hinausgehenden Zeichen uneingeschränkt verarbeiten können, ist die Kommunikation sichergestellt (Kompatibilität).

Die konkreten Regeln, mit deren Hilfe der digitale Datenaustausch (Kommunikation) gesteuert wird, werden *Protokoll* genannt. Protokolle werden auf unterschiedlichen logischen Kommunikationsebenen, die funktional oder historisch zusammengehören, eingesetzt, man bezeichnet diese als *Protokoll-Stack*. Man unterscheidet dazu verbindungslose und verbindungsorientierte Protokolle.

Bei *verbindungslosen Protokollen* werden einzelne Datenpakete unabhängig voneinander versandt (*Datagramme*). Bei dieser Art von Datenübertragung kann es passieren, dass ein später abgesendetes Nachrichtenpaket vor einem früher gesendeten Nachrichtenpaket beim Empfänger eintrifft.

Bei einem *verbindungsorientierten Protokoll* wird vorerst eine Verbindung zwischen den Kommunikationspartnern aufgebaut. Die Daten werden nach bestimmten Regeln gesendet, danach wird die Verbindung wieder abgebaut.

Standardisierte Daten- und Nachrichtenformate

Für den elektronischen Datenaustausch digitaler Daten haben sich folgende Daten- und Nachrichtenformate etabliert.

DICOM (Digital Imaging and Communications in Medicine): DICOM ist ein Standard für die Erzeugung, Übertragung, Verarbeitung und Speicherung von digitalen Bildern und bildbezogenen Informationen in der Medizin (Abb. 2.12, 2.13). DICOM gibt dabei *keine* Vorschriften für bestimmte Gerätekategorien ab. Er umfasst die Definition von Datenstrukturen für die Beschreibung und

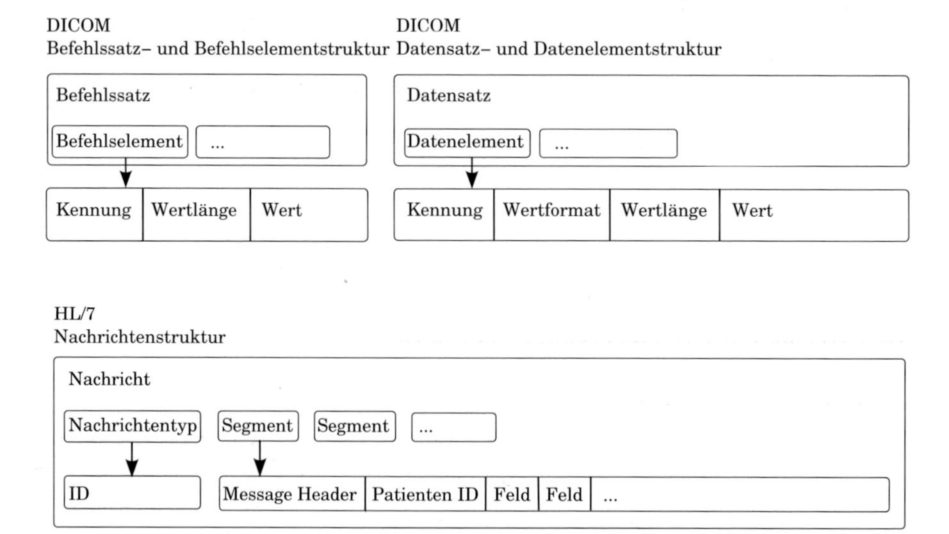

Abb. 2.12. DICOM und HL7.

	grou	elen	vr	description	value
1	8	5	CS	Specific Character Set	ISO_IR 100
2	8	8	CS	Image Type	ORIGINAL\PRIMARY\AXIAL\CT_SOM5 SPI
3	8	22	UI	SOP Class UID	
4	8	24	UI	SOP Instance UID	
5	8	32	DA	Study Date	20060330
6	8	33	DA	Series Date	20060330
7	8	34	DA	Acquisition Date	20060330
8	8	35	DA	Image Date	20060330
9	8	48	TM	Study Time	171250.921000
10	8	49	TM	Series Time	173511.703000
11	8	50	TM	Acquisition Time	173436.021785
12	8	51	TM	Image Time	173436.021785
13	8	96	CS	Modality	CT
14	8	112	LO	Manufacturer	SIEMENS
15	8	128	LO	Institution Name	AKH Linz
16	8	129	ST	Institution Address	.D36628. Linz
17	8	4112	SH	Station Name	CT54523
18	8	4144	LO	Study Description	Upper Extremities^_Handgelenk (Adult)
19	8	4158	LO	Series Description	cmc 1 retro 0.6 U30u VRT
20	8	4208	PN	Operator's Name	
21	8	4240	LO	Manufacturer's Model Name	Sensation Cardiac 64
22	8	4416	SQ	Referenced Image Sequence	þÿ
23	8	8466	SQ	Source Image Sequence	þÿ
24	16	16	PN	Patient's Name	hand 2
25	16	32	LO	Patient's ID	06.03.30-17:12:50-DST-
26	16	48	DA	Patient's Birth Date	19111111
27	16	64	CS	Patient's Sex	O
28	16	4112	AS	Patient's Age	094Y
29	24	21	CS	Body Part Examined	EXTREMITY
30	24	80	DS	Slice Thickness	0.6
31	24	96	DS	KVP	120

Abb. 2.13. DICOM Datenstruktur (Auszug).

Speicherung medizinischer Bildobjekte sowie für deren Behandlung. Weiters wird definiert, wie der hardwareunabhängige Datenaustausch über Netzwerke (DIMSE-Services) und Dateisysteme (Media Storage Services) erfolgt. Fast alle Hersteller von computergestützten bildgebenden Systemen in der Medizin (siehe Abschnitt 10.2) unterstützen den DICOM-Standard, jedoch müssen die konkreten Dienste bzw. Optionen, z.B. Bilddatenaustausch zwischen Computertomografen, im Einzelfall festgelegt werden (*conformance statement*), um die Kompatibilität zwischen den Gerätetypen sicherzustellen. DICOM ist heute das Standarddatenformat für die (herstellerübergreifende) elektronische Bildarchivierung und -kommunikation in der Medizin.

HL7 (Health Level 7): Der Schwerpunkt von HL7 liegt in der Patientendatenkommunikation von klinischen Daten und Verwaltungsdaten mittels detaillierter Arbeitsanweisungen (Abb. 2.12, 2.14). HL7 bietet Interoperabilität zwischen Informationssystemen im Gesundheitswesen, z.B. Krankenhausinformationssystemen (KIS), Praxisverwaltungssystemen (PVS), Laborinformationssystemen (LIMS), Radiologieinformationssystemen (RIS), Systemen zur Leistungsabrechnung sowie Systemen, die als Elektronische Patientenakte fungieren.

```
MSH|^~\&||^387564^L-CL|||20051114083000-0800||ORU^R01^ORU_R01
PID|||85-53-43^^^^EL||Xallupe^Otto||19320812|M
OBR||ORD382-09D2x|5788124-041684^^387564^L-CL|087-0157^Urinal
20051114083000-0800||||L|||20051111130500-0800|UR&Urine&HL
```

Abb. 2.14. HL7 Nachricht (Auszug mit Message Header MSH, Patient Identification PID).

IHE (Integrating the Healthcare Enterprises): IHE verfolgt das Ziel, den Informationsaustausch zwischen IT-Systemen im Gesundheitswesen zu standardisieren und zu harmonisieren. Die Umsetzung der medizinischen Prozessabläufe zwischen den Systemen und die Schaffung von Interoperabilität steht hierbei im Vordergrund. Bestehende Standards, vor allem die verbreiteten HL7 und DICOM werden beibehalten und erweitert, sowie Empfehlungen für deren Einsatz gegeben.

xDT (Datentransferformat): xDT beschreibt eine Gruppe von Datenaustauschformaten, die vorwiegend im deutschen Gesundheitswesen im Bereich der niedergelassenen Ärzte benutzt werden. Die Formate haben dazu eine gemeinsame, textorientierte Syntax: ADT Abrechnungsdatentransfer, BDT Behandlungsdatentransfer, GDT Gerätedatentransfer, LDT Labordatentransfer.

EDIFACT (United Nations Electronic Data Interchange For Administration, Commerce and Transport): Der für den kommerziellen Einsatz entwickelte EDIFACT Standard hat sich beim Datenaustausch zwischen Geschäftspartner (e-Commerce, business-to-business) etabliert und wird z.B. für den Datenaustausch in der Leistungsverrechnung zwischen Einrichtungen des Gesundheitswesens genutzt.

VITAL (Vital Signs Information Representation): Der CEN Standard VITAL beschreibt die geräteunabhängige Darstellung von Vitalparametern sowie ein Kommunikationsmodell für patientennahe medizinische Geräte. Besondere Berücksichtigung finden die Echtzeitdatenübertragung sowie die automatisierte Integration der vernetzten Geräte, wobei unterschiedliche Anforderungsprofile für z.B. Intensivmedizinische oder Home-Care-Anwendungen abgebildet sind.

STL (Stereolithografie): Das STL-Format hat sich als Standardformat für den Datenaustausch mit Rapid Prototypingverfahren etabliert.

XML (Extended Markup Language): Die Extensible Markup Language ist ein Format zur Darstellung hierarchisch strukturierter Daten in Form von Textdateien, z.B ASCII-Dateien. Sie wird für den Austausch von Daten zwischen Computersystemen eingesetzt. Viele moderne Computersprachen bedienen sich heute der Ausdrücke und Syntax von XML.

2.5.5 Codierung medizinischer Krankheitsbilder und Leistungen

Zur Erreichung einer vereinheitlichten Terminologie medizinischer Begriffe und Krankheitsbezeichnungen wurden Ordnungssysteme (Codes) in der Medizin erarbeitet (Tabelle 2.23). Der Vorteil dieser Terminologien ist, dass diese für die Kommuni-

Tabelle 2.23. Ordnungssysteme in der Medizin (Auszug).

Code	Bezeichnung	Link
ICD (ICD-10, länderspez. Erw.)	International Classification of Diseases	`www.dimdi.de`
OPS-301	Operationsschlüssel	`www.dimdi.de`
ICD O	International Classification of Diseases for Oncology	`www.seer.cancer.gov`
TNM	Tumor Nodule Metastasis Staging	`www.tnm.uicc.org`
ICNP	International Classification of Nursing Practise	`www.health-informatics.de`
ICF	International Classification of Functioning, Disability and Health	`www.vdr.de`
SNOMED	Systemized Nomenclature of Medicine	`www.snomed.org`
MeSH	Medical Subject Headings	`www.nlm.nih.gov`
UMLS	Unified Medical Language System	`www.nlm.nih.gov`

kation, Krankheitsbeschreibungen, Leistungsabrechnung und andere Verwendungszwecke in elektronischen Systemen wegen ihrer Determinierbarkeit gut eingesetzt werden können. Die Anwendung dieser Codes erfolgt z.B. in Krankenhausinformationssystemen für die Dokumentation und Abrechnung von Leistungen oder in klinischen Software-Systemen für die wissenschaftliche Auswertung von medizinischen Studien. Medizinische Leistungscodierungen können zum Teil länderspezifisch ergänzt werden, um die Aussagekraft des Codes zu erhöhen.

3

Digitale Computersysteme

3.1 Aufbau

3.1.1 Klassifikation

Ein digitales Computersystem (Computer) ist eine Funktionseinheit, die programmgesteuert Daten erfasst, verarbeitet und ausgibt („EVA"-Prinzip). Die Verwaltung und Umformung der Daten sei dabei mit dem Begriff der Verarbeitung subsumiert. Je nach Anzahl der gleichzeitig möglichen Anwender, der gleichzeitig verarbeitbaren Programme, der benötigten Rechenleistung sowie der Rechner- und Prozessorarchitektur lassen sich Computersysteme folgendermaßen kategorisieren:

- *High-Performance Computing (Supercomputer-* und *Gridsysteme)*: Es handelt sich dabei um Hochleistungscomputer und -netzwerke für die Berechnung von zumeist wissenschaftlich-mathematisch, biologisch, medizinisch oder meteorologisch orientierten Spezialaufgaben.
- *Computernetzwerke*: Computernetzwerke verbinden Computersysteme von gleichen und unterschiedlichen Rechner- und Prozessorarchitekturen. Das Ziel ist die synergetische Ressourcennutzung und damit die bessere Auslastung einzelner Netzwerkkomponenten.
- *Großrechner* (Mainframes): Großrechner kommen meist in mittleren bis großen Unternehmen für zentrale, datenintensive Anwendungen zum Einsatz. Hohe Leistungsfähigkeit wird z.B. durch die Optimierung der internen Rechnerarchitektur (wie eigene Datenkommunikationskanäle oder parallel arbeitende Prozessoren) erreicht. Die Anwendungen sind meist für den datenintensiven Mehrbenutzer- und Mehrprogrammbetrieb ausgerichtet.
- *Workstation*: Computer mit erhöhten Anforderungen an die Rechenleistung. Anwendungen sind z.B. als Befundungsworkstation in der bildgebenden Diagnostik oder für die Finite-Elemente-Berechnungen in der computergestützten Medizinprodukteentwicklung wie der Endoprothesenentwicklung.
- *Mikro-/Desktop-/Personal-Computer* (PC – Personal Computer, Notebook): Der Einsatz dieses Computertyps ist vorwiegend für die Anwendung als Arbeitsplatz-

rechner oder als Arbeitsgruppenrechner bei einer geringen Zahl von Anwendungen im administrativen Bereich wie der Verwaltung, Ambulanz oder in der Arztpraxis. Die Grenzen zu Workstations verschwimmen zunehmend bei hochwertig ausgestatteten Desktop-Systemen.

- *Smart Devices*: Ein smart device ist ein kleiner unabhängiger Computer mit eigenem Prozessor, Speicher und einer Netzwerkverbindung. Embedded smart devices haben keine, interaktive smart devices haben eine Benutzerschnittstelle und können so mit ihrem Umfeld interagieren. Da diese Computer mobil genutzt werden, ist hier das Thema der Energieversorgung besonders wichtig.
- *Prozessrechner*: Prozessrechner dienen zur Steuerung und Regelung lebens- und feldnaher Prozesse (meist in Interaktion mit zeitkontinuierlichen, analogen Signalen). Sie sind dabei die Verbindung zur übergeordneten Prozessleitebene, wobei die analogen Signale durch Zeit- und Amplitudenquantisierung in zeitdiskrete Digitalsignale umgeformt werden. Speicherprogrammierbare Steuerungen (SPS) fallen z.B. in diese Rechnerebene. In der Medizintechnik, in welcher zeitkontinuierliche Biosignale erfasst und verarbeitet werden, kommen die grundlegenden Prinzipien z.B. bei digitalen Signalprozessoren für die Verarbeitung von Biosignalen zum Einsatz.

Im Zuge des Computereinsatzes wird auch der Begriff des Servers genutzt. Als *Server* wird ein Computersystem bezeichnet, welches Softwaredienste anbietet, die von anderen Rechnern (*Clients*) genutzt werden. Server werden dabei in Programmserver (Application Service Provider, ASP), Dateiserver (Fileserver) oder Server für spezielle Dienste wie Druckerserver (Printserver) oder Faxserver kategorisiert, wobei ein Computersystem auch mehrere dieser Funktionen gleichzeitig übernehmen kann. Für ein Computersystem, das Serverdienste anbietet wird auch der Begriff *Host* genutzt.

Neben den klassischen, stationären Computersystemen und verdrahteten Computernetzwerken finden im Gesundheitswesen zunehmend mobile und nicht verdrahtete Computer ihren Einsatz. Sie unterstützen die patientenorientierten medizinischen Pfade, in der Klinik oder im Home-Care, z.B. bei der Online-Dokumentation der Krankengeschichte am Krankenbett, beim Betrieb IT-gestützter Medizinprodukte für die klinischen Tätigkeiten z.B. bei mobilen Medizingeräten oder bei der Früherkennung akutmedizinisch zu behandelnder Krankheitsbilder beim Langzeitmonitoring im Home-Care.

3.1.2 Rechnerarchitekturen

Man unterscheidet die Begriffe „*Rechnerarchitektur*" (Organisation, sowie externer und interner Aufbau von Computern) und „*Prozessorarchitektur*" (Struktur und Funktionsweise von Prozessoren).

Ein bekannter Klassifikationsansatz von Rechnerarchitekturen wurde von *Flynn* definiert. Hier werden Computersysteme nach der Anzahl von Befehlsströmen (Instruction Streams) und Datenströmen (Data Streams) kategorisiert, die gleichzeitig bearbeitet werden können:

- *SISD* – Single Instruction (Stream), Single Data (Stream): Hier wird eine kontinuierliche Sequenz von Befehlen bearbeitet. Es handelt sich um klassische Einprozessor-Computer (PC, Notebooks), die nach der von-Neumann oder der Harvard-Architektur aufgebaut sind (von-Neumann-Rechner, Harvard-Rechner).
- *SIMD* – Single Instruction (Stream), Multiple Data (Stream): Ein Vektorprozessor bearbeitet eine kontinuierliche Sequenz von Befehlen. Jeder Befehl kann mehrere Datenströme gleichzeitig bearbeiten (Vektorrechner). Grundsätzlich ist diese Architektur in Großrechnern und Supercomputern zu finden, es finden sich jedoch bereits in modernen Mikroprozessoren vereinzelt SIMD-Erweiterungen in den Befehlssätzen.
- *MISD* – Multiple Instruction (Stream), Single Data (Stream): Verschiedene Befehlssequenzen können auf die gleichen Datenströme zugreifen, was praktisch nur in selektiven Anwendungsbereichen wie fehlertoleranten, redundanten Hochleistungscomputersystemen (out-of-order execution) zum Tragen kommt.
- *MIMD* – Multiple Instruction (Stream), Multiple Data (Stream): Verschiedene Befehlssequenzen bearbeiten verschiedene Datenströme (Parallelrechner). Die Last- bzw. Aufgabenverteilung der Prozessoren kann zur Laufzeit durchgeführt werden. Man unterscheidet lose gekoppelte Systeme, Mehrrechnersysteme (die Verbindung mehrerer Computer) und eng gekoppelte Systeme, die Mehrprozessorsysteme (mehrere Prozessoren innerhalb eines Computers).

Im Mehrrechnersystem existiert in der Regel für jeden Prozessor ein eigener Arbeitsspeicher, während sich im Mehrprozessorsystem mehrere Prozessoren einen Arbeitsspeicher teilen.

Die Entwicklung der Computertechnologien versucht seither, die Rechengeschwindigkeit und Speichervolumina zu erhöhen. Dafür wird die Leistungssteigerung einzelner Komponenten wie z.B. die Erhöhung der Taktfrequenzen oder die Verkürzung der Speicherzugriffszeiten sowie Architekturverbesserungen wie z.B. die Parallelisierung von Befehlsströmen, permanent vorangetrieben.

Die Interpretation des Moore'schen Gesetzes besagt, dass sich die Anzahl an Transistoren auf einem Prozessor alle achtzehn Monate verdoppelt. Diese Theorie dürfte auch noch die nächsten Jahre ihre Gültigkeit haben, wobei der technologische Fortschritt neben der Weiterentwicklung der elektronischen Komponenten zunehmend versucht, biologische Systeme bzw. Strukturen zu integrieren.

3.1.3 Prozessorarchitekturen

Die Prozessorarchitektur behandelt den Aufbau, die Struktur und Funktionsweise, von Prozessoren. Die Anforderungen an die Architektur von Prozessoren können sehr unterschiedlich sein. So kann ein Ziel sein, mit höchster Geschwindigkeit ausgewählte Befehlsstrukturen für spezielle Aufgabenstellungen zu verarbeiten, wie z.B. schnelle A/D-Signalprozessoren für viele analoge Eingänge wie in der Ultraschallbildgebung. Ein anderes Ziel kann sein, Prozessoren für allgemeine Aufgabenstellungen zu entwerfen, wie z.B. die leistungfähige Verarbeitung großer Datenmengen wie in bilddatengestützten, wissensbasierten Entscheidungssystemen in der medizinischen Diagnostik.

Prozessorarchitekturen können demnach nach unterschiedlichen Konzepten klassifiziert werden:

- *Befehlssatzverarbeitung*: Es lassen sich drei Architekturen unterscheiden.
  Erstens Prozessoren mit der Instruction Set Architecture (ISA). Sie verarbeiten die Befehlssätze grundsätzlich sequentiell, jedoch können so genannte Sprungbefehle den Prozessor veranlassen, die Programmabarbeitung an einer anderen Stelle fortzusetzen. Mit diesen Unterbrechungsmöglichkeiten ist die Behandlung von Fehlern möglich. Das Reduced Instruction Set Computing (RISC) erreicht dabei mit einfach strukturierten Befehlssatzstrukturen, dass jeder Befehl mit einem Taktzyklus verarbeitet werden kann, während das Complex Instruction Set Computing (CISC) Befehlssatzstrukturen mit komplexer strukturierten Befehlssätzen eine komfortablere hardwarenahe Schnittstelle für die Programmierung ermöglicht.
  Zweitens die Pipeline-Prozessoren. Sie können aus komplexen Befehlen generierte, einfachere Maschinenbefehle, gezielt parallel verarbeiten.
  Und drittens die superskalaren Prozessoren, welche Maschinenbefehle dynamisch an parallel arbeitende Prozessorkomponenten zur Verarbeitung zuordnen können.
- *Prozessoraufbau*: Es existieren single-core, dual-core und quad-core Prozessoren, das sind Mikroprozessorsysteme, welche einen, zwei oder vier einzelne, vollständige Rechenkerne (Hauptprozessoren) auf einem Prozessorchip unterbringen.
  Während auf single-core Prozessoren typischerweise RISC/CISC-Strukturen sequentiell abgearbeitet werden, erlauben EPIC-Prozessoren (explicitly parallel instruction computing) das geziele Parallelisieren von ISA-Befehlen und Prozessoren mit SMT-Fähigkeiten (simultaneous multithreading technology) die parallelisierte Abarbeitung von Prozessen (Threads).
- *Adress- und Datenbusbreite*: „General-purpose"-Prozessoren sind heute in der Regel mit 64-Bit Datenbusbreite ausgelegt, wobei die Busbreite bei Prozessoren mit 1-Bit Architekturen wie bei speicherprogrammierbaren Steuerungen (SPS) beginnt und bis hin zu den anwendungsspezifischen integrierten Schaltungen (application specific integrated circuit, ASIC) reicht. Letztere sind oft kundenspezifisch entworfen, als integrierte Schaltkreise realisiert und nicht mehr veränderbar (Abb. 3.1).
- *Elektronische Architekturkonzepte*: Diese umfassen den Verarbeitungstyp (analoge/digitale Prozessorarchitektur) sowie die Verarbeitungsart (taktgesteuerte synchrone/ ungetaktete asynchrone Prozessorarchitektur).

3.1.4 Prozessorarten

Prozessoren lassen sich auch nach ihren Aufgaben kategorisieren. Neben dem Konzept eines

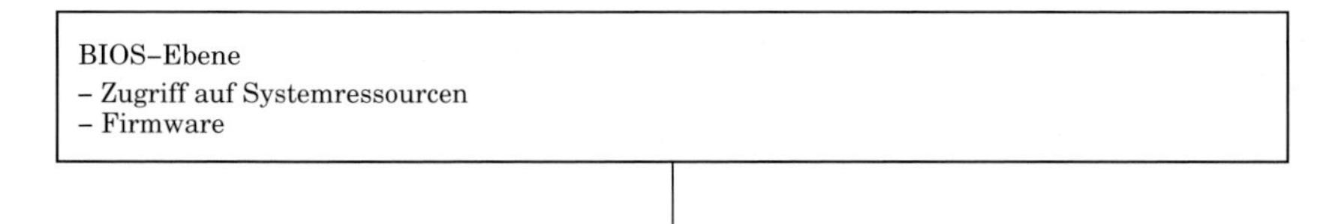

Prozessorebene

- General–Purpose–Prozessoren (z.B. von–Neumann–Rechner)
- Application Specific Instructionset Processor (ASIP) (z.B. Mikrocontroller, Signalprozessor)
- Programmable Hardware Field Programmable Gate Arrays (FPGA), (z.B. digit. Prozessver.)
- Application Specific Integrated Circuits (ASIC) (z.B. Digitale Ultraschall–Signalverarbeitung)

Abb. 3.1. Implementierungsarten von Prozessoren.

- Hauptprozessors, der zentral alle Teile des Computers steuert, gibt es
- multi-core und Parallelprozessorarchitekturen für die verteilte Befehlsverarbeitung,
- Mikrocontroller (der im wesentlichen alle Bestandteile eines Computers auf einem Chip vereint),
- Digitale Signalprozessoren (DSP), welche analoge Signale mit digitalen Systemen verarbeiten und
- spezielle Ein- und Ausgabeprozessoren (I/O-Prozessoren), welche Ein- und Ausgabegeräte steuern können.

Hauptprozessoren, die alle Bestandteile eines Prozessors auf einem Chip vereinen, werden als Mikroprozessoren bezeichnet.

Hauptprozessoren werden in der Regel als General-purpose-Prozessoren, d.h. für Anwendungen frei programmierbare Prozessoren, genutzt. Alle anderen fallen in die Kategorie der Spezialprozessoren. Dazu zählen auch die Koprozessoren. Sie ergänzen die Hauptprozessoren und führen spezielle Aufgaben durch. Dazu zählen:

- der mathematische Koprozessor mit der floating-point-unit zur Verarbeitung von Gleitkommazahlen,
- der Grafikprozessor (graphics processing unit, GPU) zur optimierten Berechnung von Grafikinformationen für die Bildschirmausgabe oder
- ein Klangprozessor (sound processing unit, SPU) für die Klangerzeugung und -verarbeitung.
- die speicherprogrammierbaren Steuerungen (SPS), die in 1-Bit Architektur aufgebaut sind oder
- die ASICs (siehe Abb. 3.2).

Prozessoren für den mobilen Einsatz werden besonders auf den stromsparenden und robusten Gebrauch ausgelegt.

3.1.5 John von Neumann Rechnerarchitektur

John von Neumann (1903–1957) definierte einen Computer als ein komplexes Schaltwerk, das mit einem Speicher und einer Ein-/Ausgabeeinheit ergänzt wird.

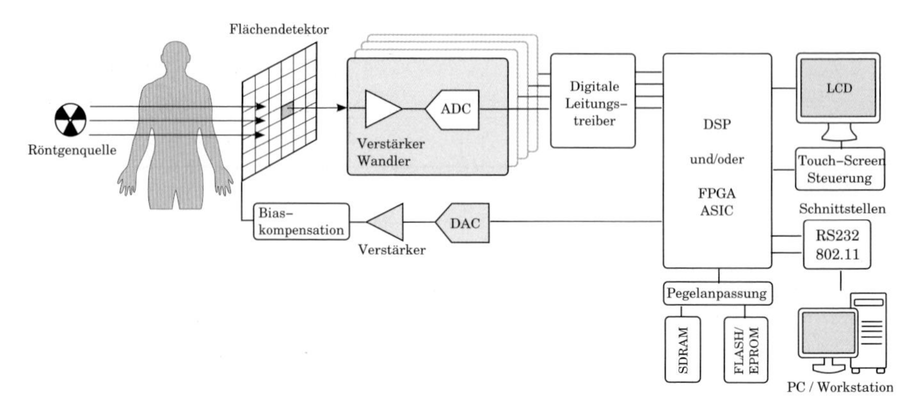

Abb. 3.2. Blockschaltbild eines digitalen Röntgengerätes - Einsatz von unterschiedlichen Prozessoren.

Damit ergeben sich die Funktionseinheiten: das Schaltwerk, das aus zwei Teilen, einem für die Verarbeitung (Rechenwerk) und einem für die Steuerung von Befehlen (Steuerwerk) besteht, dem Speicher und der Ein-/Ausgabeeinheit.

Der engste Begriff des (Mikro-)Prozessors umfasst dabei das Rechenwerk und das Steuerwerk. Moderne SISD-Computersysteme (Abb. 3.3) basieren auf diesem Prinzip.

Zentralprozessor

Der *Zentralprozessor* (*Central Processing Unit, CPU*) ist die Hauptkomponente des von-Neumann-Rechners (Abb. 3.4). Er besteht aus dem Rechenwerk, dem Steuerwerk und den internen Speicherbausteinen, den Registern. Bei dem auf dem CPU-Chip untergebrachten Registern unterscheidet man zwischen den Spezialregistern

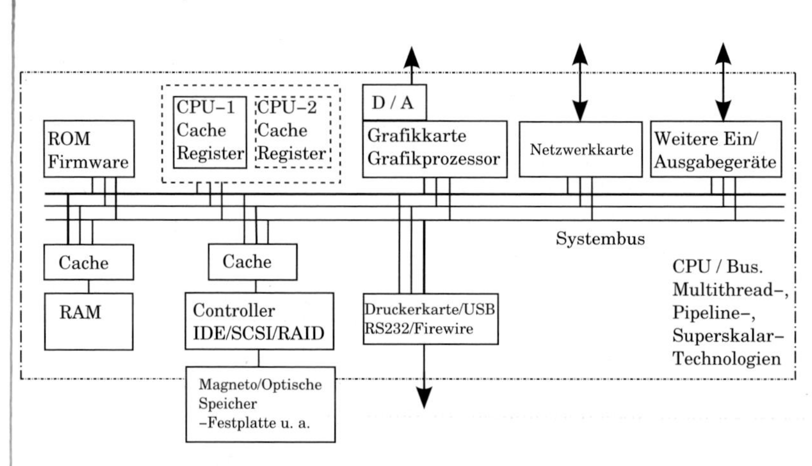

Abb. 3.3. Allgemeine Rechnerkomponenten.

und den programmierbaren Adress- und Datenregistern. Spezialregister wie die Statusregister speichern spezielle Informationen wie Overflow- und Carry-Zustände.

Leistungsmerkmale einer CPU sind die Taktfrequenz (Gigahertz, GHz), die Registerbreite und Befehlssatzstruktur sowie die Geschwindigkeit für spezielle Rechenoperationen (floating point operations per second, FLOPS; million instructions per second, MIPS).

- *Rechenwerk* (Arithmetic Logical Unit, ALU): Die Aufgabe des Rechenwerks, auch Operationswerk genannt, ist die Durchführung arithmetischer und logischer Rechenoperationen. Als universelles Rechenwerk verfügt es zumindest über die drei Register: den Akkumulator, das Multiplikationsregister und das Link-Register (Addierübertrag). Ein so genannter Shifter kann zur Unterstützung bei schwierigen Operationen (zum Beispiel Divisionen) geschwindigkeitssteigernd zur Seite stehen. Ein weiteres, besonderes Register ist das Statusregister zur Speicherung spezieller Systemzustände. Das Memory-Buffer-Register (MBR) ist der Pufferspeicher für die Kommunikation mit dem Arbeitsspeicher. Moderne Prozessoren können mehrere ALUs bieten.
- *Steuerwerk* (Control Unit, CU): Das Steuerwerk übernimmt die über den internen CPU-Bus empfangenen Bitströme und interpretiert (decodiert) die, für die Architektur des Steuerwerks codierten Befehle. Diese, auch als Maschinencode beizeichneten Befehle, werden im Befehlsregister (Instruction Register, IR) zwischengespeichert. Im Weiteren wird die Verarbeitung des Befehls in der ALU veranlasst, oder ein Systemfehler angezeigt, falls der Maschinencode nicht decodiert werden konnte. Die zyklische Arbeit des Steuerwerks besteht aus dem Befehlsholen (*fetch*), der Befehlsdecodierung (*decode*), der Steuerung der Befehlsausführung (*execute*) und Ergebnisspeicherung (*store*) in die Register bzw. den Arbeitsspeicher (von-Neumann Zyklus).
- *Adresswerk* (Address Unit – AU): Im Adresswerk werden die physischen Adressen der Speicherelemente des Arbeitsspeichers berechnet. Zur optimierten Nutzung des Arbeitsspeichers setzt sich die endgültige physische Adresse oft aus zwei Teilen, der Startadresse eines Speicherblocks (Referenzadresse) und der Adressposition innerhalb des Speicherblocks (Offset) zusammen. Die Memory Management Unit (MMU) unterstützt dabei das Adresswerk bei der Berechnung und Verwaltung der Adressen des Arbeitsspeichers und des virtuellen Speichers.
- *Adressregister* (Memory Address Register, MAR): Das Adressregister speichert die nächste zu bearbeitende Adresse im Arbeitsspeicher.
- *Programmzähler* (Program Counter, PC): Der Programmzähler ist das Register, in dem die Adresse des nächsten auszuführenden Befehls gespeichert ist.
- *Interner CPU-Bus* (internal CPU bus): Über den internen CPU-Bus werden die innerhalb der CPU verarbeiteten Daten, Befehle und Steuersignale zwischen den Komponenten der CPU übertragen.
- *Level-1 Cache*: Der Level-1 Cache ist ein sehr schneller Zwischenspeicher, mit meist kleinem Speichervolumen. Er puffert Daten zwischen den Registern der CPU und dem Arbeitsspeicher.

Basic-Input-Output-System und Firmware

Das Basic Input Output System (BIOS) ist die hardwarenahe Softwareschnittstelle zwischen der CPU und den Programmbefehlen. Im BIOS sind die elementarsten Funktionen für den Zugriff auf die CPU implementiert. Jede Funktion führt eine konkrete Anzahl an Mikrooperationen aus, in Summe einen Befehl. Die für den Befehl notwendigen Daten bezieht das BIOS dabei aus den Werten, die zum Zeitpunkt der Befehlsaktivierung einer BIOS-Funktion in den Registern der CPU vorliegen. Das BIOS ist fest verdrahtet oder in einem EPROM-Chip (Erasable Programmable Read Only Memory) gespeichert.

Firmware sind meist fest verdrahtete oder fest programmierte Befehlssequenzen an der unmittelbaren Schnittstelle zu den Hardwarekomponenten wie z.B. einer CPU oder Festplatte. Firmware ist herstellerspezifisch, ergänzt meist standardisier-

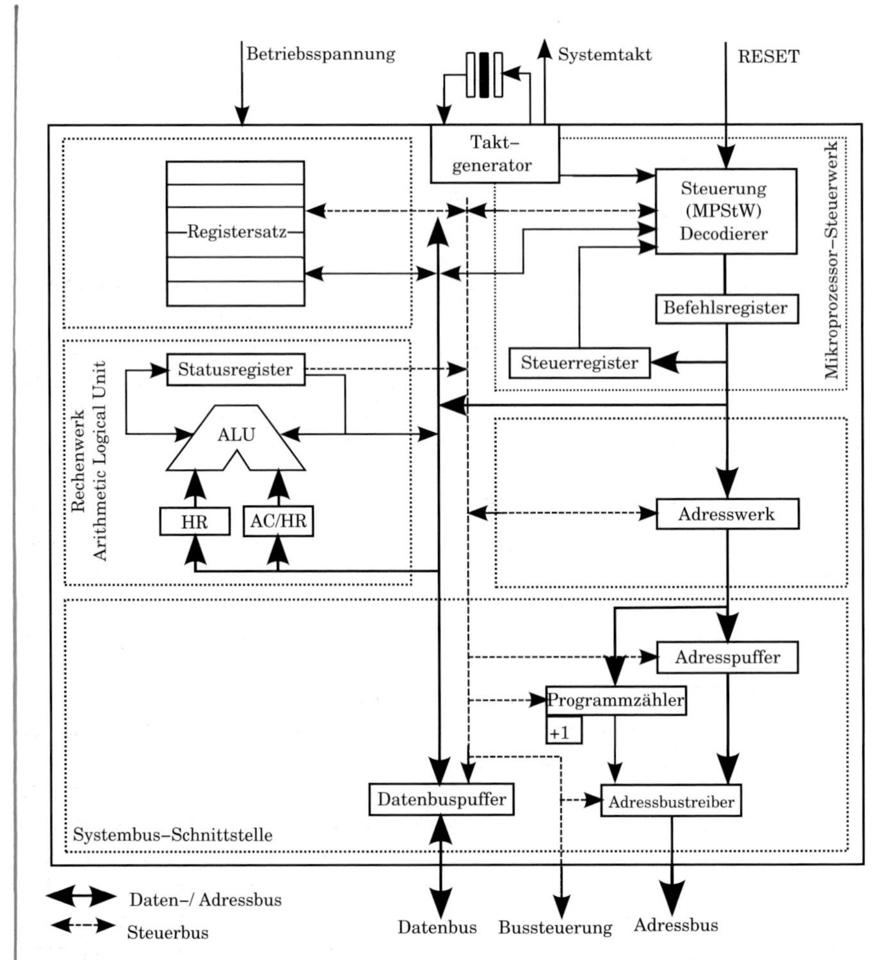

Abb. 3.4. Schematischer Aufbau einer einfachen CPU.
MPStW – Mikroprozessor-Steuerwerk, *ALU* – Arithmetic Logical Unit, Register.

te Grundfunktionalitäten um herstellerspezifische Erweiterungen und stellt mit dem BIOS die engste Verbindung zwischen Software und Hardware dar.

Koprozessoren und Grafikprozessoren

Mathematische Koprozessoren unterstützen die CPU bei nummerischen Berechnungen, insbesondere bei der Verarbeitungen von gebrochenen Zahlen bzw. Zahlen in Gleitkommadarstellung.

Grafikprozessoren sind Spezialprozessoren für die beschleunigte Bilddatenaufbereitung. Wenn dem Grafikprozessor kein expliziter Arbeitsspeicher (auf der Prozessorkarte) zugeordnet ist, greift dieser meist auf den Arbeitsspeicher des Computers zu (shared memory). Damit wird der zur Verfügung stehende Arbeitsspeicher für die laufende Programmverarbeitung verkleinert. Bei Anwendungen mit hohen Bilddatenaufkommen, z.B. in der radiologischen Befundung, empfiehlt sich daher der Einsatz von Grafikprozessoren mit eigenem Arbeitsspeicher, sowie hohen Arbeitsspeichervolumen am Befundungsrechner. Ein weiterer Optimierungsschritt wäre, hardwaretechnisch I/O-Kanäle für die Bildausgabe vorzusehen.

Bussysteme und deren Funktionsprinzipien

Der Systembus stellt die Verbindungskomponente zwischen der CPU und den einzelnen Systemkomponenten auf der Hauptplatine (mainboard) eines Computers dar. Er besteht aus den drei Bussen: Datenbus, Adressbus und Steuerbus.

Die Steuerungsinformation zur Steuerung der Systemkomponenten sowie für die Steuerung der Kommunikation zwischen den Systemkomponenten werden über den Steuerbus übertragen. Über diesen sendet die CPU Steuersignale an Systemeinheiten, oder sie empfängt Statussignale und Rückmeldungen über durchgeführte Aktionen.

Über den Adressbus werden die Speicheradressen der Daten bzw. Befehle im Arbeitsspeicher übertragen. Die Breite des Adressbusses (die idealerweise ident mit der Registerbreite in der CPU ist) bestimmt dabei die Anzahl von Adressen, die über die CPU direkt angesprochen werden kann.

Über den Datenbus werden die Daten und Befehle übertragen. Die Breite des Datenbusses sagt aus, wie viele Bits bei einem Bearbeitungstakt gleichzeitig (parallel) zwischen CPU und Arbeitsspeicher ausgetauscht werden können. Benötigt die Speicherung eines Befehls mehr Bits als der Datenbus breit ist, erfordert es mehr als einen Taktzyklus für die Übertragung eines Befehls.

Datenbus und Adressbus sind in ihrer Größe (Breite) und Funktion grundsätzlich unabhängig. Die Arbeitstakte von CPU und Systembus sind in der Regel nicht gleich hoch. Der Systembus ist langsamer getaktet als die CPU und ist an der Geschwindigkeit der Komponenten auf der Hauptplatine ausgerichtet. Zum Ausgleich der Taktfrequenzen werden Pufferspeicher (Caches) verwendet. Es ist zu beachten, dass bei allgemeinen Angaben zu Systembusgeschwindigkeiten oft optimierte Architekturen wie pipeline-Technologien im Einsatz stehen. Ein mit 800 MHz getakteter Systembus kann zum Beispiel aus 4 Pipelines mit je 200 MHz Taktung zusammengesetzt sein.

Die internen Komponenten eines Computers übertragen dazu ihre Daten über *Embedded Interfaces* auf den Systembus auf der Hauptplatine.

Alle Komponenten für den Betrieb des Computersystems, die extern untergebracht sind, müssen über so genannte *(Geräte-)Schnittstellen* (Interfaces) mit der Hauptplatine verbunden werden.

Der Vorteil bei der Verwendung von Bussen liegt im geringen Aufwand an Verdrahtung und Anschlüssen, begründet durch ein durchgehendes Leitungsbündel im Vergleich zu anderen Verbindungstopologien wie der Punkt-zu-Punkt Verbindung. Da die Übertragungsgeschwindigkeiten sehr hoch sind, kann die Leitung mit Hilfe der zeitlich versetzten Nutzung (Zeitmultiplex) hoch effizient genutzt werden. Zu jedem Zeitpunkt kann nur eine der angeschlossenen Einheiten den Bus aktiv nutzen. Die aktiven Funktionseinheiten am Bus wie der Prozessor oder die DMA-Karten (Direct Memory Access) werden *Master* genannt, im Unterschied zu den passiven Komponenten, die *Slaves* genannt werden, z.B. Speicherkarten. Ein logischer zusammengehöriger Funktionsablauf wird Bustransaktion genannt. Eine *Transaktion* ist ein *nicht teilbarer* Ablauf im Kommunikationsprozess.

Jeder Bus muss auf spezielle Unterbrechungen (Interrupts), die von einzelnen Komponenten ausgelöst werden können, reagieren können. Bussysteme bieten dazu unterschiedliche Architekturen an, sie können parallel oder seriell konzipiert sein.

Im Systembus der Computer können so für Interrupts parallel zum Datenbus Signalleitungen im Steuerbus exisitieren, oder aber die Interrupts werden als Nachricht mit hoher Priorität seriell über den Datenbus geleitet. Diese Möglichkeit kommt zum Beispiel bei den rechnerexternen Bussen zum Tragen, die keine expliziten Steuerleitungen haben (zum Beispiel bei Netzwerkverbindungen).

Da die Komponenten, welche mittels eines Busses verbunden werden, mit unterschiedlichen Geschwindigkeiten arbeiten, müssen diese aufeinander synchronisiert werden. Für diese Synchronisierung unterteilt man *synchrone* und *asynchrone Busse*. Bei synchronen Bussen liegt das Taktsignal zentral auf einer speziellen Steuerleitung an, sie werden bestimmt durch die langsamste Einheit. Im Unterschied dazu arbeiten asynchrone Busse unabhängig von einer Taktrate der Komponenten. Die Synchronisation der Komponenten erfolgt mittels Handshake-Verfahren.

Die Fehlerbehandlung umfasst im Allgemeinen die Behandlung von Adressierungsfehlern, Busprotokollfehlern, Hardwareausfällen, Zeitüberschreitungen (Time Out) und Konfliktauflösung.

CPU externer Bus: Der CPU externe Bus verbindet die CPU mit dem L2-Cache, dem Arbeitsspeicher und der Peripherieschnittstelle (Front-Side Bus).

Rechnerinterner Bus: Der rechnerinterne Bus verbindet die CPU mit internen und Ein-/Ausgabe-Komponenten des Computers wie der Grafikkarte.

Rechnerexterne Busse: Diese Busse erlauben es, mehrere externe Geräte mit einer Ein-/Ausgabeschnittstelle des Computers zu verbinden.

Beispiel 31. Übersicht über Bussysteme

- Serielle, rechnerexterne Busse: universal serial bus (USB), controller area network (CAN), typische Bustopologien
- Parallele, rechnerexterne Busse: Personal Computer Memory Card International Association (PCMCIA), Small Computer System Interface (SCSI)
- Serielle, rechnerinterne Busse: HyperTransport, PCI-Express
- Parallele, rechnerinterne Busse: Peripheral Component Interconnect (PCI), Industry Standard Architecture (ISA), VESA Local Bus

Universal Serial Bus

Der über eine einzige Interruptleitung gesteuerte Universal-Serial-Bus (USB) bietet seine größten Vorteile im Bereich der Peripheriegeräte. Über einen USB-Verteiler (USB-Hub) können mehrere Geräte automatisch erkennbar (hot-plug-fähig) angeschlossen werden. Bisherige Probleme wie die Anzahl und physische Ausprägung der Schnittstellen (z.B. Anzahl und Anordnung der Pole) fallen damit weitgehend weg. USB 1.1 bietet Datenübertragungsraten von 1,5 und 12 MBit/s; im rückwärtskompatiblen USB-2.0-Standard wurde die Datenübertragungsrate auf 480 MBit/s erhöht.

FireWire

IEEE 1394 definiert mit FireWire (iLink) die Möglichkeit des hot-plug-fähigen, seriellen Anschlusses von Geräten mit hohen Anforderungen an die Übertragungsgeschwindigkeit (Festplatten, Videokameras). FireWire 400 bietet Übertragungsraten bis 400 MBit/s, der Standard IEEE 1394b (FireWire 800) ermöglicht 800 MBit/s. Geräte können am Bus direkt, also ohne Einschaltung der Computer-CPU miteinander kommunizieren.

CAN-Bus

Der CAN-Bus (Controller Area Network) ist ein asynchrones, serielles Bussystem. Es wird zwischen einem Highspeed- und einem Lowspeed-Bus unterschieden. Bei einem Highspeed-Bus beträgt die maximale Datenübertragungsrate 1 Mbit/s, bei Lowspeed 125 kbit/s. Die theoretische Leitungslänge beträgt bei 1 Mbit/s 40 m, bei 500 kbit/s 100 m und bei 125 kbit/s 500 m, da mit zunehmender Leitungslänge die Ausbreitungszeitdauer des Signals steigt. Die maximale Teilnehmeranzahl 32, 64 oder mit Einschränkungen 128 hängt von den verwendeten Bustreiberbausteinen (Transceiver) ab. Der CAN-Bus arbeitet nach dem CSMA/CR (Carrier Sense Multiple Access / Collision Resolution) Verfahren (Abschnitt 3.3.2) um Kollisionen zu erkennen und darauf zu reagieren. Die Daten sind NRZ-kodiert, die einfachste digitale Signalcodierung (Leitungscodierung). Ein NRZ-Signal enthält nur die reinen binär codierten Nutzdaten. Zur Datensicherung kommt die zyklische Redundanzprüfung (CRC) zum Einsatz.

Geräteschnittstellen

Die Ein- und Ausgabe von Signalen erfolgt über einen oder mehrere Signalträger (Kupfer-/Glasfaserleitungen, Funkwellen, Infrarot). Zum einfacheren Verständnis sei definiert, dass diese Signale Daten übertragen. Man spricht dann von Datenübertragungsmedien. Wenn nur ein Datenübertragungsmedium zur Verfügung steht, können Datenbits nur hintereinander übertragen werden, also (bit-)seriell. Wenn n Signalträger zur Verfügung stehen, können zu einem bestimmten Zeitpunkt n Datenbits gleichzeitig, also parallel, übertragen werden. Wenn zum Beispiel 64 Datenleitungen für die Datenübertragung zur Verfügung stehen, können pro Übertragungstakt 64 Bits (8 Bytes) parallel übertragen werden.

Ein Übertragungsmedium kann dabei entweder mehrere Teilnehmer oder explizit zwei Komponenten, das Datenendgerät und das Datenübertragungsgerät, miteinander verbinden. Im ersten Fall spricht man heute in der Regel von einer Busverbindung, im zweiten Fall unterscheidet man, ob die Datenübertragung zwischen zwei Komponenten, also Punkt-zu-Punkt, seriell oder parallel, erfolgt.

Auf der Hauptplatine finden sich Einschubschnittstellen (Slots), welche für 8-Bit-, 16-Bit-, 32-Bit-, 64-Bit-Steckkarten genormt sind. Über diese Einschubschnittstellen können nun Steckkarten zum Anschluss verschiedener Geräte (Devices) oder externer Busse an die Hauptplatine angebunden werden. Diese Schnittstellen können einfach sein und nur Signale umsetzen, oder mit eigenen Prozessoren und Speichern ausgestattet sein (zum Beispiel moderne Grafikkarten).

RS232C-Schnittstelle

Die RS232C-Norm (Recommended Standard 232C der EIA – Electronics Industries Association) beschreibt die serielle Punkt-zu-Punkt Verbindung zwischen einem Datenendgerät und einer Datenübertragungseinrichtung. Sie definiert die serielle Verbindung für kurze Distanzen (20 m) und normt als Standard-Steckverbindung einen 25-poligen Stecker mit unterschiedlicher Pinbelegung für Datenendgeräte und Datenübertragungseinrichtungen (Abb. 3.5). Die Übertragungsgeschwindigkeit liegt bei durchschnittlich circa 19200 baud (baud = Bit/Sekunde), was circa 2000 Zeichen entspricht.

Bei einem seriellen, asynchronen Datentransfer werden nach der Synchronisation der Kommunikation die Datenbits nacheinander über die Datenleitung übertragen.

Beispiel 32. Der Ruhezustand der Übertragungsleitung entspricht dem Pegel einer logischen „1“. Die Übertragung eines Bytes beginnt mit einem vorangestellten Startbit, das als logische „0“ gesendet wird. Anschließend werden nacheinander 5 bis 8 Datenbits, beginnend mit dem niedrigstwertigen Bit (LSB), übertragen. Dem letzten Datenbit kann ein Paritätsbit (gerade oder ungerade Parität) folgen. Das Ende des Zeichens wird wahlweise durch 1 oder 2 Stoppbits gebildet (Abb. 3.6).

Zur Vermeidung von Datenverlusten muss der Empfänger die Datenübertragung anhalten können, wenn keine weiteren Daten mehr verarbeitet werden können. Dieses so genannte Handshake kann auf zwei Arten realisiert werden:

- Hardware-Handshake: Der Empfänger steuert über Steuerleitungen die Handshake-Eingänge CTS (Clear To Send) und/oder DSR (Data Set Ready) des Senders mit seinem Handshake-Ausgang DTR (Data Terminal Ready) oder RTS (Request To Send).
- Software-Handshake: Der Empfänger sendet zur Steuerung des Datenflusses spezielle Zeichen an den Sender (zum Beispiel XON/XOFF).

RS485-Schnittstelle

Die serielle RS485-Schnittstelle ist für die Hochgeschwindigkeits-Datenübertragung mit bis zu 10 Mbaud über große Entfernungen bis zu 1200 m entwickelt worden. RS485 ist als bidirektionales Bussystem mit bis zu 32 Teilnehmern konzipiert (DIN ISO 8482). Da mehrere Sender auf einer gemeinsamen Leitung arbeiten, muss durch ein Protokoll sichergestellt werden, dass zu jedem Zeitpunkt maximal ein Datensender aktiv ist. Alle anderen Sender müssen sich zu dieser Zeit in einem passiven Zustand befinden.

Durch die Verwendung eines differentiellen Signalübertragungsverfahrens in Kombination mit kapazitäts- und dämpfungsarmen, paarig verdrahtetem (Twisted Pair – TP)-Kabel lassen sich sehr zuverlässige Verbindungen bei gleichzeitig hohen Übertragungsraten realisieren. Der RS485-Bus kann mit einer 2-Draht- oder 4-Draht-Technik ausgeführt sein. Die bekannteste auf der 2-Draht-Technik basierende Anwendung ist der PROFIBUS (Process Field Bus).

Centronix

Die Standard Parallel-Schnittstelle (Centronics) bietet eine 25 polige (Cannon-Stecker) oder 36 polige (AMP-Stecker) Steckverbindung. Einsatzgebiet war bisher vorwiegend bei der Druckeranbindung.

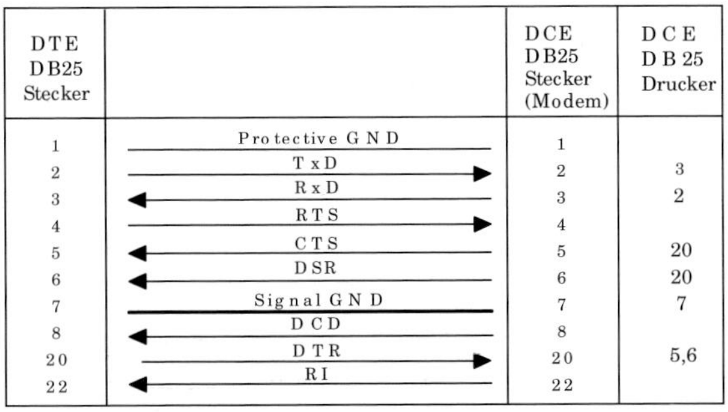

DTE DB25 Stecker		DCE DB25 Stecker (Modem)	DCE DB 25 Drucker
1	Protective GND	1	
2	TxD →	2	3
3	← RxD	3	2
4	RTS →	4	
5	← CTS	5	20
6	← DSR	6	20
7	**Signal GND**	7	7
8	← DCD	8	
20	DTR →	20	5,6
22	← RI	22	

Abb. 3.5. Pinbelegung der RS232C Steckverbindung.
DTE – Data Terminal Equipment; *DCE* – Data Communications Equipment; *DB25*-Stecker (D-Form, Größe B, 25 Pins); *GND* – Ground, Masse; *TxD* – Transmit Data; *RxD* – Receive Data; *RTS* – Request To Send; *CTS* – Clear To Send; *DSR* – Data Set Ready; *DCD* – Data Carrier Detect; *DTR* – Data Terminal Ready; *RI* – Ring Indicate. *TxD*, *RxD*, *Signal GND* (fett) sind Minimalverbindung für das Software-Handshake der RS232-Schnittstelle.

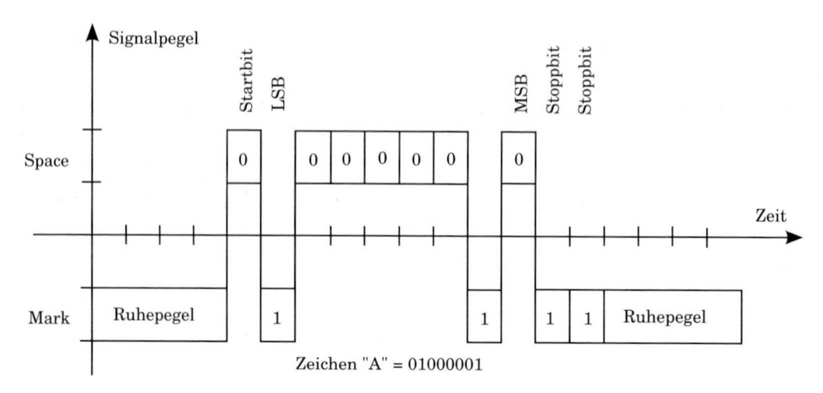

Abb. 3.6. Serielle, asynchrone Datenübertragung.

SCSI-Schnittstelle

Das Small Computer System Interface (SCSI) ist eine standardisierte parallele Schnittstelle für die Verbindung und Datenübertragung zwischen Geräten und dem Systembus. Ein wesentliches Merkmal von SCSI ist die Möglichkeit, mehr als zwei Geräte anschließen zu können.

ATA/ATAPI-, IDE-Schnittstelle

ATA/ATAPI (Advanced Technology Attachment with Packet Interface) ist eine Schnittstelle zwischen den Massenspeichern und dem Systembus, zumeist verwendet, um Festplatten bzw. Laufwerke für CD-ROM und DVD mit Computern zu verbinden. ATA definiert das Software-Protokoll zur Übertragung vom Computer zum Controller des Massenspeichers (PATA Parallel ATA, SATA Seriell ATA). ATAPI ist eine Erweiterung, um SCSI-Befehle mit dem ATA-Protokoll übertragen zu können.

IDE steht für Integrated Device Electronics und bezeichnet das gesamte Hardware-Interface der Laufwerke. EIDE (Enhanced IDE) wurde verwendet, um zu kennzeichnen, dass der Controller statt zwei nun vier Kanäle unterstützt.

Speicher

Es gibt mehrere Arten von Speichern, die je nach Nutzung unterschiedliche Eigenschaften aufweisen. Während Register, Cache und RAM *flüchtige* Speichermedien sind, sind der ROM und die magnetischen und optischen Speichermedien *nicht-flüchtige* Speicher, d.h., letztere können gespeicherte Daten auch ohne Stromversorgung des Computers erhalten:

- Hauptspeicher (CPU nahe Register/Speicher): sehr schnell, geringe Speicherkapazität, flüchtiger Speicher.
- Read Only Memory *(ROM)*: nur lesbarer Speicher, festverdrahtet oder als EPROM, nicht-flüchtiger Speicher.

- Arbeitsspeicher *(Random Access Memory – RAM)*: schnell, für die Interaktion mit der CPU, flüchtiger Speicher.
  Im RAM befinden sich alle durch die CPU in Bearbeitung befindlichen Programme und Daten. Technologisch wird zwischen dynamischem RAM (DRAM) und statischem RAM (SRAM) unterschieden. Weitere Entwicklungen der RAM Technologien wie das „Synchronous Dynamic Random Access Memory" (SDRAM), das mit Hilfe des Double-Data-Rate-Prinzips arbeitet, werden z.B. in leistungsfähigen oder tragbaren Computern (PDA) eingesetzt. Ziel ist die Entwicklung nicht-flüchtiger RAM Speicher, wie dies Forschern im Jahre 2008 am Max-Planck-Institut für Mikrostrukturphysik für DRAM-Chips erstmalig gelungen ist.
- Cache (*Pufferspeicher*): schnell, zum Geschwindigkeitsausgleich zwischen Rechnerkomponenten als L1-/L2-/L3-Cache, flüchtiger Speicher.
- Externe Speichermedien: langsam, magnetische und optische Speicher mit sehr großen Speicherkapazitäten (Festplatten, Magnetbändern/Streamer, CD/DVD-ROM), nicht-flüchtige Speicher.
  Magnetische Speicher werden für die Datenspeicherung oder für virtuelle Hauptspeicherweiterungen, optische Speicher für die langfristige Datensicherung und -archivierung eingesetzt.

  Magnetische Speicher: Beispiele für magnetische Speicher sind Magnetbänder oder Festplatten.
  - *Magnetplatten* (Festplatten) sind heute das Standard-Speichermedium, sie können Daten im dreistelligen GByte-Umfang speichern. Die Zugriffszeiten bei modernen Festplattenlaufwerken liegen unter 10 ms. Zum optimierten Zugriff findet sich auf den Festplatten meist ein zusätzlich angebrachter Cache-Speicher. Festplatten enthalten fest eingebaute, rotierende Platten, deren elektromagnetisch präparierte Oberfläche als Datenspeicher dient. Im Inneren einer Festplatte dreht ein Elektromotor ein oder mehrere Scheiben (bis zu 12) auf einer Achse (Spindel) mit möglichst hohen Drehzahlen (15.000 U/min und höhere Drehzahlen werden bereits getestet). Über den Scheiben schweben die Schreib-/Leseköpfe an Armen, die über die aktuelle Spur positioniert werden. Die Spuren sind wie konzentrische Kreise angeordnet. Jeder Kreis ist in Sektoren (*Blöcke*) unterteilt. Das Schreiben und Lesen geschieht immer nur auf einem ganzen Sektor, auch wenn lediglich ein Teil der darauf befindlichen Daten tatsächlich genutzt wird.
  - *Bänder* (tapes) sind Medien mit sequentiellem Zugriff, sie werden vorwiegend zur Datensicherung verwendet und speichern Daten im GByte-Umfang.

  Optische Speicher: Das Standardmedium dazu ist die CD-ROM (Compact Disk Read Only Memory). Sie dient der Datenspeicherung (Datensicherung in Kleinstanwendungen). Sie wird einmal gepresst und kann nur gelesen werden. Die Standard-Speicherkapazität liegt im unteren GByte-Bereich mit Zugriffszeiten schon unter 100 ms. CD-ROM-Laufwerke können mit konstantem Datenstrom (CVL – Constant Linear Velocity) oder mit konstanter Drehzahl (CAV – Constant Angular Velocity) arbeiten (womit sich außen höhere Übertragungsraten als innen ergeben). Die Daten aller CD-ROM-Varianten sind in spiraliger Form von innen nach außen aufgezeichnet.

- WORM – Write Once Read Many. Kann vom Anwender einmal beschrieben und beliebig oft gelesen werden und wird oft als Archivierungsmedium genutzt (Beispiele: CD-R – CD-Recordable, DVD–R, DCD+R).
- MOD – Magneto Optical Disk. Beliebig oft beschreib- und lesbar.
- DVD-ROM – Digital Versatile Disk. Auf einer zweiseitigen zweischichtigen DVD können bis zu 18 GByte untergebracht werden.
- Die Blu-Ray Disc gibt es in drei Varianten: als nur lesbare BD-ROM (vergleichbar mit DVD-ROM), als einmal beschreibbare Variante BD-R (vergleichbar mit DVD±R) und als wiederbeschreibbare BD-RE (vergleichbar mit DVD±RW). Die wiederbeschreibbare Blu-Ray Disc arbeitet mit der Phase-Change-Technik bei einer Speicherkapazität von bis zu 27 GB (eine Lage) bzw. 54 GB (zwei Lagen), geforscht wird derzeit an 400 GB Speichern mit 16 Lagen.

Flash-Speicher: Flash-Speicher sind digitale Speicherchips (z.B. Flash-EEPROM), bei welchen sich in der Regel keine einzelnen Bytes löschen lassen. Anwendung finden sich dort, wo Daten auf kleinstem Raum ohne einer permanenten Versorgungsspannung gespeichert werden müssen.

Je nach Art des Speichermediums unterscheidet man die Zugriffsmethode, die Zugriffszeit und die Zykluszeit.

Die *Zugriffsmethode* ist die Art des Zugriffs auf das Speichermedium wie ein sequentieller Zugriff auf ein Magnetband oder ein wahlfreier, direkter Zugriff auf einzelne Speicherzellen wie bei elektronischen Speichern (RAM). Die *Zugriffszeit* ist die Zeit, die für das Lesen oder Schreiben einer Speicherzelle benötigt wird. Die *Zykluszeit* ist die Zeit, die zwischen zwei aufeinander folgenden Schreib- oder Lesezugriffen liegen muss.

Virtueller Speicher

Die physische Begrenzung des Arbeitsspeichers schränkt das Betriebssystem in seinen Möglichkeiten der Unterstützung der CPU zur Programmverarbeitung ein. Der Mehrprogrammbetrieb, immer größer werdende Einzelprogramme und die grafischen Daten erfordern heute rasch und oft Speichergrößen, die die Größe des physischen Arbeitsspeichers übersteigen.

Als Abhilfe setzen moderne Betriebssysteme die virtuelle Speicherverwaltung ein. Der virtuelle Adressraum umfasst dabei den durch das Betriebssystem berechenbaren und durch die CPU adressierbaren Adressraum. Der virtuelle Adressraum wird zur Verwaltung in Blöcke, die virtuellen Seiten bzw. Segmente, organisiert. Für eine einfache Verwaltung sind die virtuellen Seiten gleich groß (virtuelle Seiten, virtual pages), Segmente können unterschiedlich groß sein. Jeder virtuellen Seite wird durch das Betriebssystem eine physisch gleich große Seite (pageframe) zugeordnet, analoges gilt für die Segmentverwaltung. Da der physische Arbeitsspeicher kleiner als der virtuelle Adressraum ist, wird ein Teil der virtuellen Seiten nicht mehr auf Seiten im

Arbeitsspeicher zugeordnet werden können, sondern in einem Auslagerungsspeicher untergebracht. Dieser liegt auf der Festplatte, z.B. in der Auslagerungsdatei. Aufgabe des Betriebssystems ist es, immer die Seiten im physischen Arbeitsspeicher zu halten, auf deren Adressen die CPU gerade zugreift (vergleiche Abb. 4.3).

3.1.6 Harvard-Architektur

Charakteristisch für von-Neumann-Rechnerarchitekturen ist die gemeinsame Nutzung des Arbeitsspeichers für Programme und Daten über einen gemeinsamen Datenbus:

- Der Arbeitsspeicher besteht aus einzelnen, fortlaufenden, gleich großen Speicherzellen.
- Der Inhalt einer Speicherzelle wird über ihre Adresse angesprochen.
- Der Rechner verarbeitet Gruppen von Bits fester Länge.
- Programme und Daten liegen in einem einheitlichen Arbeitsspeicher.
- Zur Bearbeitung von Aufgaben liegen Programme und Daten im Arbeitsspeicher.
- Programme bestehen aus Befehlen, die der Prozessor sequentiell abarbeitet.
- Die Verarbeitung von Befehlen geschieht normalerweise in der Reihenfolge ihrer Ablage im Arbeitsspeicher.
- Die normale Verarbeitungsreihenfolge der Befehle kann durch bedingte und unbedingte Sprungbefehle verändert werden. Hierdurch sind Verzweigungen im Ablauf des Programms in Abhängigkeit von Daten möglich.

Bei der Arbeitsspeicherverwaltung, sowie bei der Datenkommunikation mit der CPU, tritt bei hohen Datenmengen ein Übertragungsengpass („von-Neumann-Flaschenhals") auf. Ein Verbesserungsansatz ist die Trennung des Arbeitsspeichers in einen Befehlsspeicher und einen Datenspeicher. Diese Trennung erlaubt, das Daten-RAM und Befehls-RAM mittels getrennter Busse und einem gemeinsamen Adressbus durch den Prozessor schneller anzusprechen. Der Nachteil ist ein höherer Overhead. Anwendungen mit diesem Konzept finden sich noch in digitalen Signalprozessoren für kontinuierliche und hohe Daten- und Befehlsströme. Dieses als Harvard-Architektur bekannte Konzept wurde weiter optimiert und ist heute in den meisten Computersystemen realisiert. Es sieht allerdings heute nur mehr die Trennung schneller Befehls- und Datencaches vor, die jedoch wiederum aus *einem* gemeinsamen Arbeitsspeicher (Daten- und Befehls-RAM) gespeist werden. Somit können dem Prozessor rasch die notwendigen Daten und Befehle zur Verfügung gestellt und trotzdem die optimierte Ausnutzung eines kostengünstigen Arbeitsspeichers beibehalten werden.

3.1.7 RAID-Systeme

RAID-Systeme (Redundant Array of Independent Discs) nutzen mehrere Festplatten, um große Datenmengen (TByte-Umfang) entweder redundant zu speichern oder

Tabelle 3.1. RAID Levels im Vergleich.

RAID LEVEL	0	1	2	3	4	5
Anzahl Laufwerke	n > 1	n = 2	n = 10	n > 2	n > 2	n > 2
Redundante Laufwerke	0	1	2	1	1	1

Daten in sicherheitsrelevanten Strukturen verteilt auf einzelne Festplatten zu speichern (Tabelle 3.1). Damit ergeben sich drei wesentliche Vorteile gegenüber dem Einsatz einer Festplatte mit hoher Speicherkapazität:

- Verbesserung der Ausfallsicherheit,
- Verbesserung der Übertragungsgeschwindigkeit zwischen RAM und Festplatte,
- Austausch von Festplatten während des laufenden Betriebes.

Hardware-RAID: Von Hardware-RAID spricht man, wenn das Zusammenwirken der Festplatten von einem Hardware-RAID-Controller abgewickelt wird. Der RAID-Controller liegt nahe der Festplatten oder in dem Disk-Array, in dem auch die Festplatten untergebracht sind.

Software-RAID: Von Software-RAID spricht man, wenn das Zusammenwirken der Festplatten softwareseitig durch das Betriebssystem abgewickelt wird. Die Festplatten bzw. das Disk-Array sind über Festplattencontroller am Computer angeschlossen.

Der Vorteil des Hardware-RAID-Controllers ist die höhere Zuverlässigkeit, Software-RAID-Systeme bieten oft schnellere Datentransferraten, haben jedoch den Nachteil des Datenverlustes im Cache bei einem Systemausfall.

Raid Level 0: Raid Level 0 ist ein Verfahren zur Beschleunigung von Plattenzugriffen ohne redundanter Speicherung. Dazu fasst Raid 0 zwei oder mehr Festplatten zu einem logischen Laufwerk zusammen. Es verteilt die Daten in sequentiellen Blöcken („Stripes“) gleichmäßig über alle Laufwerke. Das dadurch mögliche parallele Arbeiten auf mehreren Laufwerken bei einer Lese-/Schreibanweisung steigert die Durchsatzrate. Es ist jedoch zu beachten, dass im Falle eines Festplattenausfalles die Daten nicht mehr wiederhergestellt werden können. Ausfallsichere und echtzeitfähige Systeme müssen dies im Systemdesign berücksichtigen.

Raid Level 1: Raid Level 1 ist ein Verfahren zur Spiegelung von mindestens zwei Festplatten. Als „Mirroring” wird der Einsatz *eines* RAID-Controllers für *alle* Festplatten, unter Duplexing wird der Einsatz *je eines* Controllers für *jede* Festplatte definiert. Alle Schreibzugriffe erfolgen parallel auf die Festplatten. Fällt eine Platte aus, sind die Daten über die andere(n) Platte(n) verfügbar. Da man für die gleiche Menge von Nutzdaten doppelt soviel Speicher benötigt, ist dieses Modell kostenintensiv, jedoch für sicherheitsrelevante Anwendungen sehr geeignet. Als Datenarchiv kann dieses Konzept nicht empfohlen werden, da die Daten physisch redundant und ohne weiteren besonderen Schutz am selben Ort vorliegen.

Raid Level 2: Raid Level 2 speichert die Nutzdaten bitweise über die Platten nach dem Modell der Parity Bits. Damit können Fehlerkorrekturen möglich werden.

Die bitweise Verteilung auf eigene Laufwerke erzwingt aber den Einsatz von nicht weniger als 10 Festplatten im Verbund.

Raid Level 3: Raid Level 3 realisiert ein byteweises Verteilen der Nutzdaten. Zur Erkennung von Schreib-/Lesefehlern setzt es im Gegensatz zu RAID 2 auf die integrierten Funktionen der Festplatten. Dadurch kommt es mit einem einzelnen, dedizierten Parity-Laufwerk aus. Das Verfahren wird bei der Verarbeitung großer, zusammenhängender Datenmengen auf Einzelplatzrechnern verwendet.

Raid Level 4: Raid Level 4 arbeitet mit blockweisem Verteilen der Nutzdaten. Um auch für kleine Datenmengen schnelle Zugriffe zu ermöglichen, verzichtet es auf eine Synchronisierung der Kopfbewegungen aller Platten. Zur Speicherung der Parity-Informationen nutzt es auch eine dedizierte Platte. Raid Level 4 eignet sich für Anwendungen, bei welchen sehr viel mehr Lese- als Schreiboperationen anfallen.

Raid Level 5: Raid Level 5 arbeitet mit einer blockweisen Verteilung der Nutzdaten, die gleichmäßig über die Platten verteilt werden, auf welchen auch die Parity-Informationen gespeichert werden. Die Berechnung der Parität erfolgt durch die XOR-Verknüpfung. Mit hoher Wahrscheinlichkeit erfolgen daher die Schreiboperationen auf unterschiedlichen Platten, sodass sich diese weitgehend parallelisieren lassen. Auch die mechanische Belastung der Platten verteilt sich gleichmäßiger, da keine Platte als Parity-Platte erhöhten Zugriffen ausgesetzt ist.

Ein RAID-Level spezifiziert also, wie die einzelnen Festplatten im Verbund genutzt werden. Es gibt heute unzählige Varianten, die in der Praxis meistgenutzten RAID-Level sind jedoch RAID Level 0, RAID Level 1 und RAID Level 5.

3.1.8 Network Attached Storage und Storage Area Network

Network Attached Storage

Ein Network Attached Storage (NAS) ist ein einfach zu verwaltender Speicher, z.B. ein Dateiserver, der als eigenständiger Computer mit eigenem Betriebssystem konzipiert ist und über das Netzwerk angesprochen werden kann. Da die Funktionen des NAS sehr spezifisch sind, können Fehler bei Anwendungen wegen weniger Konfigurationsmöglichkeiten minimiert werden.

Im Unterschied dazu wird als Server Attached Storage ein Massenspeicher bezeichnet, die sich in einem separaten Gehäuse befindet und an einen Computer direkt angeschlossen ist.

Storage Area Network

Als Storage-Area-Network (SAN) wird ein Netzwerk zur Verbindung von Servern und den von den Servern genutzten Festplattensystemen bezeichnet (im Unterschied zu lokalen Netzwerken, die alle Netzwerkknoten miteinander verbinden). Das SAN wurde entwickelt, um dem Verwaltungsproblem dedizierter Festplatten in Server-Systemen bzw. Network Attached Storage Systemen entgegenzuwirken.

3.1.9 Spezielle Ein- und Ausgabegeräte

Typische Eingabegeräte für den allgemeinen Gebrauch eines Computersystems sind Tastatur, Maus, Trackball, Joystick, Touchscreen, Barcode, Karten- und Beleglesegeräte, Digitalisiertablett, Scanner, Mikrophone, Kamera, Signalgeber (Sensoren) und Spracheingabegeräte. Ausgabegeräte sind zum Beispiel Drucker, Sprachausgabegeräte (Lautsprecher), Plotter, Mikrofilm-Rekorder, Signalgeber (Effektoren) und Monitore. Typische Ein- und Ausgabegeräte im Gesundheitswesen sind oft sehr zielgruppenspezifisch für den Mediziner, das Pflegepersonal oder den Patienten und ersetzen z.B. die klassische Maus oder Tastatur. An medizinisch genutzte Ein- und Ausgabegeräte werden wegen ihres Einsatzgebietes und der Bedienung durch Spezialisten bzw. Laien hohe Anforderungen bezüglich Ergonomie, Zuverlässigkeit, Sicherheit und Hygiene gestellt. Die Endgeräte müssen einen gewissen Grad an Intelligenz aufweisen, über einfache, oft grafische Benutzerschnittstellen verfügen, sowie intuitiv bedienbar sein.

Bildschirm für die Befundung: An Bildschirme, die im klinischen Einsatz genutzt werden, werden unterschiedliche Anforderungen in punkto Bildschirmoberfläche (z.B. antireflektierende Oberflächen, Leuchtdichte, Kontrastverhältnis), Auflösung und Bildverarbeitungsgeschwindigkeit (Latenz), Farbstufen und Farbreproduktion, Blickwinkel und Farbtemperatur, sowie Sicherheit (z.B. IPX-Schutz vor Eindringen von Flüssigkeit, Konstruktion ohne Lüfter) und Kompatibilität mit medizinischen Bildformaten, z.B. DICOM, gestellt.
Bildschirme müssen den technischen Anforderungen der Norm DIN 6868-57, den Richtlinen 2001/95/EG für die allgemeine Produktsicherheit und 2004/108/EG für die elektromagnetische Verträglichkeit genügen, sowie die Bestimmungen der Medizinproduktebetreiberverordnung erfüllen, wenn sie in der Patientenumgebung nach DIN EN 60601-1 eingesetzt werden. Für den interessierten Leser sei weiters auf die EN ISO 13406 (Ergonomische Anforderungen) und ISO 9241 (Anforderungen an die Arbeitsumgebung, Hardware und Software) verwiesen.
Einsatzgebiete für Bildschirme sind Befundmonitore in Operationssälen und in der Radiologie (z.B. Graustufenmonitore, z.B. für die Angiografie oder Zahnheilkunde) oder Betrachtungsmonitore für Endoskopie bzw. Ultraschall, wie für die Beobachtung von Bewegtbildern und allgemeine medizinische Anwendungen.

Ultraschall-Tracker: Ein akustischer Tracker ist ein Gerät zur Bestimmung von Positionen und Ausrichtungen eines Objektes im Raum. Einsatzgebiete sind Anwendungen der Virtuellen Realität wie z.B. bei Trainingssystemen für chirurgische Eingriffe. Ein Sender emmitiert ein Schallsignal, welches von mindestens drei Empfängern ausgewertet wird. Aus den unterschiedlichen Laufzeiten des akustischen Signals lässt sich Position und gegebenenfalls auch die Orientierung des Senders über Triangulation in stabilen Umgebungen ermitteln.

Mundgesteuerte Maus: Als Ersatz für die Tastatur kann eine mundgesteuerte Eingabe von Daten und Mausbewegung erfolgen. Lippenbewegungen am Mundstück bewegen die Maus am Bildschirm, leichtes Saugen und Blasen am Mundstück simulieren die Mausklicks.

3.2 Kommunikationstechnik

Technische Kommunikationssysteme verbinden mehrere Kommunikationseinrichtungen untereinander. Sie müssen die technischen Voraussetzungen dafür sicherstellen, dass eine geordnete Kommunikation zwischen zwei und mehreren Teilnehmern möglich ist. Die zugrundeliegenden Kommunikationseigenschaften dafür sind:

leitungs-, paket-, nachrichtenvermittelt: In der Leitungsvermittlung wird die Kommunikation zwischen den Kommunikationseinrichtungen für eine bestimmte Zeitdauer ermöglicht. In der Paketvermittlung wird eine Nachricht in einzelne Pakete geteilt, diese mit Zusatzinformationen wie Paketnummer, Sender und Empfänger versehen und übertragen. In der Nachrichtenvermittlung wird eine Nachricht vollständig an den Empfänger übermittelt.

verbindungsorientiert, verbindungslos: Die verbindungsorientierte Kommunikation besteht aus den Phasen Verbindungsaufbau, Nachrichtenübermittlung und Verbindungsabbau. Die verbindungslose Kommunikation verzichtet auf den Verbindungsaufbau und -abbau.

bestätigt, unbestätigt: Bei verbindungslosen Kommunikationssystemen wird meist eine Quittungsnachricht (acknowledgement, ACK) als Bestätigung einer erfolgreichen Übertragung zurückgeschickt, bei verbindungsorientierten Kommunikationssystemen wird eine periodische, technische Leitungsprüfung vorgenommen.

synchron, asynchron: In synchron arbeitenden Kommunikationssystemen befinden sich die Kommunikationseinrichtungen im gleichen Takt. Bei asynchron arbeitenden Kommunikationssystemen können Nachrichten oder Nachrichtenteile unterschiedlich lange Übertragungsdauern haben.

temporär, statisch, permanent: Bei einer temporären Wählverbindung wird die Verbindung nur für die Dauer der Datenübertragung aufgebaut. Bei statischen Verbindungen wird die Verbindung zwischen den gewünschten Kommunikationseinrichtungen über einen längeren Zeitraum eingerichtet, wenn die Kommunikationseinrichtungen fix sind, spricht man von permanenten Verbindungen.

simplex, duplex, halbduplex, vollduplex: Im simplex Betrieb kann nur ein Teilnehmer senden, im duplex Betrieb können die Teilnehmer senden und empfangen. Im vollduplex Modus können die Teilnehmer gleichzeitig senden und empfangen, im halbduplex Modus muss abwechselnd gesendet oder empfangen werden.

stationär, quasistationär, mobil: Die stationären Kommunikationseinrichtungen sind ortsfest. Quasistationäre Verbindungen haben eine mobile Endstelle, die jedoch während der Nachrichtenübermittlung ortsfest bleibt. Mobile Verbindungen haben Kommunikationseinrichtungen, die nicht ortsfest sind.

3.2.1 Verdrahtete Kommunikation

CAT-7-Kabel

In twisted-pair Kabeln sind die beiden Adern eines Adernpaares miteinander verdrillt und mehrere Adernpaare in einem Kabel verseilt. Cat-7-Kabel haben vier einzeln abgeschirmte Adernpaare, die die Anforderungen der Norm IEEE 802.3 erfüllen und für 10-Gigabit-Ethernet-Netzwerkstrukturen geeignet sind.

RJ-45-Kabel

RJ-Steckverbindungen werden heute weltweit für Telefon- und Computer-Netzwerkverbindungen verwendet. Dazu werden die Stecker in Verbindung mit verdrillten (twisted-pair) Adern benutzt.

Koaxialkabel

Koaxialkabel sind zweipolige, konzentrisch aufgebaute Kabel. Der Innenleiter ist vom Außenleiter isoliert, das Kabel nach außen hin isoliert. Sie werden verwendet, um hochfrequente, mitunter breitbandige Signale zu übertragen, gewöhnlich mit Frequenzen im Bereich von 100 kHz bis 10 GHz. Kabeltypen und Steckverbindungen sind unterschiedlich je nach Einsatz im Basisband- oder Breitband-Modus, so z.B. im Basisband für Computer-Netzwerke in Bussystemen als Yellow-Cable (10Base5) oder thin-ethernet (10Base2) bzw. in Stern-Topologien als RG62.

Glasfaserkabel

Glasfaserkabel dienen zur Übertragung von Lichtwellen (LWL). Sie sind aus lichtleitenden Fasern bestehende, mit Steckverbindungen versehene Kabel und Leitungen zur Übertragung von Licht im sichtbaren sowie ultravioletten oder infraroten Bereich. Glasfaserkabel bilden mehr oder weniger stark biegsame Verbindungen zur Übertragung optischer Signale.

3.2.2 Drahtlose Kommunikation

Unter mobiler Kommunikation versteht man die Kommunikation von nicht ortsfesten Teilnehmern mit ortsfesten und/oder nicht ortsfesten Teilnehmern. Teilnehmer sind dabei alle informationsverarbeitenden Geräte, wie z.B. Handys, Notebooks und mobile Medizingeräte. Die mobile Kommunikation erfolgt drahtlos. Ihr liegen unterschiedliche Standards zugrunde, die sich in Bezug auf Datenrate und maximale Entfernung unterscheiden (Abb. 3.7).

Weltweit sind Frequenzbänder für industrielle, wissenschaftliche und medizinische Anwendungen (ISM – Industrial, Scientific, Medical) freigegeben. Viele drahtlose Kommunikationsverfahren arbeiten auf diesen Frequenzen.

Die Norm IEEE 11073 Medical Device Profile definiert ein Schichtenmodell für die Kommunikation zwischen mobilen Einheiten in der Medizintechnik.

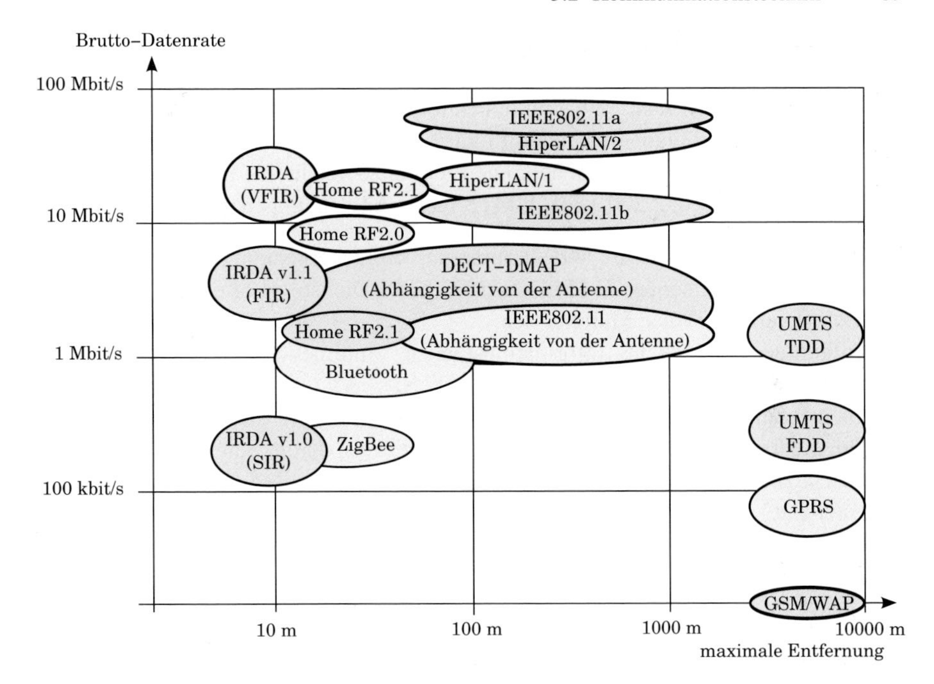

Abb. 3.7. Datenraten und maximale Entfernungen für unterschiedliche drahtlose Netze.

GSM

Die Abkürzung GSM bedeutet *Global System for Mobile Communications*. Ein GSM-Netz erlaubt Datenübertragungsraten bis zu 9,6 kBit/s. Anwendungen finden sich z.B. in der Notfallmedizin.

GPRS-Technologie – General Packet Radio Service

General Packet Radio Service (GPRS) ist eine paket-basierte GSM-Technik und weist im Vergleich zu GSM eine mehr als 10fache Übertragungsrate auf.

HSCSD – High Speed Circuit Switched Data

Es gibt mehrere Techniken, um in GSM-Netzen Daten mit wesentlich höheren Geschwindigkeiten als 9.600 Bit/s zu übertragen. Eine davon ist HSCSD – High Speed Circuit Switched Data. Ohne teure Hardware-Umrüstung bei der Netzwerk-Infrastruktur können in GSM-Netzen durch die Nutzung *mehrerer Zeitschlitze* Datenraten von bis zu 4 × 14.400 Bit/s erreicht werden. Auf der mobilen Seite müssen wie auch bei den anderen zukünftigen Techniken GPRS, WAP und UMTS neue Geräte beschafft werden.

UMTS – Universal Mobile Telecommunication System

UMTS (Universal Mobile Telecommunication System) wurde entwickelt, um einerseits die zur Verfügung stehenden Frequenzen besser auszunutzen und andererseits höhere Datenraten zu erreichen. Die Frequenzbereiche für UMTS sind 1.900–2.025 MHz und 2.110–2.200 MHz. UMTS bietet Anwendungen, wie z.B.:

- Kommunikationsdienste: Videokonferenz, Spracherkennungsdienste, Lokalisierung von Personen, E-Mail-Dienste, SMS-Dienste – Short Mail Service, VMS-Dienste – Voice Mail Service.
- Öffentlich zugängliche Informationsdienste: Internet-Zugriff, Online-Bibliotheken.
- Dienste für den Geschäftsbereich: Online-Bezahlungsdienste.
- Telemedizin: Notkonsultation z.B. auf Schiffen durch Satellitenverbindung; Hausarzt kann bei Hausbesuchen auf Datenbank zugreifen (elektronische Patientenakte).
- Überwachungsdienste: Webcam liefert Signal direkt auf das Handydisplay (z.B. für die Sturzerkennung).

Wireless LAN

Der Wireless LAN Standard (WLAN) ist in der Norm IEEE 802.11b/g) definiert (Abb. 3.7). Drahtlose Netzwerke stellen ein gewisses Sicherheitsrisiko dar, da Funkwellen und damit die Nachrichten von jedem innerhalb der Funkreichweite befindlichen IEEE-802.11-Empfänger abgehört werden können. Neben sicherheitsrelevanten Aspekten bei der Adressverwaltung kann der Inhalt von Funknachrichten im Rahmen der „Wired Equivalent Privacy“ (WEP) verschlüsselt werden.

Bluetooth und Bluetooth Ultra Low Power

Bluetooth nutzt das für industrielle, medizinische und Forschungszwecke (ISM) freigegebene 2,4-GHz-Frequenzband und basiert auf dem Standard IEEE 802.15.1. Auf diesem in den meisten Ländern der Welt lizenzfrei nutzbaren Bereich arbeiten Geräte wie Mikrowellenherde, schnurlose Telefone und nicht zuletzt auch WLANs nach dem Standard IEEE 802.11. Entwicklungsziele waren daher eine möglichst geringe Störanfälligkeit, Robustheit, einfache Implementierbarkeit, geringer Energiebedarf und geringe Kosten der Hardware.

Um das zu erfüllen, war bei Bluetooth 1.0 eine Beschränkung der Reichweite auf 10 Meter und einer Datenrate von rund 730 kBit/s notwendig. Mit der Weiterentwicklung zu Bluetooth 2.0 konnte die dreifache Datenrate mit einer maximalen Entfernung von 100 Metern erreicht werden. Das reicht aus, um alle Geräte im direkten Umfeld einer Person oder auch im Bereich eines Heim- oder Büroarbeitsplatzes

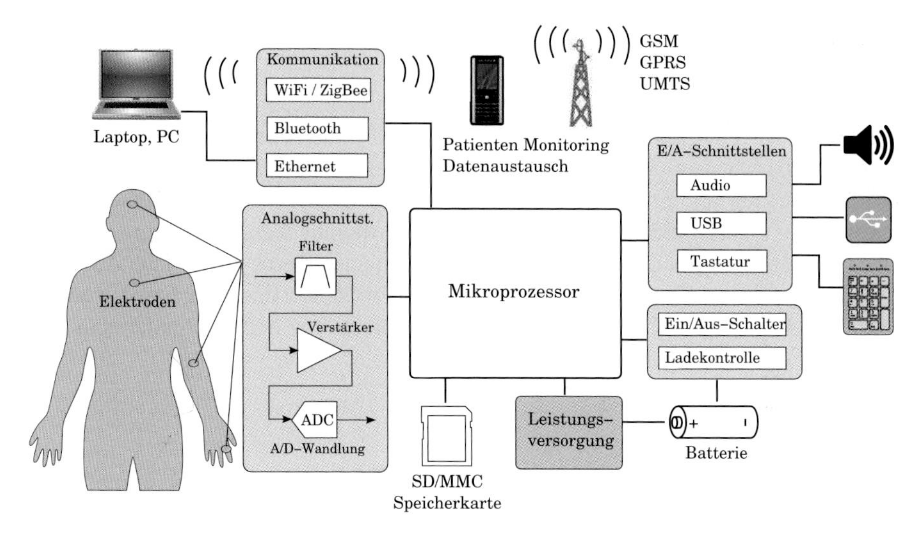

Abb. 3.8. Blockschaltbild eines mobilen Patientenüberwachungssystems.

anzusprechen. Um Störeinflüssen zu begegnen, verwendet Bluetooth das Frequenzsprungverfahren – Frequency Hopping Spread Spectrum (FHSS) – zur Datenübertragung. Bis zu 1.600-mal in der Sekunde wechselt ein Bluetooth-Gerät die Übertragungsfrequenz, wodurch auch eine Sicherheit gegen Lauschattacken gegeben ist. Mit Bluetooth 2.1 werden zusätzliche Sicherheitsfunktionen wie die Verschlüsselung und Authentifizierung realisiert.

Mit Bluetooth lassen sich sowohl Punkt-zu-Punkt-Verbindungen zwischen zwei wie auch Punkt-zu-Mehrpunkt-Verbindungen mit mehreren Teilnehmern realisieren. Bei der Punkt-zu-Mehrpunkt-Variante teilen sich alle Geräte die verfügbare Bandbreite.

Mit der Ultra Low Power Erweiterung eröffnen sich verschiedene Möglichkeiten im medizintechnischen Einsatz, z.B. bei mobilen Pulsmessgeräten oder mobilen EKG-Geräten.

Beispiel 33. Mobiles Patientenüberwachungssystem mit Bluetooth-Datenübertragung (Abb. 3.8). Ein mobiles EKG mit 10 Ableitungen sei mit einer Bluetooth-Datenschnittstelle versehen. 3 Informationskanäle dienen zur Übertragung von zusätzlichen Daten, der Schrittmachererkennung, Informationsbytes und Sicherungsbytes. Die Abtastung erfolgt mit 1 KHz je EKG-Ableitung und 4 KHz je Informationskanal. Es wird eine Nutzdatenübertragungsleistung von 550 Kbits/s sichergestellt.

ZigBee

ZigBee ist für den Einsatz und die Vernetzung wartungsfreier Funkschalter, Funksensoren und Geräte mit beschränkter Energieversorgung vorgesehen und basiert auf dem Standard IEEE 802.15.4. Damit lassen sich Übertragungsraten von bis zu

250 kBit/s und Entfernungen von bis zu 75 Metern erreichen. Die Anwendungsbereiche von ZigBee umfassen Industrie- und Automatisierungstechnik zur Anlagensteuerung und -überwachung, Heimvernetzung und Umgebungssteuerungen bis hin zu Anwendungen in der Medizintechnik, wie z.B. für die Patientendatenübertragung durch tragbare Sensoren. ZigBee überträgt über ein breites Frequenzspektrum (Ultra Wide Band) hinweg ein codiertes Signal, wodurch es sich von anderen Netzwerkprotokollen unterscheidet. Dadurch wird zur Übertragung weniger Energie benötigt als die Übertragung bei einer einzelnen Trägerfrequenz. Durch zusätzliche Abschaltung von inaktiven Netzwerkkomponenten kann zusätzlich Energie gespart werden. ZigBee erlaubt eine effiziente Punkt-zu-Punkt Verbindung und verwendet zum Datenschutz die AES-Norm (siehe Abschnitt 2.5.3).

RFID

RFID (Radio Frequency Identification) bezeichnet die automatische, berührungslose Identifizierung von Objekten mit Einsatz von elektromagnetischen Wellen. Damit verbunden kann auch die automatische Datenerfassung, -speicherung und -ortung sein.

Ein RFID-System besteht aus einem Transponder mit einer eindeutigen Kennung und einem Lesegerät. Meist erzeugt das Lesegerät ein elektromagnetisches Hochfrequenzfeld zur Übertragung von Daten und Energieversorgung des Transponders.

Im November 2004 wurde der Einsatz des „VeriChip“ am Menschen durch die US-amerikanische Gesundheitsbehörde (FDA) genehmigt. Der Transponder wird unter der Haut des Menschen eingepflanzt, womit im Notfall - bei Vorhandensein der technischen Infrastruktur - lebenswichtige Informationen verfügbar sind. Alternativ könnten die Daten über Armbänder verfügbar gehalten werden.

Ein anderes Einsatzgebiet der RFID-Technik liegt in der Prävention gegen gefälschte Medikamente oder beim Transport temperaturempfindlicher Medizinprodukte, wo RFID-Tags mit Sensorfunktionen an den Transportbehältern eingesetzt werden können. Die Aufzeichnung dokumentiert eine Abweichung von den Transportbedingungen und stärkt den Schutz von Patienten, da diese Medikamente nachvollziehbar entsorgt werden können.

Infrarot

Infrarot-Schnittstellen zählen zu den sichersten für die mobile Kommunikation. Die Infrared Data Association (IrDA) forciert die Weiterentwicklung der Technologie für den medizintechnischen Einsatz, z.B. bei Messgeräten.

3.3 Computernetzwerke

3.3.1 ISO/OSI-Referenzmodell

Die ISO (International Standardization Organization) hat das OSI-7-Schichten-Referenzmodell (Open Systems Interconnection) geschaffen (Tabelle 3.2), um über

Tabelle 3.2. ISO/OSI-7-Schichten-Modell.

OSI- Schicht	Bezeichnung IEEE 802.x	Beschreibung
7 Gateway	Anwendungsebene *Netzwerkbetriebssystemebene*	Netzwerkdienstprogramme; Schnittstelle zwischen dem Anwendungsprogramm und dem Netzwerkbetriebssystem. Anwendungsprogramme sind nicht im OSI-Modell geregelt.
6	Darstellungsebene *Netzwerkbetriebssystemebene*	Logik, mit welcher Anwendungsprogramme an das Betriebssystem ankoppeln, wie z.B. Verschlüsselungsfunktionen, Information über den Bildaufbau, Anpassung der Codes und Druckformate.
5	Sitzungsschicht *Netzwerkbetriebssystemebene*	In dieser Ebene werden z.B. Gerätenamen den Netzwerkknoten (Adressen) zugeordnet. Weiters erfolgt das Passworthandling und die Synchronisation von Sitzungen.
4	Transportebene *Übertragungsebene*	Identifikationsnummernvergabe für Datenpakete. Teilung der Datenpakete wenn nötig und Sicherstellung der Eindeutigkeit für die Übertragung und Zusammenführung.
3 Router	Netzsegmentebene *Übertragungsebene*	Steuerung für die Datenübertragung über mehrere Segmente hinweg: Routing. Umformatierung von Datenpaketen für den Fall unterschiedlicher Netzwerktopologien.
2 Bridge	Datenverbindungsebene 2b. LLC-Logical Link Control 2a. MAC-Medium Access Control *Übertragungsebene*	Zugriffsfreigabe und Kollisionsvermeidungsstrategie; Format des Datenpaketes: Adresse des Senders, Empfängers, Daten, Prüfsummenfeld für Fehlererkennung und/oder Korrektur.
1 Repeater	Physikalische Ebene *Übertragungsebene*	Physikalische Verbindung zwischen Datenendgerät und Netzwerk; elektromechanische Komponenten wie Kabel und Stecker; Modulationstechniken; Bitübertragungsebene.

standardisierte Schnittstellen Netzwerk-Komponenten verschiedener Hersteller miteinander verbinden zu können. Heute ist das OSI-Referenzmodell Grundlage vieler Kommunikationsmodelle, z.B. für DICOM (siehe Abschnitt 2.5.4).

Jede Schicht des ISO/OSI-Modells baut auf der Funktionalität der jeweils unteren Schicht auf, das heißt, jede Schicht leistet für die jeweils übergeordnete Schicht spezielle Dienste. Die Kommunikation zwischen zwei Geräten läuft dazu immer auf der gleichen Schichtebene ab. Die Daten werden ebenenweise nach unten geführt, in jeder Ebene mit Informationen für den Nachrichtenaustausch versehen bzw. ergänzt und letztendlich physisch über die Übertragungsmedien der Schicht 1 transportiert.

Das eigentliche *Datenpaket* (Dateien werden für die Übertragung in viele einzelne Datenpakete geteilt, die danach wieder zusammengefügt werden) wird somit in jeder Schicht um Steuerungs- und Sicherungsinformationen ergänzt, sodass ein

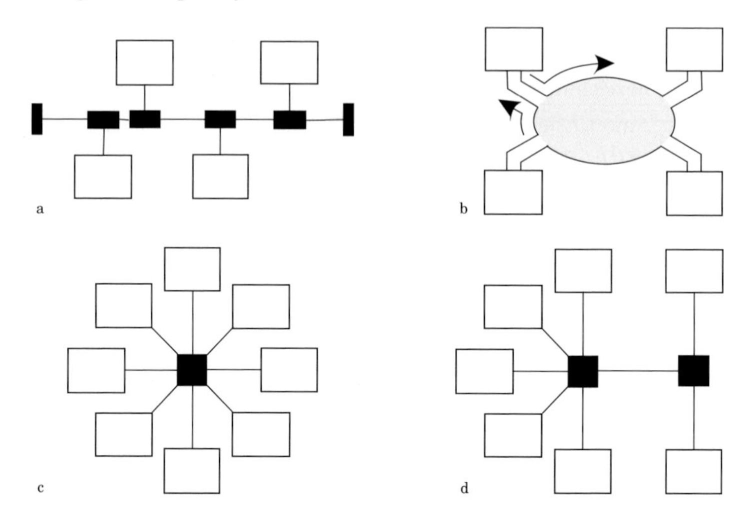

Abb. 3.9. LAN-Topologien und Zugriffsverfahren.
a – Bus (Ethernet): Interface, Terminatoren; Token Passing, CSMA/CD. **b** – Ring (Token Ring): aktive und passive Anbindung; deterministisches Token Passing. **c** – Stern (Ethernet): zentrales Koppelelement; Token Passing, CSMA/CD. **d** – Verteilter Stern (Ethernet): zentrale Koppelelemente; Token Passing, CSMA/CD.

Nachrichtenpaket (eine Nachricht) zumindest aus dem Header, den Daten und Sicherungsinformationen besteht.

3.3.2 Netzwerk-Topologien und Zugriffsverfahren

Lokale Netze (LAN – Local Area Network) dienen der Datenkommunikation und sind in der Regel auf einen lokalen Grundstückbereich beschränkt. *Rechnerfernnetze* (WAN – Wide Area Network) erlauben standortübergreifende Datenfernübertragung. Bei der Vernetzung innerhalb von Ortsbereichen, aber noch nicht im Fernbetrieb spricht man von einem Metropolitan Area Network (MAN). Die Übertragung selbst erfolgt mittels Basisband- oder Breitbandverfahren auf Medien wie Mehrfachdraht, Koaxialkabel, Lichtleiter und Funkverbindungen. Zur Vergrößerung der Computernetzwerke sowie für deren Schutz werden spezielle Netzwerkkomponenten eingesetzt.

Topologien

Man unterscheidet die drei Basistopologien: Stern, Ring und Bus (Abb. 3.9). In kleinen Umgebungen wird oft, auch physisch, eine reine Bustopologie implementiert, in größeren Netzwerken oder Netzwerken, die über mehrere Etagen laufen, handelt es sich bei der Verkabelung um eine Mischung aus Bus- und Sternverkabelungen. Darauf wird dann ein logischer Bus implementiert. Dieses Modell hat sich praktisch durchgesetzt.

Tabelle 3.3. Normen IEEE 802.x zur LAN-Standardisierung.

Norm	
IEEE 802.1:	Datenaustausch zwischen unterschiedlichen Netzen
IEEE 802.1Q:	Einsatz virtueller LANs
IEEE 802.2:	OSI Link Layer Protokoll
IEEE 802.3:	CSMA/CD (Ethernet)
IEEE 802.3ab:	GigaBit Ethernet auf UTP der Kategorie 5
IEEE 802.3ac:	MAC Spezifikationen
IEEE 802.z:	Standardisierung GigaBit Ethernet
IEEE 802.4:	Tokenbus
IEEE 802.5:	Tokenring
IEEE 803.6:	Standardisierung des MAN und der DQDB (Distributed Queue Dual Bus) Protokolle
IEEE 802.8:	Standardisierung Lichtwellenleiter (FDDI Hochgeschwindigkeitsnetz)
IEEE 802.9:	Sprachübertragung
IEEE 802.9a:	Echtzeitübertragung
IEEE 802.10:	Sicherheitsfragen
IEEE 802.11:	Wireless LAN
IEEE 802.12:	100Base VG Anylan, DPMA (Demand Priority Access Method)
IEEE 802.15:	Funknetzwerke mit geringen Ausdehnungen (Sensornetzwerke)
IEEE 802.30:	100Base-X

IEEE (Institute of Electrical and Electronics Engineers) hat mit dem Standard IEEE 802 die Vielzahl der ursprünglichen Systeme auf einige wenige Grundsysteme und Zugriffsverfahren deutlich reduziert und vereinheitlicht (Tabelle 3.3).

Zugriffsverfahren

Die Zugriffe auf die eingesetzten Medien sind in der ersten ISO/OSI-Schicht implementiert. Dort müssen die digitalen Signale für die Übertragung auf die eingesetzten Medien umgesetzt werden. Es stehen in der Regel Glasfaserleitungen, Koaxialkabel, verdrillte Kupferkabel oder Funk zur Verfügung.

Der zweiten Schicht im ISO/OSI-Modell sind die Aufgaben der Media Access Control (MAC) und der Logical Link Control (LLC) zugeordnet, welche die korrekte Nachrichtenformatierung verantwortet, sowie das Handling der Übergabe bzw. Übernahme der Datenpakete zum und vom Übertragungsmedium, wie z.B. die Pufferung, durchführt.

Als Zugriffsverfahren bei Computer-Netzwerken haben sich das Tokenverfahren und Varianten des CSMA-Verfahren etabliert, wobei sich im praktischen Einsatz letztere durchgesetzt haben.

- *Tokenverfahren*: In einem Computer-Netzwerk, das mit dem Tokenverfahren (Token passing) arbeitet, existiert ein besonderes Bitmuster, das so genannte Token. Da nur derjenige Teilnehmer senden darf, der im Besitz des Tokens ist, wird sichergestellt, dass immer nur Nachrichten berechtigter Teilnehmer über das Netz gesendet werden. Erst nach dem Ende einer Übertragung wird das Token und damit die Sendeberechtigung weitergegeben. In der Praxis wird dem Tokenverfahren weitere Intelligenz zugeordnet, so wird zum Beispiel erkannt, ob zwei Token (zum Beispiel durch einen Bitübertragungsfehler) existieren, ein leerer Token kreist oder ob eine zweite Nachricht an einen Token angehängt werden kann (wenn er zufällig denselben Empfänger ansteuert). Das Tokenverfahren ist deterministisch und hat daher für echtzeitkritische Anwendungen erhebliche Vorteile.
- *CSMA/CD*: In einem Computer-Netzwerk, das mit dem CSMA/CD-Verfahren (Carrier Sense Multiple Access With Collision Detection) arbeitet, muss sich jene Station, die sendet, überzeugen, dass das Medium frei ist. Sobald sie sendet, muss sie den Übertragungskanal weiter überwachen. Sollte eine andere Station zufällig gleichzeitig zu senden begonnen haben, so registrieren beide Stationen die Überlagerung der Signale. Daraufhin wird ein Unterbrechungssignal erzeugt (JAM-Signal) und die Übertragung wird abgebrochen. Die neuen Zugriffs- bzw. Sendezeitpunkte werden mittels Zufallszahlengenerator berechnet. Die Wahrscheinlichkeit des Auftretens der Übertragungskollisionen steigt mit der Anzahl von Netzwerkknoten.
- *CSMA/CR*: Der Zugriff wird im CSMA/CR-Verfahren (Carrier Sense Multiple Access/Collision Resolution) verlustfrei mittels Arbitrierung der gesendeten Nachrichtenpakete (Telegramme) gelöst. Im Allgemeinen versteht man unter Arbitrierung die möglichst gerechte Zuteilung von Ressourcen auf verschiedene Benutzer (Geräte). Der genormte Aufbau einer Nachricht wird als Frame bezeichnet. Jeder Frame inkludiert einen Identifier und eine Bitkette mit dominaten und rezessiven Bits zur Identifikation. Jeder Sender überwacht das Medium, während er seinen Frame sendet. Der Sender, dessen erstes rezessives Bit des Identifiers von einem dominanten Bit eines anderen Frames überschrieben wird, stoppt seine Übertragung, sodass der andere Frame übertragen werden kann.
- *DPMA*: Das DPMA-Verfahren (Demand Priority Access Method) stellt ein kollisionsfreies Handshake-Protokoll mit Prioritätensteuerung dar. Dieses Verfahren teilt die verfügbare Bandbreite auf die aktiven Stationen auf und kann in der Praxis nur in Punkt-zu-Punkt-Verbindungen eingesetzt werden. Die zentrale Schaltstelle für die Verbindungssteuerung ist ein Highspeed-LAN-Konzentrator.

Lokale Netzwerke

- *Tokenbus*: Bei einem Tokenbus ist ein logischer Tokenring auf einem physikalischen Bus implementiert. Das heißt, die Stationen sind physikalisch durch einen

Bus miteinander verbunden, als Zugangsregelung wird das Tokenverfahren verwendet. Der ISO-8802-4-Standard (Tokenbus) spielt nur mehr im Produktionsbereich eine größere Rolle. Er bildet zum Beispiel die Basis für die MAP-Protokolle (Manufacturing Automation Protocol), die als Kommunikationsarchitektur zur Vernetzung von Robotern, CNC-Maschinen und Steuerungscomputern entstanden ist.

- *Tokenring*: Der deterministische Tokenring ist ein ehemals von IBM favorisierter LAN-Standard. Die Netzwerktopologie ist ein Ring, die Zugangsregelung erfolgt mittels des Tokenverfahrens. Man kann auf Grund der Leitungslängen und der Anzahl der im Ring aktiven Knoten die längste Übertragungsdauer berechnen. So kann eine garantierte Zeitdauer definiert werden, innerhalb der jeder Teilnehmer senden bzw. erreicht werden kann.
- *Standard Ethernet*: Ethernet ist der am weitesten verbreitete LAN-Standard. Es ist relativ kostengünstig und bietet eine hohe Betriebssicherheit. Das Zugangsprotokoll ist CSMA/CD. Ethernet ist nicht deterministisch, das heißt, es gibt keine Antwortzeitgarantien. Darüber hinaus steigt ab einer konstanten Auslastung von ca. 30 % die Wahrscheinlichkeit für das Auftreten von Kollisionen steil an. Ethernet ist heute oft als *Fast Ethernet* für hohe Übertragungskapazitäten implementiert. Durch die hohen Geschwindigkeiten relativiert sich praktisch das Problem der Kollisionen.
- *Fast Ethernet 100Base-VG und 100Base-X*: Der 100-MBit/s Fast-Ethernet-Standard 100Base-VG bedient sich des deterministischen Zugriffsverfahrens DPMA. Dies bedeutet, dass allen Stationen der regelmäßige Zugriff auf das Netzwerk garantiert wird. Beim Umstieg von Ethernet auf Fast-Ethernet muss allerdings geprüft werden, ob die bestehende technische Infrastuktur wie Verkabelung und Router genutzt werden kann.
- *10GBaseCX4* und *10GBase-T* beschäftigen sich mit 10 GBit/s Übertragungsgeschwindigkeit. Der nächste Schritt wird die Übertragung mit 40 GBit/s sein.
- *FDDI-Standard*: Der FDDI-Standard (Fiber Distributed Data Interface; Datenschnittstelle für verteilte Glasfasernetze) spezifiziert einen Glasfaserring für Hochgeschwindigkeitsnetze. Mit einer Übertragungsgeschwindigkeit von 100 MBit/s und dem deterministischen Token-passing-Zugriffsverfahren wird er gerne als Backbone-Netz eingesetzt. FDDI unterstützt sowohl die synchrone als auch die asynchrone Datenübertragung und bietet Schnittstellen zu Ethernet- und Tokenring-Netzen an. An einen FDDI-Ring können bis zu 500 Stationen angeschlossen werden. FDDI kann auch über Kupfermedien realisiert werden.
- *ATM*: Für ATM-Netzwerkstrukturen (Asynchronous Transfer Mode) im LAN-Bereich werden Glasfaserverbindungen mit einer Standardbandbreite von 155 MBit/s und einer Reichweite von zwei Kilometern (Multimode-Faser) oder 40 Kilometer (Monomode-Faser) eingesetzt. Aktuelle ATM-Entwicklungen erlauben eine Bandbreite bis ca. 600 MBit/S. Knotenpunkte eines ATM-Netzwerkes sind die ATM-Switches, deren Aufgabe in der zielgerichteten Weiterleitung der Datenpakete liegt. ATM ist kein klassisches LAN, sondern kommt aus dem Backbone-Bereich der Wide Area Networks. ATM ist noch weitestgehend im Backbone-Netzwerkbereich eingesetzt und stellt derzeit aus Kosten-

gründen noch keine Alternative zu Fast Ethernet oder FDDI-Implementierungen dar.

3.3.3 Netzwerk-Verbindungskomponenten

Netzwerkkomponenten, die für die Verbindung von Netzwerken oder Netzwerksegmenten eingesetzt werden, sind der Repeater, die Bridge, der Router und das Gateway (Abb. 3.10).

Repeater

Die einfachste Form, Netzwerksegmente zu verbinden, ist die mittels Repeater. Repeater sind bitweise, bidirektionale Empfänger-Signaldecoder-Sender. Sie kommen beim Ethernet zum Einsatz, seltener auch bei anderen Topologien (und dort gewöhnlich nur, um außergewöhnlich große Entfernungen zu überbrücken). Mit Repeatern verbundene Netze dürfen keine Zyklen enthalten, ansonsten kreisen Pakete „ewig". Heute kommen meist Multiport-Repeater zum Einsatz, für die sich der Name „*Hub*" eingebürgert hat. Ein Multiport-Repeater verfügt über 4, 8, 16, etc. so genannter „Ports", das sind die Ein/Ausgänge des Repeaters. An jedem solchen Port kann ein Netzwerk-Segment angeschlossen werden. Zusätzlich verfügen viele Hubs noch über einen so genannten „Uplink-Port". Dieser dient der Verbindung zum nächsten Repeater.

Repeater können nur Netze verbinden, die von der ISO/OSI-Schicht 1 bis zur Schicht 7 ident sind. Nur das eigentliche Übertragungsmedium kann auf den beiden Seiten eines Repeaters geändert werden. Ein Repeater kann damit zum Beispiel 10 MBit/s Ethernet auf verdrilltem Kupferkabel auf 10 MBit/s auf Lichtwellenleiter „umformen".

Bridge

Eine Bridge arbeitet auf der ISO/OSI-Schicht 2. Sie empfängt, interpretiert und versendet ganze Nachrichtenpakete – im Gegensatz zum Repeater, der mit den Paketen der ISO/OSI-Schicht 1 (den einzelnen Bits) arbeitet. Mit Bridges verbundene Netze dürfen ebenfalls keine Zyklen (redundante Leitungen) enthalten. Ausgenommen davon sind Spanning Tree Bridges und Source Routing Bridges. Bei diesen und nur bei diesen Sonderformen dürfen Zyklen physisch realisiert werden. Eigenschaften der Bridge sind:

- Eine Bridge arbeitet auf der MAC-Schicht (Schicht 2.1), sie ist daher für alle höheren Protokolle transparent (unsichtbar).
- Die Bridge puffert Pakete. Diese können daher auf Fehler im Frame (falsche CRC, unvollständige Pakete) untersucht und gegebenenfalls ausgesondert werden. Der Puffer hat auch eine Speicherwirkung für den Eingangsport. Außerdem wirkt die Bridge durch die Pufferung der Pakete auch als Filter gegenüber Kollisionen beim Ethernet.

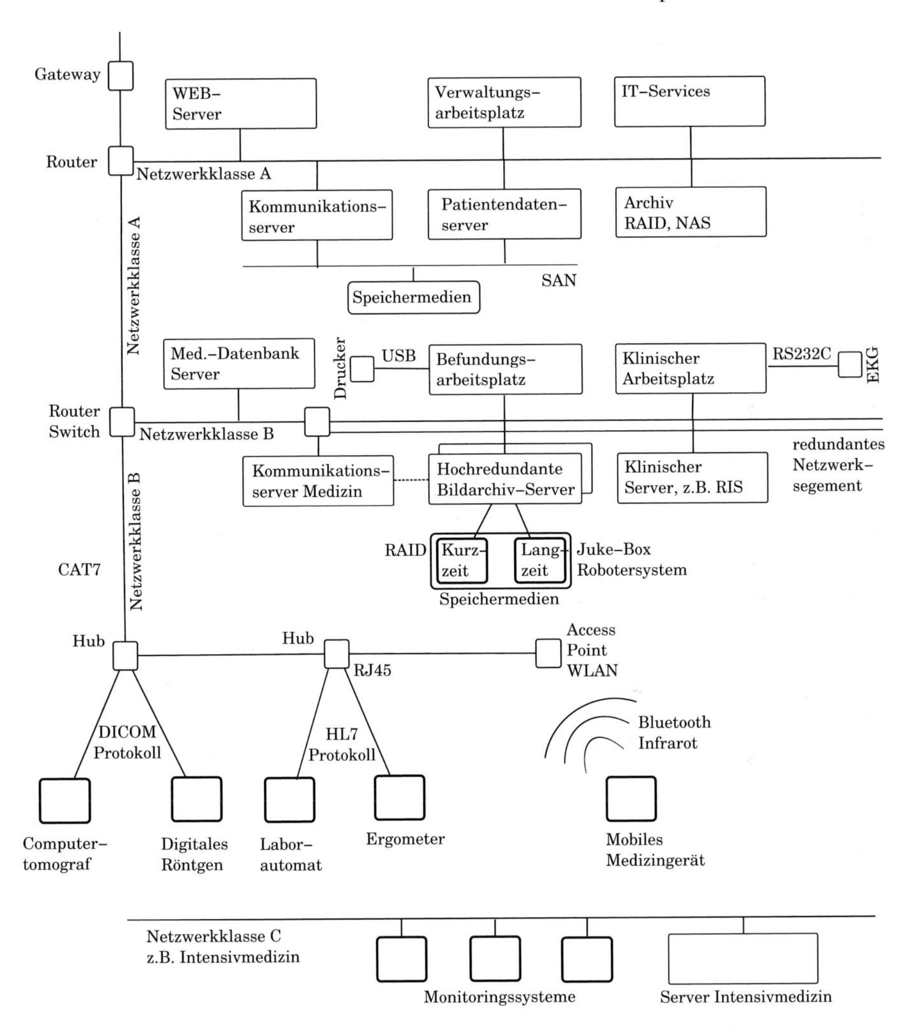

Abb. 3.10. Krankenhausinformationssystem - IT-Infrastrukturschema.

Bridges können Netzwerksegmente, deren Schichten 1 unterschiedlich sind, miteinander verbinden. Damit sind mit Bridges auch Netzwerke unterschiedlicher Geschwindigkeit verbindbar.

Bridges entlasten Netzwerksegmente. Wenn auf einem Segment zu viele Stationen angeschaltet sind, kann man per Bridge dieses Segment in zwei getrennte Segmente mit jeweils halber Stationsanzahl aufsplitten und hat damit pro Segment das halbe Datenaufkommen. Dies ist speziell bei Ethernet dann von entscheidender Bedeutung, wenn das Segment vorher bereits im Bereich der Sättigung gearbeitet hat.

Bridges benötigen zum Puffern und Speichern eine CPU und Memory, weshalb sie teurerer sind als Repeater. Die Geschwindigkeit einer Bridge wird in „Frames per Second" („fps") gemessen, hierbei muss zwischen Eingangsgeschwindigkeit („in" oder „filtering") und Ausgangsgeschwindigkeit („out" oder „forwarding") unterschieden werden. Sonderformen von Bridges sind:

- *Firewall*: Hierbei wird die Bridge intern mit einer Tabelle von MAC-Adressen und Ports versehen. Damit ist eine – allerdings sehr triviale und unbequem zu administrierende – Firewall-Funktionalität realisierbar.
- *Remote Bridge*: Wenn eine Bridge logisch „in zwei Hälften" zerteilt wird und man die entstandenen „Innenseiten" mit einer anderen Netzwerktechnologie versieht, entsteht eine Remote Bridge. Remote Bridges werden verwendet, um ein LAN über MAN/WAN zu transportieren.
- *Switch*: Eine weitere Sonderform von Bridges ist der Switch. Ein Switch ist eine Bridge, die intern über besondere Mechanismen verfügt, um effizient und mit möglichst geringer Latenz Pakete weiterzuleiten. Zumeist wird dazu eine „Crossbar Switch" (Kreuzschalter) verwendet. Der Mechanismus hat das Ziel, mehrere Pakete zugleich (von verschiedenen Ports) empfangen und auch zugleich weiterleiten zu können (was wiederum die Funktionalität einer Filterbridge voraussetzt). Der Unterschied zur konventionellen Bridge ist daher primär die Fähigkeit, Pakete parallel bearbeiten zu können.

Router

Router sind auf der ISO/OSI-Schicht 3 angesiedelt. Die charakteristische Eigenschaft eines Routers ist seine Fähigkeit, Datenpakete zu routen, sie also durch Interpretation der Schicht-3-Adresse (im Beispiel TCP/IP also der IP-Adresse - siehe Abschnitt 3.3.4) einen Weg für das Paket zum Ziel zu finden. Zu diesem Zwecke bedienen sich alle Router einer Routing-Tabelle. In dieser steht der Weg des Datenpaketes zum Ziel oder zumindest zum nächsten Router, der dann diese Aufgabe übernimmt. Im Zusammenhang mit dem Routing tritt ein neuer Sachverhalt auf, der bisher bei den Internetworking-Geräten der Schichten 1 und 2 nicht aufgetreten ist, nämlich dass es gleichzeitig mehrere Wege zum Ziel gibt. Dies ist weder bei den Bridges (Ausnahme Source Routing Bridge) noch bei den Repeatern der Fall. Mit der Möglichkeit, den Datenpaketen mehrere Wege zum Ziel alternativ anzubieten, ergibt sich für den Router auch die Möglichkeit, diese Alternativen zugleich zu verwenden und damit eine Lastaufteilung (Load Balancing) durchzuführen. Zugleich geben mehrere Wege zum Ziel auch automatisch die Redundanz, die man benötigt, um fehlertolerante Netze aufzubauen.

Die Geschwindigkeit von Routern wird in „Packets per Second" („pps") gemessen. Sie sind aufgrund des Routing-Aufwands im Normalfall noch langsamer als Bridges. Durch die Reduktion der Netzwerkwelt auf den Schichten 3 und 4 auf ein einziges Protokoll namens TCP/IP ist der Router heutzutage ein spezieller IP-Router geworden. In früheren Tagen gab es wesentlich mehr routbare Protokolle (z.B. Novell IPX, Xerox Courier, Appletalk).

Gateway

Als Gateway werden Netzwerkverbindungsgeräte bezeichnet, die weder Repeater, noch Bridges oder Router sind. Gateways verbinden zwei Geräte über die Schicht 7. Gateways werden zumeist dann eingesetzt, wenn ein Anwendungsprotokoll in ein anderes übersetzt werden soll oder eine Code-Inkompatibilität der Computer vorliegt.

Anwendungsbeispiele sind zum Beispiel E-Mail-Protokolle. Konkret wird in einer Microsoft-(MS-)Umgebung MS Exchange als Mailsystem verwendet. MS Exchange kann direkt (native) mit anderen MS-Exchange-Servern E-Mails austauschen, aber nicht direkt Internet-E-Mails (nach SMTP-Standard) versenden. Dazu wird ein Exchange-SMTP-Gateway verwendet.

Ein anderer Anwendungsfall wäre die Konvertierung von TCP/IP (beispielhaft ein klassisches LAN) in ein anderes Protokoll, zum Beispiel IBM SNA (System Network Architecture). SNA wird nach wie vor sehr oft im Mainframe-Bereich (zum Beispiel IBM S/390) als Netzwerkprotokoll verwendet. Um nun einem TCP-System Zugriff ins SNA zu geben, ist ebenfalls ein Gateway erforderlich (zum Beispiel MS SNA Server).

Gateways sind im Normalfall teurer, komplizierter und auch langsamer als alle anderen Internetworking-Geräte. Mit ihnen kann man dafür auch komplett unterschiedliche Netzwerke verbinden. Gateways stellen daher auch das Tor zu Wide Area Networks (WAN) und Metropolitan Area Networks (MAN) dar.

3.3.4 TCP/IP - Transmission Control Protocol / Internet Protocol

TCP/IP (Transmission Control Protocol/Internet Protocol) ist ein weit verbreiteter Protokoll-Stack zur paketvermittelnden Übertragung von Daten in internetbasierten Computernetzwerken.

Neben den eigentlichen Protokollen zur Datenübertragung (IP, TCP, Domain Name Service DNS und andere) beziehungsweise zur Konfiguration und Überprüfung der Netzknoten (zum Beispiel SNMP) werden auch anwendungsnahe Protokolle bereitgestellt für:

- E-Mail (Simple Mail Transfer Protocol – SMTP, Post Office Protocol – POP3, Internet Message Access Protocol – IMAP),
- Terminaldienste (TELNET),
- Filetransfer (FTP – File Transfer Protocol),
- die Übertragung von Webseiten (HTTP/HTTPS – Hypertext Transfer Protocol).

Zuordnung der TCP/IP-Protokolle zum OSI-Modell

Die TCP/IP-Internet-Protokolle bauen auf nicht-Internet-spezifischen Protokollen der OSI-Schichten 1, 2, 3 auf (Tabelle 3.4). Sie verbinden somit auch unterschiedlichste lokale Netzwerke.

Tabelle 3.4. Zuordnung des *vierschichtigen* Modells, das den Internet-Protokollen zugrunde liegt, zum OSI-Modell.

OSI Layer	*Internet Layer*	*Internet Protokolle*
Application Presentation Session	*Anwendungsschicht* (Application Specific Processes)	*SMTP, POP3, TELNET, FTP, GOPHER, HTTP, HTTPS, DNS*
Transport	*Transportschicht* (Host Specific Processes)	*TCP, UDP* ICMP, IGMP, GGP, EGP
Network	*Internetschicht* (Routing Processes)	*IP , IPsec*
Datalink Physical	*Netzzugangsschicht* (Network Specific Processes), z.B: CS-MA und Token-Verfahren, FDDI.	ARP, RARP , *PPP, SLIP*

TCP-Protokolle

TCP bietet eine umfassende Anzahl von Protokollen an, von welchen nachfolgend die wichtigsten angeführt sind:

- *TCP (Transmission Control Protocol)* ist eine Gruppe von im Internet häufig verwendeten verbindungsorientierten Netzwerkprotokollen, die die Kommunikation über miteinander verbundene Netzwerke aus Computern mit unterschiedlichen Hardwarearchitekturen und Betriebssystemen möglich macht. Die Anwendung muss dafür sorgen, dass die einzelnen von der Anwendung erstellten Datenpakete „auseinander gehalten“ werden können.
- *UDP (User Datagram Protocol)* ist die verbindungslose Ergänzung zu TCP, garantiert aber weder die Lieferung noch die korrekte Reihenfolge der gelieferten Pakete (ähnlich wie IP). Ein Datagramm ist ein Paket (Einheit) von Daten, das relevante Informationen zur Lieferung enthält (beispielsweise die Zieladresse) und über ein *paketvermittelndes* Netzwerk gesendet wird. UDP ist die Verlängerung des IP-Protokolls in die Schicht 4.
- *PPP (Point-to-Point-Protocol)*, PPPoE (Point-to-Point-Protocol over Ethernet) ist eine Spezifikation zum Verbinden von Benutzern eines Ethernetnetzwerkes an das Internet über eine Breitbandverbindung, ein drahtloses Gerät oder ein Kabelmodem. Mit Hilfe von PPPoE und einem Breitbandmodem haben LAN-Benutzer individuellen authentifizierten Zugriff auf Hochgeschwindigkeits-Datennetzwerke. Durch die Kombination von Ethernet und Point-to-Point-Protocol (PPP) bietet PPPoE eine effiziente Möglichkeit zum Erstellen eigener Verbindungen für jeden Benutzer zu einem Remoteserver.
- *SMTP (Simple Mail Transfer Protocol)* ist ein Protokoll der TCP/IP-Protokollsuite, das den Austausch von E-Mails zwischen Nachrichtenübertragungs-Agenten regelt.
- *HTTP (Hypertext Transfer Protocol)* ist ein Anwendungsprotokoll für die Übertragung von Dateien (Hypertext-, Bild-, Audio- und andere Multimediadateien)

im WWW. Eine http-Adresse – eine Art von URL – hat die folgende Form: *http://*www.fh-linz.at.

- *URL (Uniform Resource Locator)*: Eine URL ist die Adresse einer Datei im Internet. Ein URL besteht aus einem Schema (z.B. *http*, *ftp*, *mailto*), einem Doppelpunkt und einem schemenspezifischen Teil: „*//<user>:<password>@<host>:<port>/<url-path>*“, wobei nur beim ftp-Protokoll ein Benutzer angegeben werden darf. z.B. http://www.fh-linz.at/, ftp://zauner:medizintechnik@ftp.fh-linz.at/hallo.txt.
- *DNS (Domain Name System)* ist eine hierarchische, verteilte Datenbank, die Zuordnungen von DNS-Domänennamen zu verschiedenen Datentypen, beispielsweise IP-Adressen, enthält. DNS ermöglicht das Suchen von Computern und Diensten anhand von benutzerfreundlichen Namen.
- *Ping* ist ein Dienstprogramm zum Überprüfen von Verbindungen zu einem oder mehreren Remotehosts. Der Befehl ping verwendet die Echoanforderungs- und Echoantwortmeldungspakete von ICMP, um zu ermitteln, ob ein bestimmtes IP-System in einem Netzwerk betriebsbereit ist. Ping erleichtert die Diagnose von Fehlern des IP-Netzwerkes oder des Routers.

IP-Protokoll

IP (Internet Protocol) ist das Kernprotokoll im TCP/IP-System. Eine der wichtigsten Aufgaben des Schicht-3-Protokolls IP ist das Routing.

Beim Senden eines Paketes wird die Ziel-IP-Adresse mit der Subnetzmaske und das Resultat mit der eigenen Netzadresse (ebenfalls mit der Subnetzmaske) verglichen. Ist das Ergebnis in beiden Fällen gleich, so befindet sich der Zielknoten im selben Netz wie der sendende Knoten, und das Paket kann direkt gesendet werden. Wenn ein LAN das zugrunde liegende Netz bildet, wird per Hilfsprotokoll ARP die MAC-Adresse des Zielknotens festgestellt und das Paket direkt an diese LAN-Adresse gesendet. Sonst wird das Paket direkt an das konfigurierte Default Gateway gesendet, welches das weitere Routing übernimmt.

IPsec (*internet protocol security*) ist ein Sicherheitsprotokoll, das für den Nachrichtenaustausch über IP-Netze die Ziele Vertraulichkeit, Authentizität und Integrität gewährleisten und auch vor Replay-Angriffen schützen soll.

IP-Adressen

IP-Adressen sind 32-Bit-Zahlen, die grundsätzlich eindeutig sein müssen. Als Schreibweise wird die Form xxx.xxx.xxx.xxx verwendet, wobei „xxx“ jeweils für ein Byte in dezimaler Schreibweise steht. IP-Adressen bestehen aus einem Netz-Anteil – auch Netz-Adresse genannt – und einem Host-Anteil (im TCP/IP werden die Knoten als Hosts bezeichnet) – auch Host-Adresse genannt. Alle Knoten eines Netzes, die dieselbe Netz-Adresse haben, können direkt (ohne Router) miteinander kommunizieren.

IP-Subnetze

Da es teilweise notwendig ist, ein IP-Netz in mehrere Teilnetze zu zerteilen, muss eine Möglichkeit geschaffen werden, die Adressen zu trennen und Router einzufügen. Normalerweise müsste dafür eine zweite Netzwerkadresse verwendet werden und alle Knoten, die im neuen Subnetz liegen sollten, müssten neue IP-Adressen (nämlich die des zweiten Netzes) erhalten. Eine andere Möglichkeit nennt sich „Subnetzmaske" und wurde schon sehr bald Teil des TCP/IP-Standards. Die Subnetzmaske ist ein 32-Bit-Wert, mit dem der Empfänger von IP-Paketen die Netzwerkerkennung in einer IP-Adresse von der Hostkennung in der IP-Adresse unterscheiden kann. Subnetzmasken haben in der Regel das Format 255.x.x.x.

3.3.5 Computernetzwerke und vernetzte Medizingeräte in der Medizin

Im klinischen Umfeld gibt es drei Kritikalitätsstufen für Computernetze, die

- Netzwerkklasse A: für allgemeine Computernetzwerke z.B. für Krankenhausinformationssysteme,
- Netzwerkklasse B: für Computernetzwerke im klinischen Einsatz, z.B. für die Vernetzung klinischer Abteilungen mit dem zentralen medizinischen Bildarchiv,
- Netzwerkklasse C: für hochsicherheitskritische klinische Bereiche, z.B. Monitoring-Systeme in der Intensivmedizin.

Während Computernetzwerke der Klasse A und Klasse B unter bestimmten Sicherheitsvorkehrungen verbunden sein können, ist für die Netzwerkklasse C prinzipiell (physische) Unabhängigkeit von den anderen Systemen vorzusehen (Norm EN 60601-1-3rd).

Mit der zunehmenden Computerisierung in der Medizintechnik nimmt auch die Vernetzung von Medizingeräten - direkt, oder indirekt über das Computernetzwerk des Krankenhauses - zu. Da die zugrundeliegenden Computernetzwerkstrukturen meist keine Echtzeitfähigkeit bieten und die Netzlast oft sehr unterschiedlich ist, ist auch durch den Krankenhausbetreiber sicherzustellen, dass die Zweckbestimmung eines in das Computernetzwerk integrierten Medizingerätes erhalten bleibt. Insbesondere in Netzwerksegementen mit hohem Datenverkehr, wie z.B. bei Bildarchiven, sind gesicherte Übertragungszeiten vorzusehen. Ebenso beim Zugriff über Internet- bzw. Intranet-Portale. Die Norm IEC 80001 beschreibt dazu die Anforderungen an medizinische IT-Integration von Medizingeräten und Medizinsoftware.

3.3.6 Body Area Network

Die Erfassung von physiologischen Werten wird in bestimmten medizinischen Bereichen patientennahe über spezielle Sensoren (Body Sensor Unit, BSU) wie z.B. Sensorpflaster oder in Textilen integrierte Sensoren erfolgen können. Diese kommunizieren drahtlos und können über eine Body Central Unit (BCU) mittels einer Funkschnittstelle, z.B. WLAN, über eine Network Access Unit (NAU), z.B. einen Access Point, in Computernetzwerkstrukturen eingebettet werden. Die patientennahen

Netzwerkkomponenten berücksichtigen spezielle Anforderungen, wie den geringen Energieverbrauch oder die hohe elektromagnetische Verträglichkeit, sowie auch die Kommunikationsfähigkeit und -sicherheit mittels Kommunikationsstandards, z.B. VITAL.

3.4 Netzwerksicherheit

3.4.1 Gefahrenpotenziale

Prinzip der automatischen Infiltration

Angriffe auf Rechnersysteme haben nach gängiger Erfahrung das Ziel, Daten oder Abläufe des Systems im Sinne des Angreifers zu beeinflussen. Fremde, autonome Rechnersysteme sind in der Praxis nicht allgemein zugänglich, sodass sie nicht durch direkte Einwirkung manipuliert werden können. Oft besteht jedoch für Außenstehende die Möglichkeit, das System zu infiltrieren, d.h. zusätzliche Software einzuschleusen, welche die gewünschten Manipulationen durchführt. Gerade das Einschleusen ist jedoch nicht einfach, da der direkte Zugriff und damit das Einspielen von Programmen z.B. über Wechseldatenträger eben nicht möglich sind; entsprechende Software muss sich daher selbst einschleusen. Da die Fähigkeit einer Software, sich selbst in ein System zu implantieren, völlig unabhängig ist von den eventuell zusätzlichen (destruktiven) Manipulationen, unterscheidet man zwischen dem Implantierungsmodul und den sogenannten Nutzlasten.

Automatische Implantierung

Dabei handelt es sich im Kern um einen Programmierstil, bei welchem ein laufendes Programm Kopien seiner selbst herstellt und in geeigneter Weise verbreitet. Bis jetzt treten diese Techniken in der Praxis in zwei Varianten auf: Computer-Viren und Würmer. Unter den Infiltrationsprogrammen, die keine selbstreplizierenden Codes verwenden, dominieren bis heute die Trojanische Pferde.

Computer-Viren

Ein „Virusprogramm" hat die Eigenschaft, bei seiner Ausführung Kopien seiner selbst herzustellen und diese in andere auf Rechnersystemen befindlichen Programme einzubetten, sie zu „infizieren", wobei diese Programme noch lauffähig bleiben und selbst wieder als Viren agieren. Sie können in verschiedenen Ebenen auftreten:

- der Hardwareebene, auf welcher die so genannten Startsektorviren den Programmcode des „Bootstrap" auf Disketten oder Festplatten ersetzen;
- der Systemebene mit Manipulationen des Betriebssystems;
- der Anwendungsebene mit Manipulation von ausführbaren Programmdateien („Linkviren");

- der Dokumentenebene (Makros, die von der Anwendung interpretiert werden und sich selbst in andere Dokumente kopieren).

Die genannten Beispiele gelten vor allem für IBM-kompatible Systeme mit Microsoft (-kompatiblen) Betriebssystemen; auf anderen Rechnerarchitekturen (zum Beispiel mit Betriebssystem in ROM-Speicher) entfallen eventuell einige Ebenen oder es existieren andere.

Würmer

Als Würmer werden generell eigenständige Programme definiert, welche Kopien ihrer selbst anfertigen und diese – meist über ein Netzwerk – verbreiten. Entsprechend ihrem unterschiedlichen Maß an Eigenständigkeit lassen diese sich in drei Gruppen unterteilen:

- Hoaxes. Die einfachste Version eines Wurmes entsprechend dem herkömmlichen Kettenbrief.
- Skriptwürmer. Aus einer normalen Mail mit einem Dateianhang wird die Mail mitsamt Attachment an alle im Adressbuch eingetragenen Personen verschickt.
- Echte Würmer. Im Gegensatz zu den obigen, textbasierten Systemen sind echte Würmer Maschinenprogramme, welche die Netzwerkdienste von Systemen eigenständig nutzen und sich in Netzwerken frei bewegen.

Trojanische Pferde

Im Gegensatz zu den oben diskutierten Implantationsmethoden hat ein Trojanisches Pferd grundsätzlich schädigende Wirkung. „Trojaner" mit datenzerstörender Wirkung sind meist nur kurze Zeit im Umlauf, da bei Bekanntwerden der destruktiven Wirkung das Programm natürlich gelöscht bzw. nicht weiterverbreitet wird (ein Trojanisches Pferd kann sich im Allgemeinen nicht selbst kopieren, obwohl Mischformen mit den oben diskutierten selbstreplizierenden Formen möglich sind).

Nutzlast

Als Nutzlast gilt eine Programmfunktion, die die eigentlich vom Programmierer/Angreifer gewünschten Manipulationen auf dem Zielsystem durchführt; das Implantierungsmodul (ein Wurm) dient dabei nur als Container, um die Funktion in den Rechner einzuschleusen. In der Praxis kommen meist Nutzlasten schädigenden Charakters vor, die sich in die drei Gruppen *Sabotagefunktionen, Systemfernsteuerung, Spionagefunktionen* einteilen lassen.

3.4.2 Hardware- und Software-Schutzmaßnahmen

Destruktive Viren können alle Softwareebenen, sowie auch die Hardware-Schnittstellen, beeinflussen. Neben den typischen Bereichen wie Betriebssystemen und allgemeinen Anwendungsprogrammen sind im klinischen Umfeld z.B. die Steuerungssoftware von computergestützten Medizingeräten gefährdet. Da Medizingeräte zunehmend vernetzt betrieben werden und auch die Interaktion von Software mit und in Medizingeräten zunimmt, sind gegen Software-Viren hersteller- wie auch betreiberseitig Schutzmaßnahmen vorzusehen.

Sollte z.B. ein Computervirus die weitere Verarbeitung eines erzeugten medizinischen Röntgenbildes verhindern und dadurch eine nochmalige Röntgenaufnahme notwendig werden, muss eine zweite Stahlendosis auf den Patienten abgegeben werden. Da die Ursache dafür der Organisation zugeordnet wird, können juristische Auswirkungen nicht ausgeschlossen werden.

Schutzmaßnahmen können software- und hardwaretechnisch erfolgen. Bei softwaregestützten Schutzmaßnahmen, z.B. beim Einsatz von Virenscannern, ist zu berücksichtigen, dass diese als Programm Ressourcen des Computers nutzen, selbst Einfluss auf die Steuerungssoftware des Medizingerätes haben können und die Zweckbestimmung des Medizingerätes bzw. der Software als Medizinprodukt nicht einschränken dürfen.

Viren-Scanner

Das Funktionsprinzip von Viren-Scannern basiert in der Regel auf dem Vergleich einer Viren-Programmsequenz mit einer Software-Produktprogrammsequenz. Bei Gleichartigkeit reagiert der Viren-Scanner. In diesem Fall kann das laufende Programm unterbrochen werden, der verdächtige Programmteil entfernt werden oder eine Information mit Warnhinweis ausgegeben werden.

Viren-Scanner, die in einem computergestützten Medizinprodukt installiert sind, dürfen jedoch weder die angegebene Sicherheit, noch die Leistung bzw. Wirksamkeit des computergestützten Medizinproduktes verändern. Herstellerseitig ist der Einsatz von Viren-Scannern im Risikomanagementprozess zu dokumentieren. Dazu ist die Abgrenzung des Virenscanners von der Software-Umgebung des computergestützten Medizingerätes notwendig (siehe Abschnitt 7.2). Wird ein Virus-Scanner betreiberseitig in ein Medizingerät installiert, muss dies mit dem Hersteller abgestimmt erfolgen und der Risikomanagementprozess des Betreibers berücksichtigt werden.

Firewall

Ein Firewall-System besteht aus einer oder mehreren Komponenten (siehe Abschnitt 3.3.3), die den Zugriff zwischen einem geschützten Netzwerk und dem Internet oder zwischen mehreren Netzwerken beschränken. Es ist durchaus möglich, dass Teilbereiche eines größeren Firmennetzes vor anderen durch eine Firewall geschützt werden (Abb. 3.11). Die Firewall stellt den Common-Point-Of-Trust dar, d.h. es gibt nur einen Übergang zwischen dem schützenden Netz, der über die Firewall läuft. Die Vorteile dieses Konzepts liegen in:

- niedrigen *Kosten*: Eine zentrale Sicherheitslösung ist günstiger als eine dezentrale Lösung auf jedem Rechner.

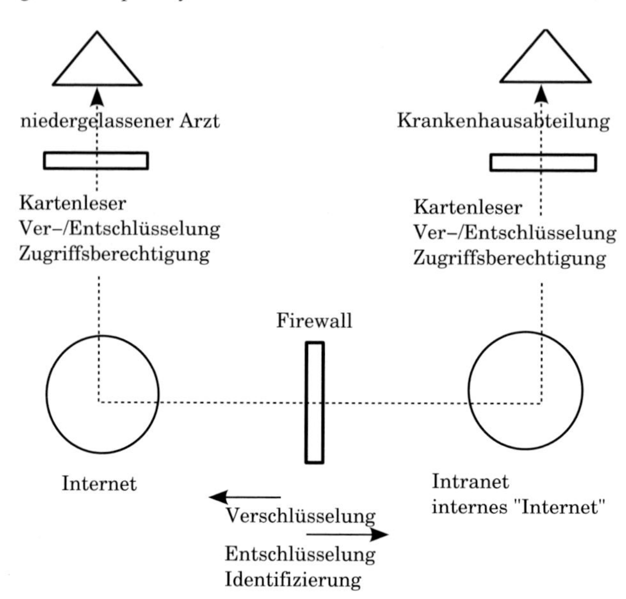

Abb. 3.11. Einfaches Modell eines Zugriffsschutzes in der Telemedizin.

- *Sicherheit*: Ein Firewall-System sollte durch eine reduzierte Funktionalität möglichst wenig Angriffspunkte bieten.
- *Überprüfbarkeit:* Durch den klaren Übergang zwischen den Netzen lässt sich die Protokollierung des Datenverkehrs einfach durchführen.

Prinzipiell soll eine Firewall vor Angriffen aus dem Internet schützen:

- *Daten*: Die Vertraulichkeit, Integrität und Verfügbarkeit der Daten muss gewährleistet sein. Vertraulichkeit meint, dass die Daten vor Unbekannten geheim gehalten werden. Es soll also verhindert werden, dass ein Angreifer aus dem Internet beispielsweise wichtige, firmeninterne Informationen lesen kann. Die Integrität soll sicherstellen, dass die Daten nicht von einem Angreifer manipuliert werden können. Als Verfügbarkeit wird die garantierte Nutzbarkeit der Daten bezeichnet, d.h., wenn die Daten benötigt werden, muss man auch darauf zugreifen können.
- *Ressourcen*: Es soll verhindert werden, dass Unbefugte sich unerlaubt Zugriff auf die Rechner z.B. eines Firmennetzwerkes beschaffen können, um Computer-Ressourcen für eigene Zwecke zu verwenden.
- *Eigene Identität*: Ein Angreifer, der ein Firmennetzwerk kompromittiert hat, kann im Internet mit der Identität der Firma auftreten. In Konsequenz heißt das, dass der Angreifer E-Mails im Namen der Firma verschicken, die Website des Unternehmens verändern oder die Identität für kriminelle Aktivitäten missbrauchen kann, was letztendlich vor allem dem Ruf der Firma schadet und zusätzliche Kosten verursacht.
- *Application Gateways*: Application Gateways analysieren die Daten der Anwendungsschicht (Schicht 7 im OSI-Modell). Dazu gehören Authentisierungsinfor-

mationen oder spezifische Befehle der Protokolle der Anwendungsschicht. Sie verwenden dabei in der Regel so genannte *Proxy-Prozesse*. Dabei handelt es sich um Programme, die als „Stellvertreter" für einen internen Client mit einem externen, im unsicheren Netz liegenden, Server kommunizieren. Die Kommunikation mit dem Proxy läuft weitestgehend im Hintergrund und ist für den Client im Normalfall transparent. Da auf einem Rechner in der Regel mehrere Proxy-Prozesse installiert sind, spricht man auch manchmal von einem Proxy-Server. Allgemein unterscheidet man zwischen Application-Level-Proxies und Circuit-Level-Proxies.

- *Application-Level-Proxies*: Diese Proxies werden speziell für ein zu kontrollierendes Protokoll wie HTTP, FTP oder TELNET verwendet und verstehen die zum Protokoll gehörenden Befehle. Ein HTTP-Proxy kann zur Filterung zum Beispiel den URL oder den Inhalt einer HTML-Seite verwenden, ein FTP-Proxy könnte den Befehl `put` unterbinden.
- *Circuit-Level-Proxies*: Circuit-Level-Proxies sind generische Proxies, die für nahezu alle Protokolle eingesetzt werden können. Allerdings können sie keine protokollspezifischen Informationen zur Filterung und zur Protokollierung verwenden. Circuit-Level-Proxies benötigen daher modifizierte Clientprogramme, die sie mit zusätzlichen Informationen versorgen. Im Allgemeinen haben sie jedoch die gleiche Funktionalität wie Paketfilter, d.h., sie steuern den Datenverkehr anhand der Quell- und Zieladresse der Pakete. Sie werden meist eingesetzt, wenn für ein bestimmtes Protokoll kein Application-Level-Proxy existiert, das entsprechende Protokoll aber trotzdem durch die Firewall gelassen werden soll.

Protokollierung, Analyse und Reaktion (Intrusion-Detection-Systeme - IDS)

Ein sehr wichtiger Aspekt beim Betrieb einer Firewall ist die Protokollierung und Analyse des Datenverkehrs, da anhand dieser Informationen mögliche Konfigurations- und Programmierfehler oder Angriffsversuche entdeckt werden können. Daher gilt, dass die einzelnen Firewall-Komponenten so viele Protokolldaten wie möglich erzeugen sollten. Da es sehr umständlich sein kann, die wirklich relevanten Informationen von den unwichtigen zu trennen, gibt es Programme, die diese Arbeit automatisieren (swatch und logsurfer). Die extrahierten Meldungen können dann dazu verwendet werden, einen Angriffsversuch zu erkennen oder bereits erfolgten Angriff besser nachvollziehen zu können. Programme, die automatisch erkennen, ob ein Angriff auf das Netzwerk erfolgt ist, bezeichnet man als Intrusion-Detection-System (IDS). Intrusion-Response-Systeme (IRS) ergreifen hingegen automatische Gegenmaßnahmen im Falle eines Angriffs.

Virtual Private Network

Ein virtuelles privates Netzwerk (VPN) entsteht, wenn ein externes Computersystem, das in einem Fremdnetz arbeitet, in das eigene Netz eingebunden wird. Die

Knoten im eigenen Netzwerk können das externe Computersystem so adressieren, als wäre dieses Teil des eigenen Netzes. Dazu wird ein virtuelles Netzwerk aufgebaut, um die Netzwerkadressierungen zu ermöglichen. Das VPN ist ein Softwareprodukt, das am Client (externes Gerät) und am Gateway im eigenen Netzwerk läuft und durch die Verwendung von Passwörtern, öffentlichen Schlüsseln und digitalen Zertifikaten die Authentifizierung der VPN-Knoten ermöglicht.

3.5 Internet und Intranet

Ein Internet (*Inter*connected *Net*work) ist eine dezentrale und redundante Zusammenschaltung von mehreren Computer-Netzwerken zum Austausch von Daten.

Der Datenaustausch geschieht über das paketvermittelnde Internet-Protokoll (IP). Die einzelnen Netzwerke haben eine hierarchische Gliederung (LAN, regionales Netzwerk, überregionales Netzwerk). Jeder Rechner, der über das Internet erreichbar ist (Host), hat (zumindest) eine eindeutige Adresse, die IP-Adresse (Internet-Adresse). Diese Adressen können auch temporär vergeben werden. Die Rechner sind hierarchisch in Domänen (Domains) strukturiert. Die Hosts können zu einer gegebenen IP-Adresse auch einen lesbaren Namen haben. Das Domain Name System (DNS) erlaubt das Auffinden der IP-Adressen zu einem Namen. Anhand dieser Adresse können Datenpakete zu ihrem Bestimmungsort geleitet werden. Das Weiterleiten und Umleiten von Datenpaketen übernehmen spezielle Netzwerkknoten, die Router.

Die Hosts eines lokalen Netzwerks (LAN) sind über Gateways an die Zugriffspunkte (Access Points) regionaler Netzwerke verbunden. Die Verbindung von Gateway und Access-Point kann in der Regel über Standleitungen der Telekombetreiber erfolgen. Die Verbindung der Knoten regionaler Netzwerke geschieht meist durch Leitungen des Netzwerkbetreibers.

Die Technologie der Netzwerkverbindung hängt von den Einsatzbedingungen und dem verwendeten Medium ab. Die schnellsten Verbindungen werden derzeit mit Glasfaserkabel realisiert. Herkömmliche Kupferleitungen machen hingegen einen Großteil der Leitungen aus. Neben Kabelverbindungen sind für Fernverbindungen auch Satellitenverbindungen und Richtfunkstrecken im Einsatz. Auf lokaler Ebene werden neben Kupfer und Glasfaser in einigen Fällen Funkverbindungen in Form von Wireless-LANs eingesetzt. Diese Form der Vernetzung eignet sich besonders für die ortsungebundenen Laptops.

Das Internet ist die technische Grundlage vieler globaler Netzwerkdienste, wie z.B. dem World Wide Web (WWW) oder der E-Mail.

Ein Intranet basiert auf der Internet-Technologie. Es erlaubt im Wesentlichen die gleiche Arbeitsumgebung wie das Internet, jedoch ist der Zugriff auf Daten (IP-Adressen) innerhalb eines definierten, meist unternehmensinternen Arbeitsbereiches begrenzt.

4

Betriebssysteme

4.1 Betriebsarten

4.1.1 Aufgaben

Betriebssysteme sind Programme eines digitalen Computersystems. Sie bilden die Basis der möglichen Betriebsarten, wobei sie insbesondere die Abwicklung von Programmen steuern und überwachen (in Anlehnung an Norm DIN 44300).

Die Grundfunktionen eines Betriebssystems umfassen dazu die Geräteverwaltung, die Prozess- und Betriebsmittelverwaltung, die Speicher- und Dateiverwaltung.

Ressourcen sind zusammengefasst die Hardware, wie z.B. CPU, Hauptspeicher, Plattenspeicher und Software, wie z.B. Kernel, Loader, Dateisystem und Programme. Die Einteilung und Zuteilung der Ressourcen erfolgt nach deren Verwendung:

- *aktiv, zeitlich aufteilbar:* Prozessoren,
- *passiv, exklusiv benutzt:* Drucker, Bildschirm,
- *passiv, aufteilbar:* Hauptspeicher, Massenspeicher.

Die Funktionalitäten der ursprünglichen *Arbeitsplatz-* und *HOST*-zentrierten Betriebssysteme müssen in modernen Computernetzwerk- und Serverumgebungen um Netzwerkservicefunktionalitäten erweitert werden. Die zentralen Aufgaben der *Netzwerkbetriebssysteme* sind das gesamte Ressourcenmanagement in Servern, die Multiuser-Verwaltung, Fehlertoleranz und Datenschutz sowie Datensicherheit.

Server sind dediziert eingesetzt, wenn sie nicht gleichzeitig als Arbeitsplatzrechner eingesetzt werden können, nicht dedizierte Server können als Server und Arbeitsstation gleichzeitig eingesetzt werden. Die Kommunikation zwischen Server und Arbeitsstation folgt dem Prinzip der Client/Server-Architektur (Abb. 4.1)

Laden

In der Firmware befindet sich eine Programmsequenz, der Bootstrap-Loader. Diese wird beim Einschalten des Rechners, beginnend an der Startadresse abgearbeitet.

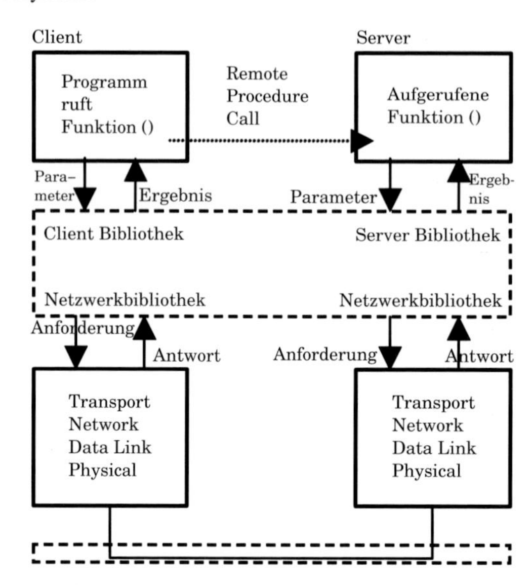

Abb. 4.1. Client/Server-Kommunikation

Im Mikroprozessor wird dazu der Program Counter (PC) auf die erste ausführbare Instruktion des Bootstraps gesetzt. Gemäß dem von-Neumann-Zyklus wird im Weiteren Schritt für Schritt die Programmsequenz des Betriebssystems geladen, d.h. von der Festplatte in den Arbeitsspeicher kopiert wird. Der Bootvorgang selbst wird beendet, nachdem das resistente Betriebssystemmodul (Kernel) im Arbeitsspeicher ist, das Prüfen und Konfigurieren der Hardwarekomponenten erfolgreich abgeschlossen ist und der Kommandointerpreter des Betriebssystems aktiv ist.

Das *Betriebssystem* ist selbst ein Programm bzw. ist eine Menge von einzelnen Programmen, die permanent im Arbeitsspeicher zur Verarbeitung zur Verfügung stehen oder bei Bedarf geladen werden. Es liegt dazu als ausführbares Programm auf der Festplatte.

Das Betriebssystem selbst lädt dann Programme mit Hilfe des Loaders. Da in Programmen oft einzelne Abschnitte (Module) vorhanden sind, die nur selten ausgeführt werden, sieht das Konzept des dynamischen Ladens im Unterschied zum statischen Laden vor, dass diese Abschnitte erst zum Zeitpunkt der Ausführung geladen werden. Dieses Konzept ist bei großen Programmen wie auch dem Betriebssystem selbst vorteilhaft, da nur der Kern des Programms permanent im Arbeitsspeicher ist.

Kommando-Interpreter

Der Kommando-Interpreter wartet auf eine Anweisung (Kommando), welche z.B. über die Tastatur, einen Mausklick oder ein ausgewiesenes alternatives Eingabegerät, z.B. mittels Mundsteuerung, eingegeben wird. Die Ausführung der Anweisung entspricht der Bearbeitung eines Befehls, der entweder im Kernel des Betriebssystems vorhanden ist und sofort zur Ausführung gebracht werden kann, oder es muss für die

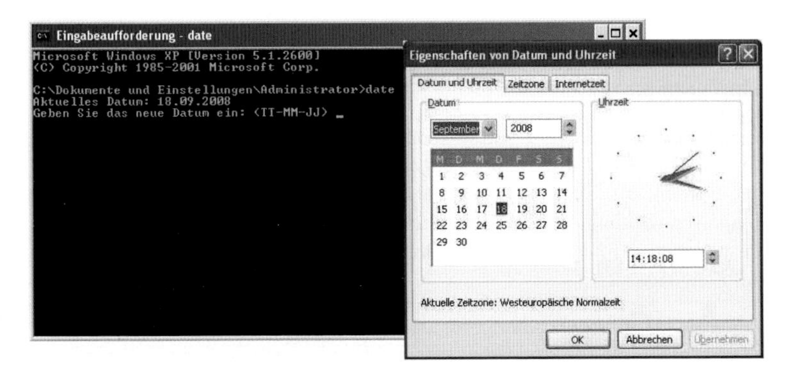

Abb. 4.2. Grafische Benutzeroberfläche Windows XP mit textorientiertem Kommando-Interpreter. In der Textoberfläche ist die manuelle Befehlseingabe notwendig. Mit der Eingabe des Befehls „date" kann im Kommando-Interpreter das Datum gestellt werden, wobei die Steuerung und die Eingabe in der GUI weitestgehend mausorientiert ist.

Ausführung des Befehls das ausgelagerte Programmmodul des Betriebssystems vorerst geladen werden. Nach Abarbeitung des Kommandos erfolgt die Rückkehr zum Kommando-Interpreter, welcher auf die nächste Anweisung wartet.

An dieser Stelle ist der wesentlichste Unterschied zwischen den grafischen und den textorientierten Benutzeroberflächen spürbar (Abb. 4.2). Die grafischen Benutzeroberflächen (Graphical User Interface, GUI) erlauben die einfache Interaktion mit der Maus und Ikonen (grafische Symbole für Programme). Falsche Eingaben sind weitestgehend ausgeschlossen, ausgenommen die inhaltlich falsche Nutzung. Textorientierte Oberflächen haben als zentrales Steuerungselement die manuelle Befehlseingabe mittels Tastatur. Eine Mausunterstützung erfolgt nur teilweise und rudimentär. Darüber hinaus muss man die Befehle und deren Optionen für das komfortable Arbeiten mit dem Betriebssystem kennen. Textorientierte Betriebssysteme haben meist nur ein Fenster für die Interaktion, während sich grafische Systeme durch Mehrfenstertechniken auszeichnen. In der Mehrfenstertechnik gibt es immer ein aktives Fenster, im dem der Dialog stattfindet. Durch einfaches Klicken auf ein anderes Fenster kann dieses aktiv geschaltet werden. Das Konzept der Mehrfenstertechnik ist unabhängig von der grafischen oder textorientierten Darstellung innerhalb der Fenster.

4.1.2 Architektur

Wenn mehrere Betriebsarten konfiguriert werden können, existiert ein gemeinsames Basis-Betriebssystem für allgemeine Funktionen. Darüber befindet sich für jede Betriebsart das entsprechende Betriebssystem (Tabelle 4.1), somit sind mehrere Betriebssysteme auf einer realen Maschine möglich. Darüber hinaus gibt es das Konzept des Netzwerkbetriebssystems mit einer Serverplattform als Kernelement und erweiterten Diensten.

Tabelle 4.1. Betriebsarten von Betriebssystemen.

Einzelprogramme (Single Tasking)	**Multiprogramming (Multitasking)**
Es können nur Einzelprogramme abgearbeitet werden, als Spezialfall sequentiell (Stapelverarbeitung, Batch). Die Programmsteuerung erfolgt mittels einer Job Control Language (JCL).	Im Mehrprogrammbetrieb müssen die Ressourcen des Computers den Prozessen zugeteilt werden können.
Timesharing (Multiuser)	**Netzwerkbetriebssysteme**
Die CPU wird jedem Prozess P genau t Zeiteinheiten (ms) zyklisch zugeteilt. Mehrere Benutzer können gleichzeitig im selben System arbeiten.	Netzwerkbetriebssysteme ermöglichen den Zusammenschluss mehrerer Einzelsysteme und die gemeinsame Ressourcennutzung im Computernetzwerk.

Microkernel: Der Microkernel ist ein sehr einfacher Betriebssystemkern, der elementare Funktionen eines Betriebssystems beherrscht. Auf diesem setzen dann weitere Funktionen des Betriebssystems auf.

Verteilte Betriebssysteme: Das Betriebssystem wird aufgabenorientiert in autonome Subsysteme geteilt. Diese kommunizieren durch Nachrichtenaustausch untereinander (Message Passing) und werden auf die Knoten in einem Computernetzwerk verteilt.

Netzwerkbetriebssysteme: Ein Netzwerkbetriebssystem ist als Schichtenmodell aufgebaut. Das zentrale Netzwerkbetriebssystemelement ist eine Serverplattform mit wichtigen Netzfunktionen wie dem File-, Disk-, Memorymanagement, den Print- und Backupservices sowie dem File- und Record-Locking. Darüber hinaus muss die Verbindungssoftware realisiert sein, um Clients mit den Netzwerklaufwerken zu verbinden und die Client/Server-Kommunikation sicherzustellen.

Bereits im PC-Umfeld (Single User) stellen heute moderne Betriebssysteme Multitasking-Fähigkeiten zur Verfügung.

In mittleren bis größeren Umgebungen ist darüber hinaus auch der Multiuser-Betrieb, z.B. auf Programmservern, Voraussetzung. Darüber hinaus gibt es noch die Netzwerkstrukturen, in welchen Betriebssysteme das Zusammenschalten unterschiedlicher Rechner ermöglichen.

Moderne Betriebssysteme sind prinzipiell als logische Schichtenmodelle aufgebaut (Tabelle 4.2). Es erfolgt die Strukturierung in Anwendungsprogramme, Netzwerkfunktionen (Remote Procedure Calls – RPCs), Application Program Interfaces (APIs), resistente Systemprogramme, Betriebssystem-Gerätetreiber (Device Drivers), ROM-BIOS-Gerätetreiber und die unterste, die Hardware-Ebene.

Die Vorteile des Schichtenmodells liegen in der Möglichkeit des strukturierten Datenaustauschs von der untergeordneten in die übergeordnete Schicht und umgekehrt. Damit können auch die Fehlersuche und das Teilen der Schichten einfacher erfolgen. Für die Programmierung ist wichtig, dass einzelne Schichten ausgetauscht

Tabelle 4.2. Schichtenmodell Betriebssysteme.

Schicht	
Schicht 6	Anwendungsprogramme
Schicht 5	Puffer für die Ein- und Ausgabesteuerung
Schicht 4	Netzwerkfunktionen
Schicht 3	Befehlsinterpreter
Schicht 2	Speicherverwaltung
Schicht 1	Prozessor- und Ressourcen-Scheduling
Schicht 0	Hardwareebene

werden können, ohne dass die darüber oder darunter liegende davon betroffen sind. Der strenge Schichten-(Layer-) Entwurf ist jedoch in der praktischen Implementierung schwer durchzuhalten.

4.2 Physischer Arbeitsspeicher und Virtueller Speicher

4.2.1 Organisation des physischen Arbeitsspeichers

Der physische Arbeitsspeicher kann

- flach (linear durchgängig), oder
- in Blöcken mittels einer Seiten- oder Segmentstruktur verwaltet werden,

wobei im Weiteren die blockorientierte Arbeitsspeicherverwaltung behandelt wird.

Seiten sind gleich große Speicherblöcke, Segmente sind Speicherblöcke unterschiedlicher Größen, die dynamisch festgelegt werden. Die segmentierte Arbeitsspeicherverwaltung ist daher flexibler als die seitenorientierte. Mit zunehmender Laufzeit eines Computersystems entstehen jedoch systembedingt kleine, nicht mehr nutzbare Segmente innerhalb des Arbeitsspeichers.

Externe Fragmentierung (Segmentverwaltung): Obwohl in Summe noch genügend Speicherplatz für einen Prozess im Arbeitsspeicher wäre, kann durch externe Fragmentierungen ein Programm nicht mehr geladen werden. Das Betriebssystem muss die vorhandenen Segmente so verschieben, dass die zwischen den Segmenten liegenden, nicht genutzten Speicherbereiche wieder verschmelzen (*Compaction*). Da dieser Vorgang während der Laufzeit des Systems erfolgt, ist das „Execution Time Binding" mittels Unterstützung der Memory-Management-Unit (MMU) der CPU notwendig.

Interne Fragmentierung (Seitenverwaltung): Das Betriebssystem verwaltet nur gleich große Seiten (*pageframes*) mit Speichergrößen in Vielfachen von physischen 1 KByte Speicherblöcken (*frames*). Bei der Speicherung kann daher zumindest in der letzten Seite eines Prozesses Speicherplatz ungenutzt bleiben. Dafür kann die externe Fragmentierung ausgeschlossen werden.

4.2.2 Virtueller Speicher

Die physische Größe und damit die Begrenzung des Arbeitsspeichers schränkt das Betriebssystem in seinen Möglichkeiten zur Unterstützung der CPU zur Programmverarbeitung ein. Der Mehrprogrammbetrieb, immer größer werdende Einzelprogramme und die grafischen Daten erfordern heute rasch und oft Speichergrößen, die durch die CPU adressiert werden könnten, die Größe des physischen Arbeitsspeichers jedoch übersteigen. Mit einem 32-Bit-Adressbus können z.B. direkt 4 GByte Speicher verwaltet werden ($2^{32} = 4.294.967.296$ Byte), wobei der Arbeitsspeicher sehr oft physisch mit nur 1 GByte Speicher ausgestattet ist.

Als Abhilfe setzen moderne Betriebssysteme die virtuelle Speicherverwaltung ein. Der virtuelle Adressraum umfasst dabei den durch das Betriebssystem berechenbaren und durch die CPU adressierbaren Adressraum. Dieser wird zur Verwaltung in Blöcke, die virtuellen Seiten bzw. Segmente, organisiert.

Für eine einfache Verwaltung sind die virtuellen Seiten gleich groß (virtuelle Seiten, virtual pages), Segmente können unterschiedlich groß sein. Jeder virtuellen Seite wird durch das Betriebssystem eine physisch gleich große Seite (*pageframe*) zugeordnet, analoges gilt für die Segmentverwaltung (Abb. 4.3). Da der physische Arbeitsspeicher kleiner als der virtuelle Adressraum ist, wird ein Teil der virtuellen Blöcke nicht mehr auf physische Blöcke im Arbeitsspeicher zugeordnet werden können, sondern in einem Auslagerungsspeicher untergebracht werden. Dieser liegt auf der Festplatte, z.B. in einer Auslagerungsdatei. Eine wichtige Aufgabe des Betriebssystems ist es daher, immer diejenigen Seiten im physischen Arbeitsspeicher zu halten, auf deren Adressen die CPU gerade zugreifen muss.

Neben der effizienten Nutzung des Speichers erlaubt die Blockorganisation, dass einzelnen Speicherblöcken Attribute zugewiesen werden können, die Zugriffsberechtigungen oder Privilegien abbilden und somit auch Schutzfunktionen realisieren.

4.2.3 Generierung und Berechnung von Adressen

Betriebssysteme, die einen virtuellen Adressraum verwalten, können somit einem Prozess und damit auch dem zugeordneten Programm, einen logisch zusammenhängenden Speicherbereich, der sich aus mehreren Seiten bzw. Segmenten zusammensetzen kann, anbieten, obwohl die physisch zugeordneten Speicherblöcke nicht zusammenhängend im Arbeitsspeicher liegen müssen. Der Programmierer sieht so einen logischen Adressraum, in welchem das Programm verarbeitet wird.

Die Verwaltung eines logischen Speicherbereiches durch das Betriebssystem erfordert die

- Verwaltung des virtuellen Speichers (virtueller Adressen),
- Umrechnung der virtuellen Adressen in die jeweiligen Adressen im physischen Arbeitsspeicher,

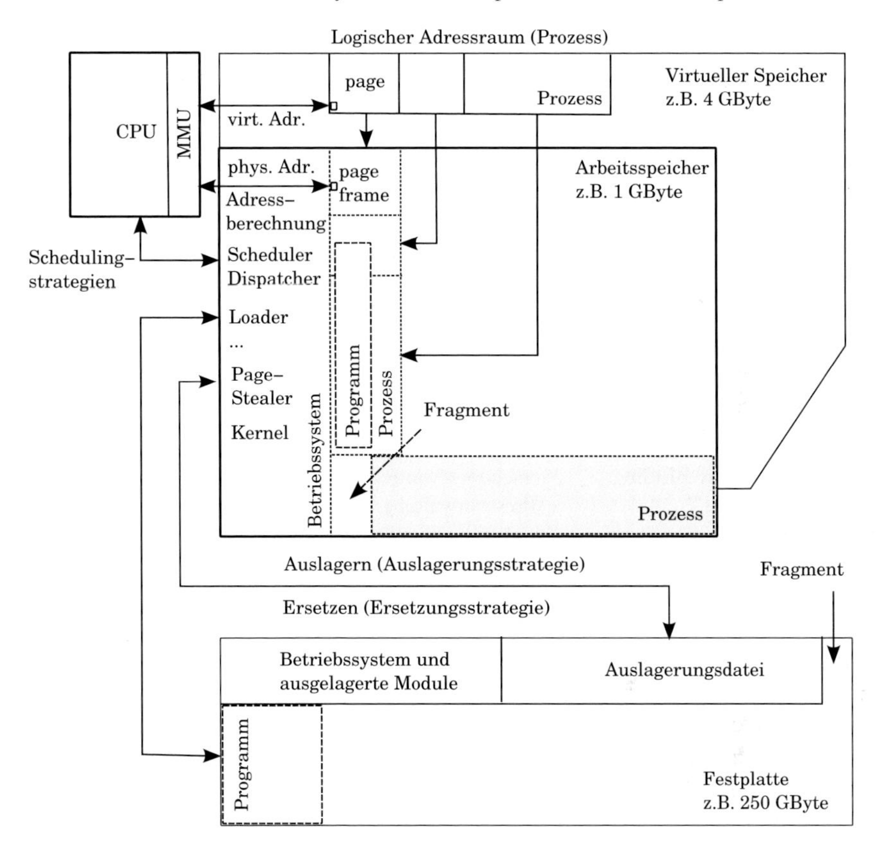

Abb. 4.3. Arbeitsspeicherverwaltung.

- Sicherstellung, dass die benötigten Speicherblöcke im physischen Arbeitsspeicher verfügbar sind.

Die Adressgenerierung von physischen Speicheradressen kann zu unterschiedlichen Zeitpunkten erfolgen (Tabelle 4.3). Je länger das Betriebssystem jedoch mit den virtuellen Adressen arbeiten kann, umso flexibler kann es den physischen Arbeitsspeicher nutzen.

Der logische Adressraum setzt sich nun aus mehreren virtuellen Speicherblöcken, Seiten bzw. Segmenten, zusammen. Ein Speicherblock wird über seine Seiten- bzw. Segmentanfangsadresse und die Seiten- bzw. Segmentlänge definiert. Eine logische Adresse setzt sich zusammen aus dem Seiten- bzw. Segmentselektor sowie einem Offset. Der Selektor verweist über die Seiten- bzw. Segmentverwaltungstabelle auf die Startadresse, das Offset gibt die genaue Speicheradresse relativ zum Seitenanfang des Speicherblockes an (Abb. 4.4). Durch dieses Konzept ist die Erkennung von Adressierungsfehlern, wie z.B. bei der Nutzung von Variablen vom Datentyp Zeiger (*pointer*) der Zugriff auf Adressen, die außerhalb der Seiten-, Segment- oder

Tabelle 4.3. Zeitpunkte der Adressgenerierung.

Compilezeitpunkt **Compile Time Binding**	Zum Zeitpunkt der Übersetzung ist bekannt, dass für eine Variable eines bestimmten Datentyps eine bestimmte Speicheradresse benötigt und dieser zugewiesen werden muss. Diese feste Zuordnung erfordert keine weitere Relokation mehr durch das Betriebssystem.
Ladezeitpunkt **Load Time Binding**	Die physischen Speicheradressen sind zur Compilezeit noch unbekannt. Der Compiler erzeugt einen verschiebbaren (relocatable) Code. Erst mit dem *Program Loader* des Betriebssystems werden die realen Adressen beim Laden des Programms bestimmt.
Ausführungszeitpunkt **Execution Time Binding**	Der Code kann während der Laufzeit im Hauptspeicher verschoben werden. Basis dazu ist die virtuelle Adressverwaltung. Es ist dafür allerdings eine Hardwareunterstützung (MMU) zur Realisierung erforderlich.

Prozessumgebung liegen, durch das Betriebssystem während der Verarbeitung eines Prozesses sehr einfach möglich.

Für die Umrechnung der logischen Adresse in die physische Adresse nutzt das Betriebssystem in Zusammenarbeit mit der Memory Management Unit so genannte Relokationsregister, in welchen die Referenzadressen für die physischen Speicherblöcke verwaltet werden. Erweiterungen dieses Konzepts finden sich in der Implementierung mehrerer Relokationsregister.

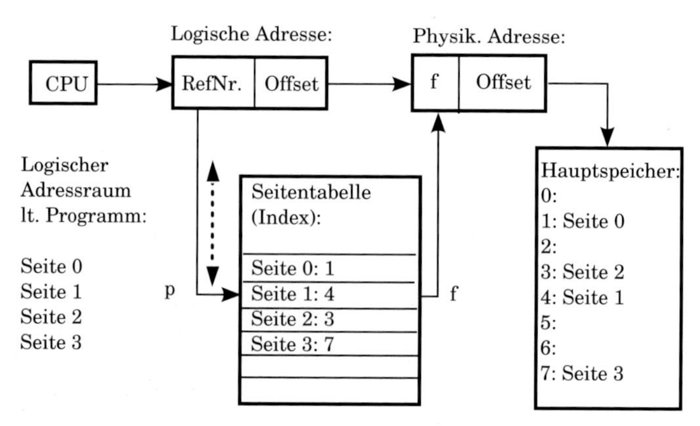

Abb. 4.4. Adressberechnung in der seitenorientierten Speicherverwaltung (Schema).

4.2.4 Seitenverwaltung und Auslagerung

Seitenverwaltung

Die Seitenverwaltung (*paging*) bezeichnet die Zuordnung einzelner Seiten des virtuellen Adressraumes auf den physischen Arbeitsspeicher und damit verbunden auch den Vorgang der Auslagerung und Einlagerung einzelner Seiten zwischen physischem Arbeitsspeicher und Auslagerungsspeicher.

Spezielle Prozesse im Betriebssystem (*page stealer*) beginnen ab einem bestimmten Auslastungsgrad des Arbeitsspeichers einzelne Seiten auszulagern, um physischen Speicherplatz für neue Prozesse sicherzustellen. Dieser Vorgang ist eine Hintergrundanwendung und belastet das System nicht. Wenn keine außerordentliche Situation entsteht, wurde die ausgelagerte Seite zum Zeitpunkt des Zugriffs der CPU bereits wieder in den Arbeitsspeicher eingelagert.

Wenn jedoch die CPU auf eine Adresse zugreift, die auf einer der ausgelagerten Seiten gespeichert ist, tritt ein Seitenfehler auf (*page fault*). Das Betriebssystem muss die ausgelagerte Seite zurück in den physischen Arbeitsspeicher laden um den Prozess weiter bearbeiten zu können. Dazu kann die ausgelagerte Seite durchaus auf eine andere Seite im physischen Arbeitsspeicher kopiert werden, als sie ursprünglich zugeordnet war. Die virtuellen Adressen bleiben erhalten, jedoch ändern sich die Relokationsdaten. Als Platzierungsstrategien finden meist diejenigen Anwendung, die die erste freie Seite (*first-fit*) oder zusammenhängende Speicherbereiche nutzen. Problematisch wird die Situation, wenn ein Seitenfehler auftritt und im physischen Arbeitsspeicher keine freien Seiten zu Verfügung stehen, der *page stealer* also erst freie Seiten generieren muss, in dem er benutzte Seiten ersetzt (Seitenersetzungsstrategie, Tabelle 4.4).

Tabelle 4.4. Beispiele für Seitenersetzungsstrategien.

First In First Out (FIFO)	Least Recently Used (LRU) Least Frequently Used (LFU)	Not Recently Used (NRU) Not Frequently Used (NFU)
Die älteste Seite wird ausgelagert.	Die am längsten nicht genutzte Seite wird ausgelagert (LRU). Die am wenigsten verwendete Seite wird ausgelagert (LFU).	Die innerhalb eines Zeitintervalls nicht benutzte(n) Seite(n) werden ausgelagert (NRU). NFU ist eine Variante von LRU, Strategie ist die Korrelation des zeitlichen Abstands der Seitenzugriffe.

Beispiel 34. Aktionen des Betriebssystems (Tabelle 4.5) beim Auftreten eines Seitenfehlers:

Tabelle 4.5. Kennzahlen bei der Bearbeitung eines Seitenfehlers.

Kennzahl	Beschreibung	Ordnung	Beispiel
Eat	Effective Access Time	zu berechnen (ns)	–
Mat	Memory Access Time	$10 - 150(ns)$	100
p	Propability Page Fault	$[0..1]$	zu berechnen
Pft	Page Fault Time	$5 - 35(ms)$	20

$$Eat = Mat \cdot (1 - p) + Pft \cdot p$$
$$120 = 100 \cdot (1 - p) + 20.000.000 \cdot p \,[\text{Einheit in ns}]$$

Wenn ein Seitenfehler mit einer Wahrscheinlichkeit von $p \leq 0{,}0000001$ auftritt, erhöht sich die Zugriffszeit auf eine ausgelagerte Seite um $\leq 20\%$ ($Eat = 120$). Das Servicieren eines Page-Fault-Interrupts dauert ca. 1–100 μs. Das Lesen der Page von der Disk benötigt eine Disk Latency Time ($2ms$), Disk Seek Time ($10ms$) und Disk Transfer Time ($10ms$). Den Prozess wieder zu starten kostet ca. 1–100 μs. Beim Auftreten eines Seitenfehlers muss daher mit Verzögerungen im Millisekundenbereich gerechnet werden.

Um daher die mit Seitenfehlern verbundenen Zeitverzögerungen zu minimieren, widmet ein Betriebssystem sowohl dem Zeitpunkt der Auslagerung sowie auch der Seitenersetzungsstrategie besondere Bedeutung. Je mehr Prozesse parallel laufen, umso weniger Arbeitsspeicher steht einem einzelnen Prozess zur Verfügung. Das häufigere Ein- und Auslagern wird daher wahrscheinlicher. Als *Seitenflattern (Trashing)* bezeichnet man die Situation, wenn das Betriebssystem mangels ausreichender Arbeitsspeicherkapazität in einen permanenten Seitenaus- und -einlagerungzyklus kommt.

Swapping

Als swapping bezeichnet man das Auslagern von Seiten bzw. Segmenten auf den Auslagerungsspeicher, z.B. die Auslagerungsdatei auf der Festplatte. Bei der Seitenverwaltung können dazu auch einzelne Seiten aus einer Prozessumgebung ausgelagert werden, während bei der Segmentverwaltung meist die gesamte Prozessumgebung, die in dem Segment verwaltet wird, ausgelagert wird. So kann in der Auslagerungsdatei eine bestimmte Anzahl von Seiten, die unterschiedlichen Prozessen zugeordnet sind, gespeichert sein, oder eine gesamte Prozessumgebung, die in einem logischen Adressraum in einem oder mehreren Segmenten abgebildet wurde, ausgelagert sein.

4.3 Prozesse

Prozesse sind logische Einheiten zur Abarbeitung von Aufgaben (*tasks*), in der Regel von Anwendungs- und Systemprogrammen. Prozesse müssen durch das Betriebssystem verwaltet werden und den zur Verfügung stehenden Betriebsmitteln so zugeteilt werden, dass die Betriebsmittel optimal genutzt werden und die Verarbeitung aller Prozesse möglichst schnell erfolgt. Dazu bedient sich das Betriebssystem unterschiedlicher Strategien.

Ein Prozess kann durchaus mehrere Programme ausführen (zum Beispiel durch eine Verkettung, *Chaining*). Umgekehrt kann ein Programm von mehreren Prozessen exekutiert werden. Zwischen Prozessen und Programmen kann eine 1:1, 1:n und n:m Beziehung bestehen.

Die Unterscheidung von Prozess- und Programmverarbeitung ermöglicht es, dass z.B. ein schwerer Programmfehler bzw. eine Speicherverletzung innerhalb des zugehörigen Prozesses abgewickelt werden kann (z.B. mittels Terminierung des Prozesses), ohne dass dabei die Verarbeitung anderer Prozesse in Mitleidenschaft gezogen wird bzw. das System neu gestartet werden muss.

4.3.1 Prozesszustände

Für die Abarbeitung eines Programms wird ein Prozess generiert, der im Betriebssystem mit Hilfe eines Prozessbeschreibungsblockes (Process Control Block – PCB), auch genannt Task Control Block – TCB, verwaltet wird. Der Prozessbeschreibungsblock dient zum Speichern aller veränderlichen Informationen über einen Prozess und umfasst z.B. die Arbeitspeicherzuordnung oder den aktuellen Prozesszustand.

Ein Prozess kann sich in folgenden Zuständen befinden: *new*, *active*, *waiting* und *terminated*. Der Zustand *active* kann weiter in die Zustände *running* und *ready* verfeinert werden:

- *new:* Der Prozess wird erzeugt, die angeforderten Ressourcen werden zugeteilt.
- *running:* Der Prozess wird ausgeführt, die Instruktionen der Anwendungs- bzw. Systemprogramme werden abgearbeitet.
- *waiting*: Der Prozess wartet auf die Benachrichtigung, dass eine begonnene Aktion, z.B. Input/Output (I/O), fertiggestellt wird (z.B. I/O-complete).
- *ready:* Der Prozess ist für eine weitere Bearbeitung bereit und wartet darauf, dass er den Prozessor erhält.
- *terminated:* Der Prozess ist beendet und hat die zugeteilten Ressourcen wieder freigegeben.

Mit der Ausführung eines Programms wird entweder ein *I/O-intensiver* oder ein *CPU-intensiver* Prozess erzeugt. Während einer I/O-Aktion wartet der Prozess auf das I/O-complete Signal. In diesem Zeitraum nutzt er keine CPU-Leistung, bindet diese jedoch. Um während den I/O-Zyklen die CPU auch anderen Prozessen zur Verfügung zu stellen, nutzen manche Betriebssysteme die Möglichkeit, Prozesse zu unterbrechen und die weitere Bearbeitung zu einem späteren Zeitpunkt fortzusetzen.

4.3.2 Sequentielle und parallele Prozesse

Ein Prozess wird dann sequentiell abgearbeitet, wenn zu jedem Zeitpunkt $t_{x=0,n-1}$ genau eine Anweisung (Instruktion) $A_{x=0,n-1}$ des Prozesses p(t,A) ausgeführt wird, ohne dass die Verarbeitung unterbrochen wird. Mehrere Prozesse können auch parallel (das heißt gleichzeitig oder zeitlich verzahnt) ausgeführt werden. Zwei Prozesse heißen parallel genau dann, wenn die erste Operation eines Prozesses beginnt, bevor die letzte Operation eines anderen Prozesses beendet ist. Echte Parallelität der Abarbeitung kann dabei nur durch mehrere CPUs hergestellt werden. Eine scheinbare Parallelität kann auch durch gemeinsam genutzte CPUs erreicht werden. Will man offen lassen, ob zwei oder n Prozesse zueinander „echt" parallel sind oder nur zeitlich verzahnt sind, so nennt man sie kollateral (kollaterale Prozesse).

Für die scheinbar parallele Prozessverarbeitung wird in der Regel die CPU in sehr kurzen Zeitscheiben einzelnen Prozessen zugeordnet. So entsteht der Eindruck, dass jeder Prozess mit einer zwar langsameren, jedoch eigenen CPU arbeitet.

Echte Parallelverarbeitung erfordert sowohl die Möglichkeit der parallelen Abarbeitung von Instruktionen durch jeweils eine CPU sowie auch die softwaretechnische Vorbereitung, dass Teile des ausführbaren Codes parallel zur Abarbeitung aktiviert werden können, z.B. als parallel gestartete Prozesse (threads).

Prozesssynchronisation

Wenn zwei oder mehrere Prozesse P_i parallel laufen und Nachrichten austauschen oder auf gemeinsame Ressourcen zugreifen, müssen sie synchronisiert werden. Wenn z.B. P_1 Daten liefert, die Input von P_2 sind, muss meist eine Sequenzialisierung erzwungen werden, um die Datenübergaben zum richtigen Zeitpunkt beziehungsweise an der richtigen Befehlsposition in P_2 sicherzustellen. Daher

- dürfen zwei Prozesse nicht gleichzeitig in kritischen Regionen arbeiten;
- dürfen keine Annahmen durch die Software-Entwickler über die Bearbeitungsgeschwindigkeiten, die Anzahl der Prozesse oder der Prozessoren getroffen werden und implizit in den Programmen umgesetzt sein;
- darf kein Prozess außerhalb eines definierten, kritischen Abschnittes einen anderen Prozess blockieren;
- muss jeder Prozess den kritischen Abschnitt, den er betreten will, irgendwann betreten dürfen (endloses Warten muss verhindert werden).

Mutual Exclusion

Bei der „gleichzeitigen" Abarbeitung von Prozessen ist darauf zu achten, dass gemeinsam genutzte Datenbereiche und Programmteile sowie die Übergabe von Daten zwischen Prozessen synchronisiert werden. Insbesondere dann, wenn Prozesse zeitlich überlappen oder dieselben Programmteile exekutiert werden. So dürfen zwei

Operationen O_1 und O_2 nie gleichzeitig ausgeführt werden, wenn auf dieselbe Ressource, zum Beispiel den gleichen Speicherbereich oder das gleiche Gerät, zugegriffen wird. Dazu definiert man kritische Regionen. Eine kritische Region ist eine Region, in der ein wechselseitiger Ausschluss (*Mutual Exclusion)* beim Zugriff durch Prozesse gelten muss.

Semaphore. Eine Semaphore ist eine ganzzahlige Variable S, die den Zugriff auf eine Ressource steuert. Sie regelt die gemeinsame Nutzung von Ressourcen, insbesondere, wenn in den Prozessen länger andauernde, *nicht unterbrechbare* Operationsfolgen (Transaktionen) vorliegen. Eine Semaphore wird mit einer nicht negativen ganzen Zahl initialisiert, wobei für eine binäre Semaphore nur die Werte 0 und 1 möglich sind.

- Signal (R). Die Ressource R gibt den Prozess frei, Signal (R) erhöht den Wert R um 1.
- Wait (R): Der Ressource R wir ein Prozess zugeteilt, Wait (R) erniedrigt den Wert R um 1, falls $R \geqslant 0$ ist.

Hat R den Wert 0, so wird der Zugriff auf die Ressource so lange verzögert, bis ein anderer Prozess den Wert von R durch Signal (R) wieder freigegeben hat. In diesem Fall bewirkt Signal (R) mehr als $R = R + 1$. Es gibt die Fortsetzung der Tätigkeit eines Prozesses, der durch eine belegte Ressource blockiert ist, wieder frei. Alle Prozesse, die auf eine belegte Ressource warten, werden in eine der Semaphore zugeordnete Warteschlange eingereiht. Wenn in der Wait (R)-Funktion keine Wartezeit für den Prozess begrenzt wird, bestünde das Risiko, dass der Prozess immer in der Warteliste der Semaphore verbleibt. Meist kann daher mit dem *Wait*-Aufruf auch ein Zeitlimit mitgegeben werden.

Systemverklemmungen (Deadlocks). Eine endliche Menge von Prozessen ist in einem Deadlock-Status, wenn jeder Prozess auf ein Ereignis wartet, das nur von einem anderen, wartenden Prozess aus dieser Menge ausgelöst werden kann.

4.3.3 Prozesskommunikation

Ein Datenaustausch zwischen Prozessen erfolgt entweder über die ungepufferte Nachrichtenübermittlung (ein Prozess greift direkt auf einen Speicherplatz, z.B. eine globale Variable oder shared memory, zu) oder mittels gepufferter Nachrichtenübermittlung.

Bei der gepufferten Nachrichtenübermittlung wird über einen Empfangspuffer im Adressraum des empfangenden Prozesses die Nachricht (*Message*) empfangen oder die Nachricht wird über eine „Mailbox" auf Systemebene zwischengepuffert. Der empfangende Prozess übernimmt dann eine Kopie der Nachricht zur Verarbeitung. Die Kommunikation zwischen den Prozessen selbst erfolgt in der Regel unter Nutzung einer „Sprachregelung", der Client/Server-Kommunikation (siehe Abschnitt 7.3.2).

Thread: Jeder Prozess startet *programmtechnisch* mit einem Thread (Abb. 4.5). Ein Thread ist ein Ausführungskontext (Programmsequenz) innerhalb eines Prozesses. Er führt einen eigenen Befehlszähler und einen eigenen Stack. Innerhalb eines

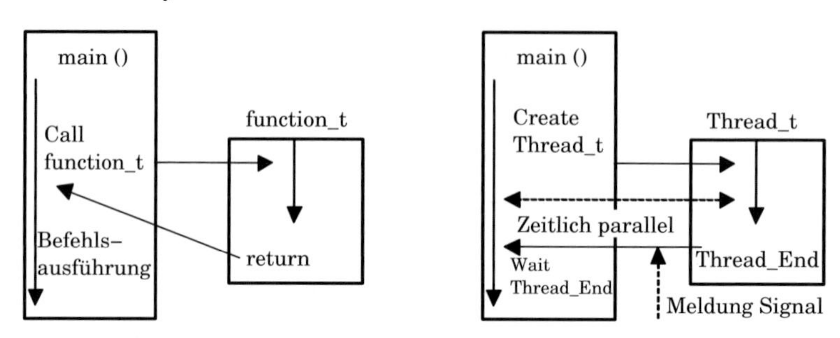

Abb. 4.5. Modell der Verarbeitung einer Programmfunktion und eines Threads.

Prozesses können weitere Threads generiert werden. Threads teilen sich dann die gemeinsamen Ressourcen wie das Codesegment oder das Datensegment des Prozesses, deren Nutzung wiederum synchronisiert werden muss. Wenn mehrere Threads generiert werden, können diese *parallel* abgearbeitet werden.

4.4 Betriebsmittelverwaltung und Scheduling

4.4.1 Betriebsmittelverwaltung

Ein Arbeitsauftrag (Job) initiiert die Abarbeitung eines Prozesses, der auf Betriebsmittel (*Ressourcen, R*) des Computers zugreift. Für die Betriebsmittelverwaltung stehen mehrere Warteschlangen im Einsatz:

- Jobliste: Liste aller anstehenden Jobs.
- Prozessliste: Listen der laufenden Prozesse.
- Bereitliste: Liste der Jobs, die im Bereit-Status für eine CPU Zuteilung sind.
- Wartelisten: Listen der Jobs, die im Warte-Status im Zuge einer Prozessabarbeitung sind.
- I/O-Wartelisten: Ein- und Ausgabewartelisten sind Geräten wie z.B. Druckern, zugeordnet und repräsentieren Listen der Prozesse, die auf die Geräte warten.

Ist ein Betriebsmittel *R* einem Prozess zugeordnet, kann ein weiterer Prozess erst nach Freigabe von *R* darauf zugreifen. Zwischenzeitlich wird der Prozess in einer Warteschlange für *R* verwaltet.

Für die Betriebsmittelzuteilung, also die Auswahl eines Prozesses aus der Warteliste, ist ein Steuerungsprogramm zuständig, der Scheduler. Dieser hat die Aufgabe, die vorhandenen Betriebsmittel dynamisch den Prozessen zuzuteilen. Die bestmögliche Auslastung der Betriebsmittel sowie Servicierung der Prozesse wird dabei durch zeit- und prioritätsgesteuerte Schedulingstrategien erreicht.

Neben dem Scheduler, der prinzipiell die Auswahl des nächsten Prozess aus einer Warteliste trifft, übernimmt der Dispatcher im Zuge eines Kontextwechsels (Taskwechsel) von Prozess P_1 zu Prozess P_2 die operative Aufgabe, dem Prozess P_1 die CPU zu entziehen und dem aktiven Prozess P_2 zuzuordnen sowie die korrekte

Tabelle 4.6. Scheduling.

non-preemptive scheduling	**preemptive scheduling**
non-preemptive Scheduling Verfahren übergeben einem Prozess die benötigten Ressourcen und warten, bis dieser die Ressourcen wieder freigibt. Interruptgetriebene Systemunterbrechungen sind dabei Ausnahmen.	preemptive Verfahren können einem Prozess die zugeteilten Ressourcen vor Fertigstellung entziehen, um sie zwischenzeitlich anderen Prozessen zuzuteilen (z.B. Zeitscheibenverfahren). Der Prozess kann unter bestimmten Bedingungen, z.B. I/O, die CPU freiwillig für einen anderen Prozess freigeben.

Speicherverwaltung sicherzustellen. Dazu zählt z.B. die Sicherstellung des aktuellen Adresskontextes.

4.4.2 Scheduler

Der Scheduler ist das Betriebssystem-Systemprogramm für die Steuerung der zeitlichen Abarbeitung von Prozessen. Scheduler können dazu zwei grundsätzliche Strategien für die Zuteilung der CPU zu den Prozessen abbilden. Entweder sie lassen Prozesse nach deren Zuteilung zur CPU solange zugeordnet, bis diese selbständig terminieren (non-preemptive scheduling) oder sie ordnen Prozesse für bestimmte Zeitdauern der CPU zu und unterbrechen diese nach Ablauf der Zeitdauer bzw. nur bei Eintreten bestimmter Ereignisse (preemptive scheduling) (Tabelle 4.6).

Im Zeitscheibenverfahren (*Round-Robin-Verfahren*) wird jedem Prozess ein Betriebsmittel, z.B. die CPU, für eine vorgegebene Zeitdauer (z.B. $10 - 100ms$) zugeteilt. Nach dieser Zeitspanne wird der Prozess dem Betriebsmittel entzogen, hinten angereiht, der nächste Prozess kommt an die Reihe. Ist die Zeitscheibe klein genug, entsteht der Eindruck der zeitlich gleichzeitigen Abarbeitung der Prozesse („Parallelität").

Wenn nun n Prozesse in der Bereitliste sind und die Zeitscheibe die Länge t hat, dann erhält jeder Prozess durchschnittlich $1/n$ der z.B. CPU-Zeit in Beträgen von höchstens t Zeiteinheiten. Kein Prozess wartet daher länger als $(n-1) \cdot t$ Zeiteinheiten. Ist t groß, entspricht das Round-Robin-Verfahren dem FIFO-Prinzip; ist t zu klein, kann es durch die Zeitdauer, welche die Kontextumschaltung zwischen den Prozessen benötigt, zu Laufzeitverlängerungen wegen des Overheads kommen.

Das Round-Robin-Verfahren eignet sich besonders für Time-Sharing-Systeme, moderne Betriebssysteme (Windows NT, Unix, u.a.) verwenden das Round-Robin-Verfahren, auch ohne eine Time-Sharing-Funktion anzustreben.

Scheduling-Strategien werden nach ihrer Fähigkeit bewertet, Ressourcen möglichst hoch auszulasten und die durchschnittliche Bearbeitungszeit von Prozessen kurz zu halten. Die wichtigsten Kriterien dazu sind die CPU-Auslastung (CPU Utilization), der Durchsatz (Throughput), die Verweilzeit (Turn Around Time), die Antwortzeit (Response Time) und die Wartezeit (Waiting Time). Die Anforderungen

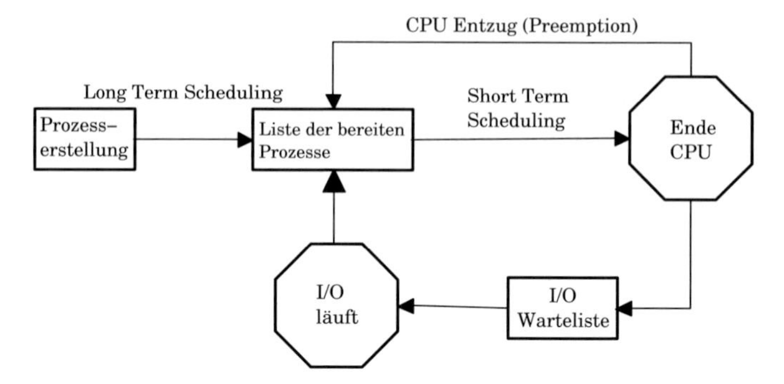

Abb. 4.6. Scheduling am Beispiel der CPU-Zuteilung.

der Optimierung widersprechen sich dabei ursächlich. Während die CPU-Auslastung und der Durchsatz maximiert werden sollen, muss die Verweilzeit, die Antwortzeit und die Wartezeit minimiert werden. Je nach Einsatzart des Betriebssystems werden unterschiedliche Anforderungen an den Scheduler gestellt:

- *Stapelverarbeitungssysteme:* Prozesse werden sequentiell abgearbeitet, neue Prozesse in einer Warteschlange gereiht. Die CPU soll dabei bestens ausgelastet sein. Es sollen keine CPU Leerläufe beim Datenaustausch z.B. mit der Festplatte entstehen.
- *Interaktive Systeme:* Prozesse können zumindest quasi-parallel abgearbeitet werden, kurze Reaktionszeiten für den Anwender werden gefordert. I/O-Aktivitäten mit Anwendungsprogrammen sollen daher höhere Priorität haben als Hintergrundprogramme.
- *Echtzeitsysteme:* Ein Prozess muss innerhalb einer definierten Zeitdauer abgearbeitet sein und Fehlererkennungsmechanismen, z.B. Verschlechterung der Datenqualität, vorsehen können.

Beim *Long-Term* Scheduling aktiviert der Scheduler die Aufträge (Jobs) aus der Jobliste zur Verarbeitung durch die CPU, z.B. wenn der Start bestimmter Programme während der Nachtstunden vorgesehen ist. Beim *Short-Term* Scheduling handelt es sich um die Zuteilung von Prozessen an die CPU, welche z.B. nach einer Unterbrechung in der Bereitliste des Betriebsmittels sind (Abb. 4.6).

4.4.3 Scheduling-Strategien

Non-preemptive-Scheduling-Strategien

Der einfachste Ansatz ist die *First-Come-First-Served*-(FCFS-)Strategie. Ein Prozess, der die CPU anfordert, reiht sich hinten in die Warteschlange ein. FCFS ist nicht besonders effizient, da keinerlei Eigenschaften der Benutzeraufträge wie erwartete Laufzeit, benötigte Betriebsmittel oder die Priorität berücksichtigt werden. Ein Prozessablauf besteht dabei aus einer Folge von CPU-Ausführungen (CPU-Bursts).

Beispiel 35. FCFS: Drei Prozesse mit ihren zugeordneten Ausführungszeiten stehen in der Bereitliste *ready*: P_1, P_2, P_3, P_4.

Prozess	Burst-Zeit	Wartezeit
P_1	24	0
P_2	3	24
P_3	3	27

Die berechnete durchschnittliche Wartezeit auf der Grundlage der zugeordneten Ausführungszeiten beträgt $(0+24+27)/3 = 17$ Zeiteinheiten. Angenommen der Scheduler könnte die Reihenfolge in der Warteliste ändern auf: $P_2 - P_3 - P_1$. In diesem Fall würde sich die Wartezeit neu rechnen.

Prozess	Burst-Zeit	Wartezeit
P_2	3	0
P_3	3	3
P_1	24	6

Die berechnete durchschnittliche Wartezeit beträgt nun $(0+3+6)/3 = 3$ Zeiteinheiten. Die Reihenfolge der Jobs hat somit einen wesentlichen Einfluss auf die tatsächliche und die für den Anwender spürbare Wartezeit.

Die *Shortest-Job-First-Strategie* (SJF) assoziiert bei jedem Prozess die Länge des nächsten CPU-Bursts. Ist die CPU verfügbar, wird sie dem Prozess mit dem kürzesten CPU-Burst zugeordnet. Ist die Prozesslänge von zwei Prozessen gleich, so wird nach FCFS entschieden. SJF ist insofern optimal, da die Wartezeit bei einer gegebenen Menge von Jobs minimiert wird. Die Länge der CPU-Bursts ist allerdings nicht vorhersehbar. Man behilft sich daher mit einer Schätzung.

Beispiel 36. Non preemptive SJF-Strategie. Prozessankunfts- und CPU-Zeiten.

Prozess	Ankunftszeit	CPU-Zeit
P_1	0	7
P_2	2	4
P_3	4	1
P_4	5	4

$\rightarrow$

Startzeit	Prozess	Dauer	Wartezeit
0	P_1	7	$0-0=0$
7	P_3	1	$7-4=3$
8	P_2	4	$8-2=6$
12	P_4	4	$12-5=7$
16	-	-	-

SJF Non preemptive: Durchschnittliche Wartezeit (Startzeit - Ankunftszeit): $(0+3+6+7)/4 = 4$.

Beim *Priority-Scheduling* wird jedem Prozess eine Priorität zugeordnet. Die CPU erhält jener Prozess zugeteilt, der die höchste Priorität hat. Bei Prozessen mit gleicher Priorität wird nach FCFS entschieden. Basis für die Vergabe von Prioritäten sind Kenngrößen der Ressourcen-Nutzung wie Zeitlimits, der Speicherbedarf, die Anzahl der offenen Dateien, aber auch andere spezifische Parameter.

Bei Priority Scheduling kann es vorkommen, dass Prozesse „ewig" auf die CPU warten, wenn neue Prozesse mit höheren Prioritäten laufend die CPU anfordern. Daher muss auch die Wartedauer in der Planung berücksichtigt werden (*Aging*). Die Priorität eines Prozesses wird entsprechend der Wartezeit erhöht.

Preemptive-Scheduling-Strategien

Bei diesen Strategien unterbricht der Scheduler für einen Prozess mit einer höheren Priorität den aktiven, wenn er eine niedrigere Priorität hat. Mit dem Wechseln des PCB entstehen zusätzliche, zeitintensive Aufgaben wie

- das gesicherte Zwischenspeichern der Daten und CPU-Registerinhalte,
- das Sicherstellen der korrekten Umschaltzeitpunkte,
- das Minimieren des Zeitoverheads bei zu häufigem Wechseln.

Beim preemptive *SJF*-Verfahren (genauer: dem *Shortest-Remaining-Time-First-* [SRTF] Verfahren) wird dem Prozess die CPU entzogen, wenn ein Prozess bereit wird, dessen CPU-Burst-Zeit kürzer ist als die verbleibende Zeit des laufenden Prozesses. Die Länge des nächsten CPU-Bursts kann in der Realität nur geschätzt werden. Als Näherung kann mittels der exponentiellen Mittelwertbildung gearbeitet werden. I/O-intensive Prozesse sind wegen der CPU-Wartezeiten bei den I/Os für diese Strategie besonders geeignet.

Beispiel 37. Preemptive SJF-Strategie.

Prozess	Ankunftszeit	CPU-Zeit
P_1	0	7
P_2	2	4
P_3	4	1
P_4	5	4

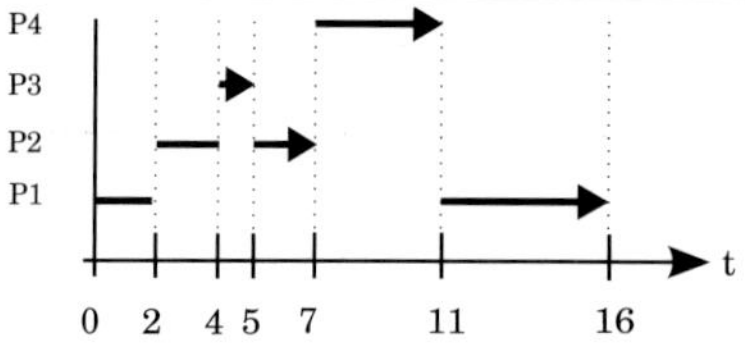

P4
P3
P2
P1
t
0 2 4 5 7 11 16

Startz.	Prozess	Dauer	Wartezeit
0	P_1	2	–
2	P_2	2	–
4	P_3	1	$4-\max(0,4)=0$
5	P_2	2	$5-\max(4,2)=1$
7	P_4	4	$7-\max(0,5)=2$
11	P_1	5	$11-\max(2,0)=9$
16	-	-	-

SJF preemptive: Durchschnittliche Wartezeit: $(0+1+2+9)/4=3$

4.5 Echtzeit

Ein Echtzeit-System (Norm DIN 44300) ist ein Computersystem, das Reaktionen bzw. Antworten innerhalb definierter Zeiträume sicherstellt. Abhängig von den Konsequenzen einer Zeitüberschreitung wird praktisch zwischen harten und weichen Echtzeit-Systemen unterschieden (Tabelle 4.7). Der Begriff Echtzeit sagt nichts über die Verarbeitungsleistung oder Realisierung eines Systems aus.

Für die Beschreibung rechenintensiver Aufgabenstellungen, wie sie z.B. in einem Pflichtenheft erforderlich sind, reicht es nicht aus, nur „Echtzeitfähigkeit" zu fordern. Diese Anforderungen sind erst dann vollständig definiert, wenn die Zeit angegeben wird, in der das System mit Sicherheit reagiert haben muss. Je nach Art der Anwendung kann sich die Reaktionszeit innerhalb eines unterschiedlich großen Zeitbereichs bewegen:

- Reaktionszeiten für Temperaturregelungen liegen im Sekundenbereich.
- Reaktionszeiten für Automatisierungslösungen wie OP-Schleusensteuerungen liegen im Millisekunden-Bereich.
- Reaktionszeiten für digitale Steuerungen und Regelungen mit Messdaten-Onlineauswertungen liegen im Mikrosekunden-Bereich.

Beispiel 38. Betrachten wir den Zusammenhang zwischen der Reaktionszeit des Systems und den Einfluss auf eine zu realisierende Anwendung. Ein Echtzeitsystem habe eine angenommene Reaktionszeit von $10\mu s$. Auf diesem Echtzeitsystem sollen verschiedene Prozesse mit unterschiedlichen Zykluszeiten ablaufen. Je nach Zykluszeit des Prozesses nimmt die Reaktionszeit einen beträchtlichen Anteil ein:

Tabelle 4.7. Echtzeit.

Hard Real-Time Systems	Soft Real-Time Systems
Das Ergebnis wird innerhalb eines definierten Zeitraumes garantiert.	Verarbeitung erfolgt im statistischen Mittel im definierten Zeitraum.
Ereignisgesteuert, z.B. mittels Interrupts, und Reihung der Ereignisse nach Prioritäten	Zeitgesteuert, Zuteilung einer ausreichend große Zeitscheibe im Scheduler
Prozessrechner, Signalrechner	Allgemeine Computersysteme
Robotersteuerungen, Controller	Krankenhausinformationssysteme, Biosignalauswertungen

Prozess	Frequenz	Zykluszeit bzw. Periodendauer	Reaktionszeit $10\,\mu s$ in % der Zykluszeit
P_1	$1\,kHz$	$1000\,\mu s$	1%
P_2	$10\,kHz$	$100\,\mu s$	10%
P_3	$50\,kHz$	$20\,\mu s$	50%
P_4	$100\,kHz$	$10\,\mu s$	100%

Während bei Prozess 1 und 2 die Reaktionszeit nur einen kleinen Anteil der Prozesszykluszeit einnimmt, somit diese sicherlich realisierbar sind, sieht man deutlich den mit 50% hohen Anteil der Reaktionszeit bei Prozess 3. Nicht mehr realisierbar wäre Prozess 4, denn hier nimmt die Reaktionszeit ganze 100% der Prozesszykluszeit ein, somit steht keine Rechenleistung für die eigentliche Aufgabenrealisierung mehr zur Verfügung.

Echtzeit-Betriebssysteme (*real-time operating system*) verfügen meist über einen speziellen Scheduler bzw. erreichen die Echtzeitfähigkeit durch Hinzufügen spezieller Software. Nur die Echtzeit kritischen Vorgänge laufen dann im Echtzeit-Betriebssystemmodus ab, für alle anderen können die Standardfunktionen des Betriebssystems verwendet werden. Echtzeit-Betriebssysteme benötigten Mechanismen zur Erkennung von Zeitüberschreitungen und Fehlerbehandlung.

4.6 Das Ein- und Ausgabekonzept

Externe Komponenten sind über mechanische Verbindungen und Steuerlogiken an den Systembus angeschlossen. Die Kenngrößen für Ein- und Ausgabegeräte sind: die Datenrate, Funktionalitäten des Gerätes, Datentransfereinheiten (Bytes oder Blöcke), Darstellung der Daten (Codes) und die Fehlermöglichkeiten. Ein Gerätetreiber (Device Driver) übernimmt die Steuerung des Gerätes bzw. seines Adapters.

Die CPU spricht die externen Geräte über den Systembus mit den I/O-Controllern bzw. den I/O-Prozessoren an. Diese enthalten Puffer, um Anfragen und Antworten zwischenzuspeichern. Die Kommunikation zwischen CPU und externen Gerät kann auf folgende Arten durchgeführt werden (Abb. 4.7):

- *programmed input/output*: Eine Schnittstelle wird durch das Programm laufend abgefragt (polling). Die Schleife ist aktiv, bis der zugehörige Gerätestatus *ok* geliefert wird.
- *interrupt-driven input/iutput*: Nach der Kommandozuweisung an die Gerätesteuerung wird ein Interrupt auf I/O abgesetzt und der Interrupt-Handler aktiviert. Der Vorteil der interruptgesteuerten Ein- und Ausgabe ist, dass die Warteschleife entfällt, in der die CPU einem anderen Prozess zur Verfügung steht.
- *direct memory access (DMA)*: Direkter Zugriff auf eine Speicheradresse.

In der Software kann man die Kommunikation unterscheiden nach:

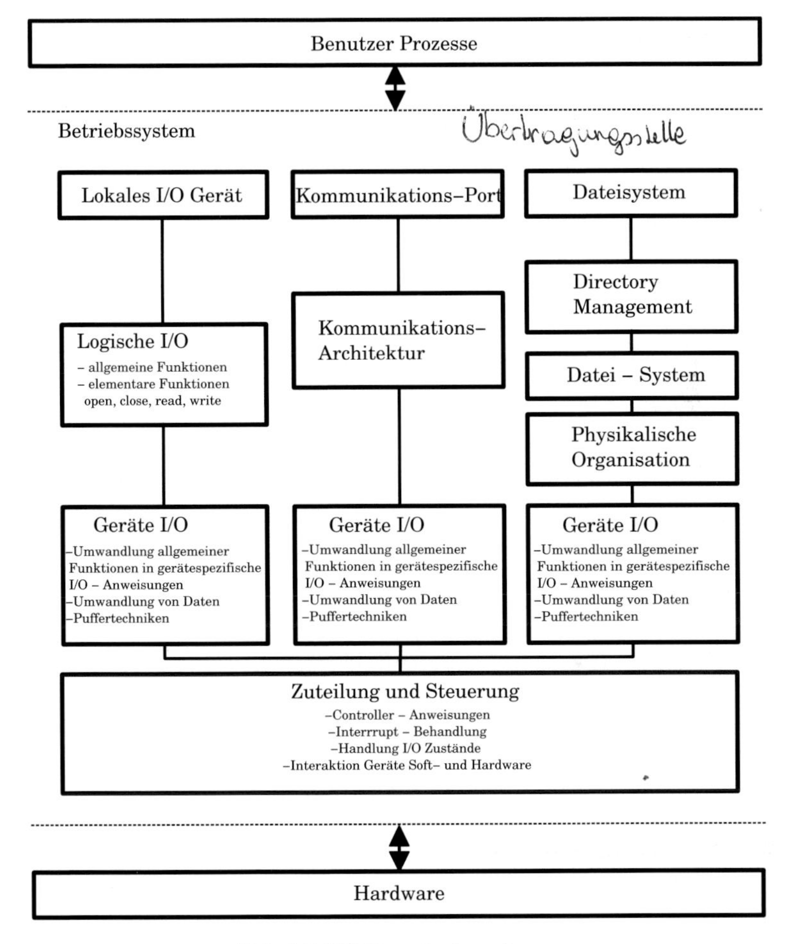

Abb. 4.7. I/O-Organisationsebenen.

- Programm-Interaktion mit einer Tastatur-, Maus- oder Joystick-Aktion,
- Softwarezugriff auf ein Speichermedium,
- Softwarezugriff auf einen A/D-Wandler bzw. einen Hardwarebaustein (*device*).

4.7 Dateisystem

Eine Datei bündelt zusammengehörige Daten und wird durch einen Dateinamen und die Zuordnung in ein Verzeichnis identifiziert. Ein Dateisystem ist ein Ordnungs- und Zugriffssystem für das Ordnen, Auffinden und Lesen sowie das sichere Speichern von Dateien in Speichern. Aufgabe des Dateisystems ist es, den Zusammenhang zwischen Dateiname und physischen Speicherzellen herzustellen und aufrecht zu erhalten. Dazu muss ein Dateisystem die Spezifika der Hardware behandeln können und eng mit den Gerätecontrollern bzw. der Firmware interagieren.

Für die Speicherung von Dateien auf Massenspeichern werden Blöcke von z.B. 512 Bytes (Festplatten) bzw. 2048 Bytes (CD/DVD-ROM) zu Clustern gebündelt, mehrere Cluster wiederum zu einer Datei zusammengefasst. Dateien werden in Strukturen beschrieben, die neben dem Namen, Verzeichnis und Attributen die tatsächliche Größe, Referenz auf die Cluster, Dateityp, Eigentümer und Zugriffsrechte umfassen kann. Speziell mit der Referenzierung und Organisation von Clustern unterscheiden sich einzelne Dateisysteme. So kann in einer Datei z.B. die erste Clusternummer sowie alle darauf folgenden gespeichert werden, oder aber, in jedem Cluster wird, quasi als verkettete Liste, die Referenz auf den folgenden Cluster gespeichert.

Oft ist der erste Teil eines Dateisystems in einem Betriebssystem nicht für die eigentliche Dateiverwaltung vorgesehen, sondern als Boot-Sektor reserviert. Der Boot-Sektor umfasst die Befehlssequenzen des Betriebssystems, welche vom Loader beim Start des Computers in den Arbeitsspeicher geladen werden. Im Anschluss an den Boot-Sektor folgt dann das eigentliche Dateisystem. Wenn auf einer Festplatte mehrere Partitionen verwaltet werden, folgt dem Boot-Sektor eine Partitionstabelle, in welcher dann die Dateitabellen der einzelnen Partitionen verwaltet werden. Dateisysteme lassen sich zusammenfassen in:

- Lineare Dateisysteme, z.B. für Magnetbandsysteme;
- Hierarchische Dateisysteme, z.B. DOS/Windows, Unix/Linux;
- Netzwerkdateisysteme, z.B. Datenzugriff in einem Storage Area Network mittels Metadaten-Server: SMB/CIFS, NFS;
- Virtuelle Dateisysteme, z.B. als Pseudodateisystem zur Verwaltung von Hardware-Ressourcen.

4.7.1 FAT, NTFS, UNIX, Unix

FAT

Die File Allocation Table (FAT) ist eine Tabelle fester Größe, in der die belegten und freien Cluster eines FAT-Dateisystems gespeichert sind. Einem Datenbereich ist in eine feste Anzahl von Clustern zugeteilt. Zu jedem dieser Cluster existiert ein Eintrag in der FAT, der Folgendes über den Cluster angeben kann:

- Der Cluster ist nicht belegt, der Cluster ist frei.
- Das Medium ist an der Position dieses Clusters beschädigt.
- Der Cluster ist von einer Datei belegt.
- Die Nummer des nächsten Clusters der Datei.
- Dies ist der letzte Cluster der Datei.

Aus Sicherheitsgründen findet sich in FAT-organisierten Dateisystemen immer auch eine Kopie der FAT.

NTFS

NTFS steht für New Technology File System und ist das Dateisystem von Windows NT, einschließlich seiner Nachfolger. Aus Sicht des Dateisystems NTFS ist der gesamte Speicher Teil einer Datei, auch die Informationen des Systems selbst. In der Master File Table (MFT) befinden sich dazu die Einträge, welche Blöcke zu welcher Datei gehören, die Zugriffsberechtigungen und die Attribute. Im Vergleich zu FAT-organisierten Dateisystemen bietet NTFS als Betriebssystem für multi-tasking Systeme z.B. einen gezielten Datei-Zugriffsschutz durch Zugriffskontrolllisten.

UNIX, Unix

Die zertifizierten UNIX sowie die unixartigen Derivate (Unix) sind Mehrbenutzer-Betriebssysteme. Der Kernel stellt das Dateisystem zur Verfügung. Zugriffe auf die Geräte werden über die Gerätetreiber mittels Zugriffen auf spezielle Dateien im Dateisystem abgebildet. Dadurch werden Dateien und Geräte aus Sicht der Prozesse und damit Anwendungsprogramme soweit wie möglich als Dateien vereinheitlicht. Das Dateisystem ist als hierarchisches Verzeichnis mit beliebigen Unterverzeichnissen organisiert.

4.7.2 Dateistrukturen und Zugriffsmethoden

Dateistrukturen

Programme greifen über das Dateisystem mittels Zugriffsfunktionen auf Dateien zu. Zugriffsfunktionen für Verzeichnisse umfassen z.B. das Erzeugen, Wechseln, Löschen, Öffnen und Schließen, Zugriffsfunktionen auf Dateien z.B. das Öffnen/Schließen, Lesen/Schreiben, Erzeugen/Löschen und Suchen. Bei Multi-tasking-Systemen sind Vorkehrungen zu treffen, dass das Dateisystem den parallelen Zugriff durch zwei Prozesse auf die gleiche Datei synchronisiert. Dazu sperrt das Dateisystem die Datei bei einem Schreibzugriff (locking) und erlaubt bis zur Freigabe nur mehr lesende Zugriffe. Idealerweise sollte nicht die gesamte Datei, sondern nur die betroffenen Datensätze gesperrt werden (record locking). Diese Funktionen bieten Dateisysteme meist nur in Zusammenarbeit mit Datenbanken an. Ein weiteres Optimierungspotenzial findet sich beim Einsatz von Flash-Speichern. Da diese bei Lese/Schreib-Zugriffen einer Abnutzung unterliegen, sollte das Dateisystem ein möglichst gleichverteilte Adressierung der Speicherzellen erreichen. Daten können in Daten mit unterschiedlichen Dateistrukturen gespeichert werden. Die Datenverwaltung bezieht sich auf die unterschiedlichen Dateistrukturen (Abb. 4.8):

- *Keine Struktur*: Die Datei ist eine Folge von Zeichen (stream-orientiert). In geöffnetem Zustand hat die Datei einen Dateizeiger, der auf den Index zeigt, an dem als nächstes gelesen oder geschrieben werden soll.
- *Einfache Satzstruktur*: Die Dateistruktur besteht aus Zeilen fester oder variabler Längen (Text).

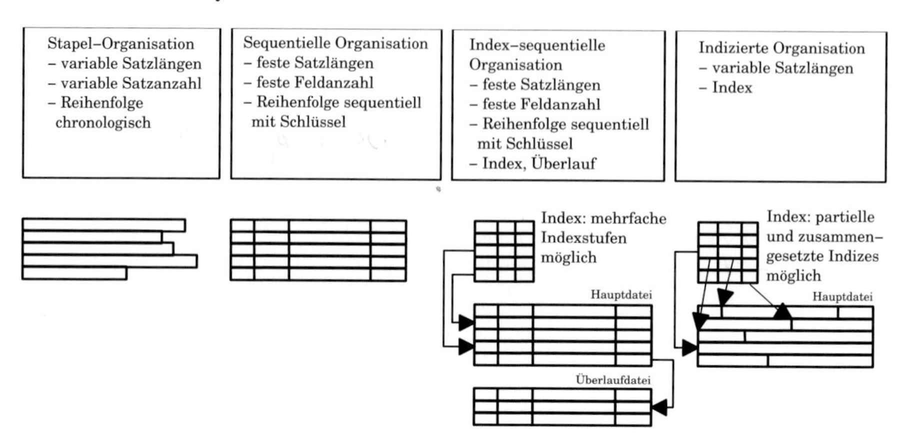

Abb. 4.8. Beispiele für Dateiorganisationen.

- *Komplexe Strukturen*: Komplexe Strukturen sind zum Beispiel definierte Satzstrukturen (records), formatierte Dokumente oder ausführbare Programmdateien.

Zugriffsmethoden

Zugriffsmethoden auf Dateien lassen sich in *sequentielle* und *direkte* unterteilen. Bei der (index)sequentiellen Methode ist kein Lesen nach der letzten Schreiboperation (örtlich) möglich. Wenn auf vorhergehende Elemente zugegriffen werden soll, muss der Dateizeiger auf den Startpunkt zurückgesetzt werden und die Operation mit dem Suchvorgang neu begonnen werden. Die direkten Zugriffsverfahren können direkt mit Speicheradressen interagieren.

Die Realisierung der physischen Datenstrukturen kann mit Hilfe strukturierter Schlüsselbereiche (Speicheradressen) wie a) einfacher Listen, b) Pointer Arrays und c) B-Bäumen oder d) durch Zerlegung des Schlüsselbereiches mittels Hashtabellen erfolgen (Abb. 4.9).

Lineare Listen und Pointer Arrays sind die klassischen, einfachen Strukturen, die hohe Handlingzeiten aufweisen und entsprechenden Speicherplatz voraussetzen.

B-Bäume stellen eine Verbesserung der Suchzeiten dar, da die Schlüssel in den Teilknoten sortiert gespeichert werden und alle Blätter gleiche Tiefe haben. Damit wird die Anzahl der Zugriffe stark reduziert (die Höhe des Baumes ist logarithmisch begrenzt mit der Anzahl der gespeicherten Schlüssel), das Handling jedoch komplizierter.

Der Einsatz von Hashtabellen erlaubt einen raschen Zugriff für direkt indizierbare Speicheradressen, jedoch sind geeignete Kollisionsstrategien zu entwickeln, falls durch die Hash-Funktion gleiche Adressen generiert wurden.

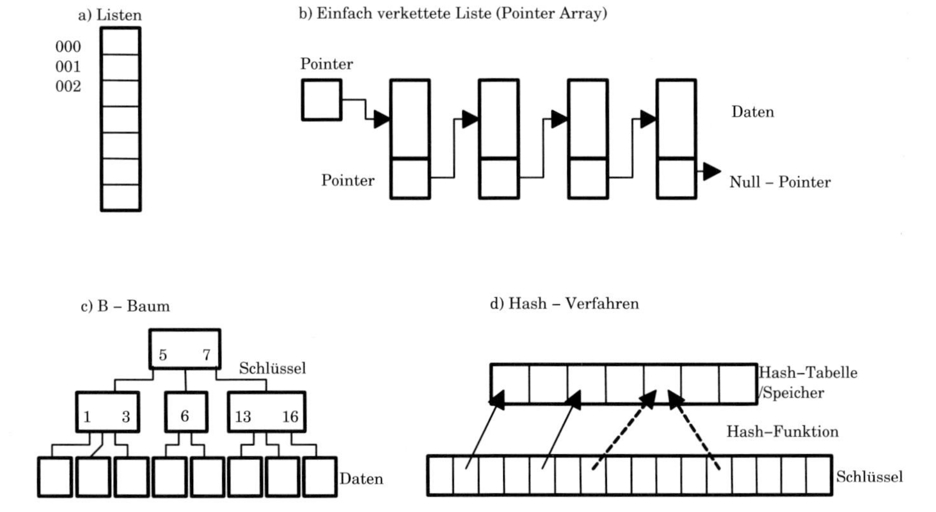

Abb. 4.9. Modelle von Datenstrukturen.
a) lineare Listen, **b)** Pointer Arrays, **c)** B-Bäume, **d)** Hashverfahren.

4.7.3 Dateiattribute und Verzeichnisstrukturen

Dateiattribute

Dateiattribute zeigen die aktuellen Eigenschaften einer Datei und umfassen zumindest den Namen, Dateityp, die Adresse (Startadresse der Datei auf dem Gerät) und die Länge der Datei. Diese Informationen sind für die interne Speicherung, den Benutzerzugriff über das Betriebssystem und die Programmierzugriffe wesentlich.

Operationen auf Dateien sind demnach: Öffnen, Schließen und Verändern. Beim Öffnen einer Datei wird die Dateiadresse im *Verzeichnis* gesucht und der Dateiinhalt in den Hauptspeicher übertragen. Beim Schließen wird die im Hauptspeicher vorhandene Information über die Datei in dem der Datei zugeordneten physischen Speicherbereich abgespeichert.

Verzeichnisstrukturen

Verzeichnisstrukturen erlauben, Dateien über mehrere Ebenen hinweg geordnet zu verwalten:

- *Einstufiges Verzeichnis*: Bei einem einstufigen Verzeichnis gibt es nur ein einziges Verzeichnis für alle Benutzer. Probleme entstehen bei der Namensgebung und der Gruppierung.
- *Zweistufiges Verzeichnis*: Bei einem zweistufigen Verzeichnis ermöglichen getrennte Verzeichnisse eine effiziente Suche für die Nutzer. Dafür werden Pfadnamen erforderlich.

Tabelle 4.8. Der Befehl change mode „chmod 761 dateiname" auf die Datei *dateiname* unter Unix setzt die Zugriffsrechte „761" auf *dateiname*, wobei jede Ziffernposition die Benutzerklasse und der Ziffernwert die Rechtestrukturen darstellt.

	Nutzerklasse	**Zugriffsart**		
		Lesen (R – Read)	Schreiben (W – Write)	Ausführen (X – eXecute)
Ziffer 2, Wert: 7	Zugriff des Besitzers	1	1	1
Ziffer 1, Wert: 6	Zugriff der Gruppe	1	1	0
Ziffer 0, Wert: 1	Öffentlicher Zugriff	0	0	1

- *Verzeichnis mit Baumstruktur*: Diese Struktur erlaubt ein effizientes Suchen, die Möglichkeit der Gruppierung, das aktuelle Verzeichnis als Referenzverzeichnis und damit die absolute und relative Adressierungsmöglichkeit.
- *Verzeichnisse mit nicht-zyklischen Grafen*: Dieses Verknüpfungskonzept erlaubt die gemeinsame Nutzung von Verzeichnissen und Dateien. Einer Datei können zwei Namen gegeben werden. Die Probleme beim Löschen (Dateizeiger, die ins Leere zeigen) werden mit speziellen Algorithmen und Verkettungstechniken behoben. Schutzmechanismen werden mittels Zugriffsarten und -rechten realisiert (Tabelle 4.8).

4.8 Übersicht über Betriebssysteme

Netzwerkbetriebssysteme bieten in Ergänzung zu den reinen Rechnerbetriebssystemen Funktionen für den komfortablen Betrieb, die Sicherheit, Performance und Verwaltung von Netzwerkgeräten wie Drucker und Server, aber auch die Benutzer an. Die reinen Rechnerbetriebssysteme unterstützen diese Funktionalitäten zum Teil, wenn auch nicht so komfortabel.

Neben Betriebssystemen mit eigenen Plattformen wie AS/400 oder OpenVMS und den historischen Betriebssystemen wie MS-DOS, SCO Unixware oder VAX/VMS haben sich heute folgende Betriebssysteme etabliert (Tabelle 4.9). Für die Anwendungen des *Nomadic Computing* (Laptops und mobile Arbeitsplatzgeräte) können in der Regel die gängigen Betriebssysteme für stationäre Rechner eingesetzt werden.

Die Besonderheit von Betriebssystemen für mobile Geräte ist die hohe Abhängigkeit von den Beschränkungen der mobilen Hardware. Sie müssen mit leistungsschwächeren Prozessoren, geringeren Speicherressourcen und eingeschränkten Display- und Eingabemöglichkeiten das Auslangen finden. Weiters fehlen in der Regel die externen Speicher. Dafür sind sie aber trotz begrenzter Rechenleistung der CPU mit kurzen Bootzeit- und Echtzeitanforderungen (Steuerungen, Multimedia), jedoch mit wenigen Prozessen konfrontiert. Die Interaktion mit dem Gerät findet teils sprach-, tastatur- oder informationsgesteuert statt.

Tabelle 4.9. Übersicht Betriebssysteme (Auszug): Einsatzschwerpunkt und Zugehörigkeit.

Betriebssystem	Consumer/ Business	Apple	IBM	Microsoft	Novell	Sun	Unix
MS-Windows, XP, Vista	Ja/Nein			M			
MS-Windows NT, XP, Vista	Nein/Ja			M			
Apple MacOS bis 9.x	Ja/Nein	A					
Apple MacOS X (Unix Kernel)	Ja/Ja	A					U
Sun Solaris	Nein/Ja					S	U
IBM AIX	Nein/Ja		I				U
Linux	Ja/Ja						U
FreeBSD	Ja/Ja						U
Novell Netware	Ja/Ja				N		
OS/2 Warp Server	Nein/Ja		I				

Eine besondere Klasse bilden die Betriebssysteme für *Mobile Computing* (Pen-Computer, Personal Digital Assistant – PDA) mit Anwendungen wie Telefonie, WAP-Browser (Wireless Application Protocol), SMS (Short Message Service) oder Java MIDIet. Einige Betriebssysteme für Mobile Computing sind Symbian EPOC, PalmOS, Microsoft CE – Windows Mobile und Embedded Linux.

Echtzeitfähige Betriebssysteme sind z.B. QNX, VxWorks, MicroC/OS-II oder xBSD.

5

Datenbanken

5.1 Architekturprinzipien

Eine Datenbank ist eine Sammlung von Daten, die für viele Benutzer zugänglich sind und zu verschiedenen Zwecken genutzt werden. Ziel von Datenbanken ist die programmunabhängige Verwaltung von Daten. Zum Einsatz kommen Datenbanken als Softwareprodukte zur Speicherung von großen Datenbeständen, wie z.B. Krankenhausinformationssystemen, medizinischen Bilddatenbanken und Teiledatenbanken im Produktherstellungsprozess.

Sehr verbreitet sind heute *relationale* Datenbanksysteme, die nach ANSI/SPARC in einem 3-Ebenen-Konzept aufgebaut sind:

- *Die externe Ebene*: Diese Ebene erlaubt eine anwenderorientierte Sicht auf die Daten (Views), die Daten werden logisch so zusammengestellt, dass der Anwender seine Daten für den Zugriff erhält. Benutzer benötigen in der Regel nie den Zugriff auf alle Daten.
- *Die konzeptuelle Ebene*: In dieser Ebene erfolgt der Abbildung der logischen Zusammenhänge zwischen den Daten.
- *Die interne oder physische Ebene*: Hier erfolgen die Organisation und die Strukturierung beziehungsweise die Speicherung der Daten auf den oder die Datenträger (Dateien, Zugriffspfade). Die physische Schicht legt also fest, wie die Daten auf dem Datenträger abgelegt werden und welche Zugriffsmethoden verfügbar sind. Damit soll eine weitestgehende Geräteunabhängigkeit sichergestellt werden. Intern werden somit die Daten einer Datenbank wiederum in Dateien gespeichert.

Neben den relationalen Datenbank-Modellen gibt es die hierarchischen, Netzwerk-, pseudorelationalen und objektorientierten Datenbank-Modelle.

Das *hierarchische Modell* ist das älteste Modell. Durch die streng hierarchische Abbildung der Daten sind äußerst schnelle Zugriffe zum Beispiel beim Suchen möglich. Anderseits ist die Pflege des Datenmodells sehr zeitintensiv und fehleranfällig.

Im *Netzwerkdatenbankmodell* werden Daten als Knoten und deren Beziehungen als Kanten zwischen den Knoten modelliert. Im Unterschied zum hierarchischen

Modell, dem eine Baumstruktur (und damit gerichtete Grafen) zugrunde liegt, erfordert das Netzwerk keine Richtung in der Beziehung zwischen den Knoten. Ein Baum ist praktisch gesehen ein Spezialfall eines Netzwerkes. Für gewöhnlich ist ein Baum ein Netzwerk ohne Zyklen.

Die Datenstruktur *pseudorelationaler Datenbanken* sind einfache lineare Dateien, wobei vor den Zugriffen auf die Dateiinhalte die Verbindungen zwischen den Daten aufgebaut und gemeinsam verwaltet werden müssen. Die technische Umsetzung dazu erfolgt mittels Verbindungstabellen und Zeigern zwischen den Tabellen.

Objektorientierte Datenbanken nutzen die Vorteile, die mit dem Konzept der Datenkapselung und Vererbung im Umfeld der objektorientierten Programmierung erzielt wurden. Die objektorientierte Modellierung erlaubt den flexiblen Umgang mit unterschiedlichsten Objekttypen, was für medizinische Einsatzgebiete Vorteile bringt. Insbesondere multimediale Objekte, z.B. Bilder, Sprachdokumenten und Bildsequenzen können einfach modelliert und verwaltet werden.

Wegen der Praxisrelevanz in der Medizintechnik wird im Weiteren auf relationale Datenbanksysteme eingegangen.

5.2 Relationale Datenbanksysteme

5.2.1 Terminologie

Eine relationale Datenbank ist vereinfacht eine Sammlung einzelner Datentabellen. Eine Datentabelle kann dabei als Abbild einer Datei verstanden werden. Die in einer Tabelle gespeicherten Daten sollen möglichst eindeutige logische Objekte darstellen. Damit können die Daten so eindeutig gespeichert werden, dass während der laufenden Bearbeitung (Einfügen, Ändern, Löschen) einzelner Datenbestände keine logischen Fehler wie Doppelspeicherung oder Löschen wichtiger Referenzwerte entstehen. Dazu werden im Weiteren elementare Begriffsbestimmungen angeführt.

Relation: Eine Relation ist eine Tabelle, in der in zweidimensionaler Anordnung (Zeilen und Spalten) Datenelemente erfasst sind. Man unterteilt

- *Bestandsrelation:* Diese bildet eine Objektklasse mit identischen Merkmalen (Datenfeldern, Attributen) ab;
- *Beziehungsrelation:* Diese schafft eine Beziehung zwischen zwei Bestandsrelationen.

Struktur einer relationalen Datenbank: Eine Datenbank verwaltet zusammengehörige Daten, die in Datenfeldern gespeichert sind (Abb. 5.1).

Datenbankmanagementsystem (DBMS): Ein DBMS ist jene Software, welche die von den Programmen verlangten Datenzugriffe wie Lesen, Ändern, Einfügen und Löschen auf die Datenbank ausführt, im Hintergrund die für die Ausführung der Zugriffswünsche notwendigen Operationen auf der physischen Ebene (Dateiebene) veranlasst und auch dafür sorgt, dass die Daten wie in der im externen Schema festgelegten Form (View) an das Programm zurückgeliefert werden.

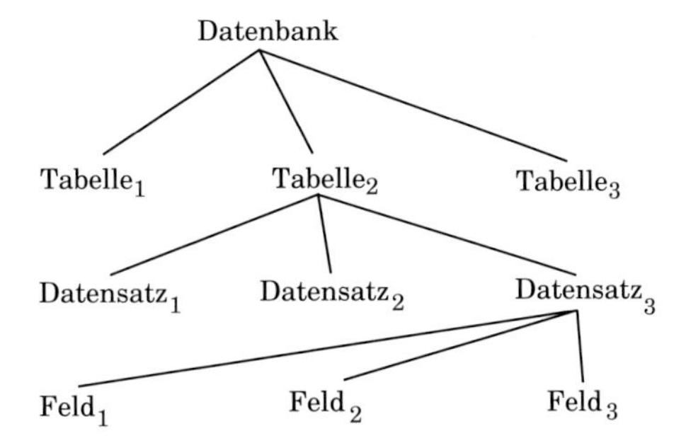

Abb. 5.1. Struktur einer relationalen Datenbank.

Relationales Datenbankmanagementsystem (RDBMS): Unter einem RDBMS wird ein DBMS verstanden, das die Interaktion mit den *Relationen* und die Manipulation der darin gespeicherten Daten ermöglicht.

Relationale Datenbank: Eine relationale Datenbank ist aus Relationen (Bestands- und Beziehungsrelationen) aufgebaut.

Tupel: Ein Tupel ist *ein* Datensatz. Ein Datensatz wird in einer Zeile in der Relation gespeichert.

Attribut: Ein Attribut ist eine Eigenschaft, die ein Objekt beschreibt. Üblicherweise wird ein Objekt durch mehrere Attribute beschrieben. Attribute stellen Spalten in einer Relation dar.

Feldwerte: Die Feldwerte sind die Ausprägungen eines Attributes *(Merkmalsausprägung)*.

Funktionale Abhängigkeit: Sei A_1 eine Teilmenge der Attribute einer Relation R. Eine zweite Menge A_2 von Attributen von R heißt funktional abhängig von A_1 ($A_1 > A_2$ (R)), wenn für alle Tupel von R gilt: gleiche Werte von A_1 implizieren gleiche Werte von A_2.

Mehrwertige Abhängigkeiten: Sei R ein Relationenschema mit drei Teilmengen von Attributen A_1, A_2, A_3 derart, dass die Attribute von R vollständig partitioniert sind. A_2 heißt dann mehrwertig abhängig von A_1 ($A_1 >> A_2$), wenn in allen Relationen zu R zu jedem Eintrag in A_1 eine Menge von Werten in A_2 vorkommt, die unabhängig von A_3 ist.

Schlüssel: Ein Schlüssel dient der eindeutigen Identifikation eines Tupels und der Herstellung von Beziehungen zwischen verschiedenen Relationen. Der Schlüssel muss einen eindeutigen Wert haben. Ein Schlüssel kann sich auch aus mehreren Attributen zusammensetzen (Tabelle 5.1).

Das Schlüsselkonzept: Eine Relation kann mehrere Schlüsselkandidaten haben. Ein Schlüsselkandidat ist ein Schlüssel mit der minimalen Anzahl von möglichen Attributen. Ein Schlüsselattribut ist ein Attribut, das Teil des Schlüssels ist. Alle anderen Attribute sind Nicht-Schlüsselattribute.

Primärschlüssel: Ein Primärschlüssel ist ein beliebig ausgewählter Schlüsselkandidat. Besteht der Primärschlüssel aus mehreren Attributen, wird er als zusammengesetzter Primärschlüssel bezeichnet.

Tabelle 5.1. Terminologiezuordnung Datei–Relation, Spalte–Attribut, Datensatz–Tupel, Datenfeld–Merkmalsausprägung.

		Datei *Spalte*	*Relation* *Attribut*		
	Personalnummer	Name	Assistent	Gehalt	
Datensatz					*Tupel*
		Datenfeld	*Merkmalausprägung*		

Fremdschlüssel: Ein Fremdschlüssel einer Relation ist ein Nichtschlüsselattribut, das Schlüsselfeld einer anderen Tabelle ist.

5.2.2 Relationen

Bestandsrelationen

Der Aufbau einer Bestandsrelation erfolgt durch die Aneinanderreihung der Attribute, die ein gewünschtes Objekt beschreiben (Tabelle 5.2).

Beziehungsrelationen

Wenn mehrere Objekte in Relationen abgebildet werden, können diese in folgenden Beziehungsstrukturen zueinander stehen:

- 1 : 1 (Beispiel: Krankenhaus – Erhalter)
- 1 : n (Beispiel: Krankenhaus – Abteilungen)
- $m : n$ (Beispiel: Krankenhäuser – Patienten)

Die Verknüpfung der Relationen für die Verbindung der Attribute wird über die Schlüsselfelder hergestellt. Dies erfolgt über das Schlüssel- bzw. Fremdschlüsselkonzept bei 1 : 1 und 1 : n Beziehungen oder eine eigene Beziehungsrelation bei $n : m$ Beziehungen.

Tabelle 5.2. Bestandsrelationen.

Gerätenummer	Hersteller	Station	Nächste Wartung
910	Medtronic	Chirurgie I	1.10.2009
911	Philips	Chirurgie II	1.12.2009
912	Siemens	Radiologie	1.11.2010
913	General Electric	Dermatologie	1.10.2010
...	...	...	...

Tabelle 5.3. Aufbau von Beziehungen zwischen Relationen.

Relation „Geräte"				Relation „Gerätegruppe"		
Gerätenummer	Bezeichnung	Produkt	*Gr_Nr*	*Gr_Nr*	Bezeichnung	Lagerort
915	Light LX-2	Beamer	M900	M900	Infrastruktur	I00
916	CT-9002i	Computertomograf	M810	M810	Diagnostik	D01
917	ERGO 409	Ergometer	M820	M820	Therapie	T09

$1:1$ *Beziehung*: Einem Datensatz einer Tabelle ist genau ein Datensatz einer anderen Tabelle zugeordnet.

$1:n$ *Beziehung*: Einem Datensatz einer Tabelle sind n Datensätze einer anderen Tabelle zugeordnet, z.B. n Geräte sind einer Gerätegruppe zuordenbar (Tabelle 5.3).

$m:n$ *Beziehungen*: Für die Bildung einer m:n-Beziehung zwischen zwei Relationen muss eine eine Beziehungsrelation hergestellt werden (Tabelle 5.4), die über die verknüpfenden Attribute hinaus noch weitere Attribute enthalten kann.

Als Beispiel kann die Verknüpfung der Bestandsrelationen „Kunden" und „Geräte" zur Verwaltung von Auftragseingängen gesehen werden (Tabelle 5.5). Soll der Auftragseingang registriert werden, ist zu berücksichtigen, dass ein Kunde verschiedene Artikel ordern kann, ein Artikel aber auch von verschiedenen Kunden bestellt werden kann. Die Fremdschlüssel „Kundennummer" und „Gerätenummer" bilden für den Geschäftsfall Bestellung eine Beziehung zueinander. Diese wird in der neuen Relation (Beziehungsrelation) sichtbar und bildet nun einen Schlüssel zur Identifikation eines Tupels, der sich aus den Attributen, die in Beziehung zueinander stehen, zusammensetzt.

5.2.3 Anomalien

Beim erstmaligen Aneinanderreihen von Attributen in einer Relation werden innere Abhängigkeiten zwischen den Attributen bestehen. Wenn sich diese inneren Abhän-

Tabelle 5.4. Beispiel $m:n$ Verknüpfung. Verschiedene Verkäufer können gleiche und verschiedene Geräte verkaufen.

Verkäufer	m:n	Gerät
Personalnummer		Gerätenummer
Name		Bezeichnung
Vorname		Prüfdatum
....		...

Tabelle 5.5. Verknüpfung von Relationen.

Relation Kunden

Kundennummer	Gesundheitseinrichtung	Adresse	Rabatt	Weitere Attribute
70010	AKH Wien	Wien	20 %	...
70011	Radiologie Mayr	Klagenfurt	10 %	
70012	Labor Müller	Innsbruck	15 %	
70013	KH Melk	Melk	15 %	
...	...	...	...	

Relation Geräte

Gerätenummer	Einheit	Lagerbestand	Verkaufspreis
970010	1 Stück	2	3.000
970011	10 Stück	100	20
970012	1 Stück	500	200
...	...	...	...

Relation Auftrag

Kundennummer	Gerätenummer	Menge	Bestelldatum	Wert
70011	970010	100	1.2.2007	...
70012	970011	500	9.3.2008	...
70014	970012	1	1.1.2009	...
...	...	...	...	...

gigkeiten auf *mehrere* logische Objekte innerhalb *einer* Relation beziehen, können verschiedene Probleme im laufenden Betrieb entstehen, z.B:

- die Neuerfassung von Datensätzen wird erst möglich, wenn ein Schlüssel des gesamten Datensatzes vorliegt;
- das Löschen von Datensätzen kann dazu führen, dass Informationsverluste eintreten;
- beim Verbund von Relationen können informationsverändernde Zusammenführungen erfolgen.

Ausgangspunkt der Datenbank-Modellierung ist meist eine unnormalisierte bzw. eine erste, umfassende Relation. Diese enthält vorerst unstrukturiert alle Merkmale bzw. Attribute der Objekte, die in die Datenbank aufgenommen werden sollen. Man sieht sehr rasch, dass die abzubildende Datenwelt unterschiedlich in den Relationen organisiert werden kann. Diese unterschiedlichen Entwürfe müssen dabei keineswegs gleichwertig sein. Vielmehr können bei ungeschickter Relationenmodellierung

Tabelle 5.6. Lösch-, Einfüge- und Änderungs-Anomalien am Beispiel einer nicht normalisierten Relation (LVA ... Lehrveranstaltung, LVA-L ... Lehrveranstaltungsleiter).

Lehrveranstaltungen						
LVA	Bezeichnung	Sem.	LVA-L KBZ	LVA-L Nachn.	LVA-L Vorn.	Telefon
110	Informatik Einführung	1	MZ	Zauner	Martin	2200
112	Medizintechnik I	1	AL	Lindbaum	Andreas	2210
113	Biomechanik	3	AS	Schrempf	Andreas	2230
150	Projektmananagement	4	MZ	Zauner	Martin	2200
171	Risikoanalyse	5	FM	Mayr	Fritz	2260

Änderungs–Anomalie
Tel.–Nr . von M. Zauner ändern

Einfüge–Anomalie:
Einfügen LVA erfordert Lektor Zuordnung

Lösch–Anomalie:
z.B. der LVA: 112 einziger Eintrag von A. Lindbaum wird auch gelöscht

unerwünschte Strukturen auftreten, die im Betrieb zu Anomalien führen. Die Lösung für dieses Problem liefert die Normalformenlehre (Tabelle 5.6):

- *Lösch-Anomalie*: Sollte es nur einen Eintrag für den Lektor Lindbaum geben, so wird mit dem Löschen des Kurses 112 auch der Lektor aus der Datenbank gelöscht.
- *Einfüge-Anomalie*: Ein neuer Lektor kann erst eingetragen werden, wenn sein Kurs bekannt ist.
- *Änderungs-Anomalie*: Das Ändern der Telefonnummer kann zu Inkonsistenzen führen, wenn nach der Änderung dieselbe Person mit unterschiedlichen Telefonnummern in der Datenbank steht.

5.2.4 Normalformen

Die Normalisierung ist ein schrittweiser Umformprozess, in dem Abhängigkeiten in Form von Baum- oder Netzstrukturen in zweidimensionale Tabellenformen überführt werden. Die Tabellen müssen dabei so aufgebaut werden, dass einerseits kein Informationsverlust bezüglich der Beziehungen zwischen den Daten auftritt, andererseits Datenfelder nur einmalig gespeichert werden.

Das Ziel des *Relationenmodells* ist es, *Redundanzen* und *Anomalien* bei der Abbildung von Daten, Objekten und Beziehungen in Relationen zu vermeiden. Die *Normalformenlehre* bestimmt dabei, welche Abhängigkeiten zwischen den Attributen einer Relation zulässig sind.

Eine Relation entspricht einer bestimmten Normalform, wenn sie keine Abhängigkeiten aufweist, die darin unzulässig sind. Wenn eine Normalform in eine andere Normalform überführt werden muss, geschieht das meist durch Teilung der Relation.

Der Normalisierungsprozess erfolgt dazu in mehreren Schritten, wobei in der Praxis bei einer einfachen bis mittleren Komplexität von Objekten und Objektbeziehungen die ersten drei Normalformen zu den wichtigsten Schritten zählen. Der Entwurf großer Datenbankmodelle erfordert jedoch die Umsetzung aller Normalformen.

- Unnormalisierte Ausgangsrelationen
- Erste Normalform (1NF)
- Zweite Normalform (2NF)
- Dritte Normalform (3NF)
- Boyce-Codd-Normalform (BCNF)
- Vierte Normalform (4NF)
- Fünfte Normalform (5NF)

Erste Normalform (1NF)

In der ersten Normalform werden Hierarchien beseitigt und mehrwertige Attribute aufgelöst, sodass sichergestellt wird, dass jedes Attribut atomar (nicht weiter teilbar) ist. So wären zum Beispiel die Attributwerte („Martin Zauner“, „Andreas Schrempf“) nicht atomar, da sie vollständige Namen enthalten, die in mehrere Attribute, nämlich Vorname und Nachname aufgeteilt werden können. Abhilfe erfolgt, in dem Attribute mit nicht-atomaren Attributwerten in mehrere einzelne Attribute aufgeteilt werden.

Zweite Normalform (2NF)

Eine Relation ist in der zweiten Normalform, wenn sie in der ersten Normalform ist und jedes Nicht-Schlüsselattribut von jedem Schlüsselkandidaten voll funktional abhängig ist. Ein Attribut A_2 ist von einem anderen Attribut A_1 funktional abhängig, wenn es zu jedem Attribut A_1 genau ein abhängiges Attribut A_2 gibt. Voll funktional abhängig bedeutet, dass das Nicht-Schlüsselattribut nicht nur von einem Teil der Attribute eines zusammengesetzten Schlüsselkandidaten funktional abhängig ist, sondern von allen Teilen.

Abhilfe beim Verstoß gegen die zweite Normalform erhält man, wenn die Datenfelder, die von einem Schlüsselkandidaten (hier nur der Primärschlüssel) nicht vollständig funktional abhängig sind, in weiteren Tabellen untergebracht werden. Der Teil des Schlüsselkandidaten, von dem ein ausgelagertes Datenfeld funktional abhängig ist, wird nun Primärschlüssel der neuen Tabelle. Besteht der Primärschlüssel nur aus einem einzigen Attribut (ist er also nicht zusammengesetzt), so ist ein Datensatz in erster Normalform bereits automatisch in zweiter Normalform.

Dritte Normalform (3NF)

Eine Relation ist in dritter Normalform, wenn sie in zweiter Normalform ist und wenn die transitive Abhängigkeit aller Nichtschlüsselattribute von Schlüsselattributen, das heißt, die Abhängigkeit vom Schlüsselattribut über ein anderes Attribut hinweg, beseitigt ist.

Transitive Abhängigkeiten. Seien X, Y und Z Attribute. Ist Y von X funktional abhängig und Z von Y, so ist Z von X funktional abhängig. Diese Abhängigkeit ist somit transitiv. Die Abhängigkeiten werden innerhalb der Relation so aufgelöst, dass die transitiv abhängigen Datenfelder nun in weitere Tabellen ausgelagert werden. Dieser Schritt ist möglich, da sie nicht direkt vom Schlüsselkandidaten abhängen, sondern nur indirekt.

Die weiteren Normalformen, die Boyce-Codd-Normalform, die vierte Normalform und die fünfte Normalform werden speziell bei großen Datenbankmodellen benötigt. Für kleine Anwendungen kann mit der Umsetzung der dritten Normalform in der Regel ein einigermaßen korrektes Datenmodell entworfen werden.

Boyce-Codd-Normalform (BCNF)

Eine Relation ist in Boyce-Codd-Normalform, wenn jeder Determinant ein Schlüsselkandidat ist. Ein Determinant ist eine Attributmenge, von der ein anderes Attribut vollständig funktional abhängig ist.

Die Boyce-Codd-Normalform ist eine Verbesserung der dritten Normalform in dem Sinne, dass kein Teil eines (zusammengesetzten) Schlüsselkandidaten funktional abhängig ist von einem Teil eines anderen Schlüsselkandidaten. Jede Relation in BCNF ist auch in dritter Normalform. Relevant wird die Unterscheidung dann, wenn es mehrere Schlüsselkandidaten mit überlappenden Attributen gibt.

Vierte Normalform (4NF)

Eine Relation ist in vierter Normalform, wenn sie in Boyce-Codd-Normalform ist und keine mehrwertigen Abhängigkeiten enthält.

Probleme mit mehrwertigen Abhängigkeiten entstehen dann, wenn es mehrere mehrwertige Abhängigkeiten innerhalb einer Relation gibt. Besteht eine Relation aus höchstens zwei Attributen, welche eine mehrwertige Abhängigkeit haben, so nennt man diese trivial.

Fünfte Normalform (5NF)

Eine Relation ist in fünfter Normalform, wenn sie in vierter Normalform ist und die abgebildeten Daten nicht in einfacheren Relationen dargestellt werden können, deren Primärschlüssel unterschiedlich sind. Das heißt in anderen Worten, eine weitere Zerlegung der Relationen würde zu Informationsverlusten führen. Ziel der fünften Normalform ist somit die informationserhaltende Dekomposition von Relationen der vierten Normalform.

5.2.5 Entwurf eines konzeptionellen, relationalen Datenbankmodells

Ein Medizintechnik-Unternehmen besteht aus verschiedenen Abteilungen, die jeweils eine Abteilungsnummer und einen Abteilungsnamen besitzen. Das

Tabelle 5.7. Personaltabelle.

Pers.-Nr.	*Pers.-Name*	*Abt.-Nr.*	*Abt.-Name*	*Teil-Nr.*	*Teil-Name*	*Werkzeit*
101	Huber	1	Halle 1	31, 32	Katheder, Schallkopf	120, 40
102	Reiter	2	Halle 2	33	Gantry Komponente X1	10
103	Ulrich	2	Halle 2	31, 32, 33	Katheder, Schallkopf, Gantry Komponente X1	20, 40, 30
104	Presing	1	Halle 1	31, 33	Katheder, Gantry Komponente X1	60, 20

Medizintechnik-Unternehmen produziert verschiedene Geräteteile, die von mehreren Angestellten bearbeitet werden. Jeder dieser Angestellten hat eine Personalnummer und einen Personalnamen und wird den Geräteteilen und Geräteteilnummern zugeordnet. Weiters ist bekannt, wie lange ein Angestellter an den verschiedenen Geräteteilen arbeitet.

Die Personaltabelle (Tabelle 5.7) ist zwar sehr verständlich, stellt jedoch keine Relation in der ersten Normalform dar, da die Werkstücknummer, der Werkstückname und die Werkzeit keine einfachen Attribute sind. Um diese Tabelle in die erste Normalform zu bringen, muss sie umgeschrieben werden.

Die erste Normalform (Tabelle 5.8) zeigt, dass die Relation Redundanzen enthält. Der Personalname ist aus der Personalnummer bestimmbar (= abhängig) und muss nicht für jedes Produkt wiederholt werden. Ändert ein Angestellter seinen Namen, so wird die Relation widersprüchlich, wenn die Namensänderung nur bei einem Tupel ausgeführt wird.

Das Problem liegt offensichtlich darin, dass die Relation gleichzeitig verschiedenartige Sachverhalte beschreibt, die sich unabhängig voneinander und zu unterschiedlichen Zeitpunkten ändern können. In einer Relation sollte daher ein logisches

Tabelle 5.8. Personal–Geräteteil-Relation in der 1. Normalform.

Pers.-Nr.	*Pers.-Name*	*Abt.-Nr.*	*Abt.-Name*	*Teil-Nr.*	*Teil-Name*	*Werkzeit*
101	Huber	1	Halle 1	31	Katheder	120
101	Huber	1	Halle 1	32	Schallkopf	40
102	Reiter	2	Halle 2	33	Gantry Komponente X1	10
103	Ulrich	2	Halle 2	31	Katheder	20
103	Ulrich	2	Halle 2	32	Schallkopf	40
103	Ulrich	2	Halle 2	33	Gantry Komponente X1	30
104	Presing	1	Halle 1	31	Katheder	60
104	Presing	1	Halle 1	33	Gantry Komponente X1	20

Tabelle 5.9. Personaltabelle und Geräteteiltabelle.

a) Personaltabelle

(Schlüssel)				
Pers.-Nr.	*Gebäude*	*Pers.-Name*	*Abteil.-Nr.*	*Abteil.-Name*
101	A	Huber	1	Abteilung 1
102	B	Reiter	2	Abteilung 2
103	B	Ulrich	2	Abteilung 2
104	C	Maier	3	Abteilung 3
105	A	Preising	1	Abteilung 1

b) Geräteteiltabelle

(Schlüssel)	
Teil-Nr.	*Teil-Name*
31	Katheder
32	Schallkopf
33	Gantry Komponente X1

Objekt mit seinen Attributen und gegebenenfalls die Verknüpfung zu anderen Relationen abgebildet werden.

Die zweite Normalform. Eine Relation befindet sich in der 2. Normalform, wenn sie in 1. Normalform ist und jedes nicht zum Schlüssel gehörige Attribut voll von diesem abhängt. Die 2. Normalform erzwingt damit eine erste Gruppierung der Attribute in einer Relation nach Sachgebieten und eliminiert dadurch Redundanzen. Die 2. Normalform verlangt daher: In Relationen mit einem (Kombinations)schlüssel muss jedes nicht dazugehörige Feld vom gesamten Kombinationsschlüssel bestimmbar sein. Felder, die nur von einem Teil des (Kombinations)schlüssels abhängen, also partiell funktional abhängig sind, verstoßen gegen diese Regel und werden mit diesem separat gespeichert.

Im zweiten Normalisierungsschritt wird die Relation deshalb in die Relationen Personaltabelle und Geräteteiltabelle (Tabelle 5.9 a und b) aufgespaltet. Das beschriebene Modell zeigt nun die reale Welt mit 3 Firmengebäuden. In Gebäude A ist Abteilung 1, in Gebäude B ist Abteilung 2 untergebracht. Abteilung 1 befindet sich in Gebäude A, Abteilung 2 in Gebäude B, Abteilung 3 in Gebäude C. Trotzdem können noch folgende Mutationsanomalien auftreten:

- *update*-Anomalie: Beim Ändern des Abteilungsnamens müssen mehrere Einträge mitgeändert werden.
- *deletion*-Anomalie: Beim Löschen der Abteilung 3 wird das Gebäude C mitgelöscht.
- *insertion*-Anomalie: Wird ein neues Gebäude gebaut und steht zwar der künftige Mitarbeiter, aber noch nicht der Name der Abteilung fest, so kann der Mitarbeiter noch nicht in die Datenbank aufgenommen werden.

Die Relationen Personal und Werkstückbearbeitungszeit sind über das in beiden Relationen vorkommende Attribut „Pers.-Nr.“ verbunden (Tabelle 5.8). Daraus ergibt sich, dass zwischen den Attributen, die über eine Relation hinaus von Bedeutung sind, und solchen, die nur innerhalb einer Relation eine Rolle spielen, zu unterscheiden ist.

Die Relationen Geräteteiltabelle und Geräteteilbearbeitungszeit haben keine innere Redundanz mehr. In der Relation Personaltabelle ist für jeden Angestellten der Abteilungsname gespeichert, obwohl sich dieser bereits aus der Abteilungsnummer ergibt. In dieser Relation sind also noch zwei Konzepte (Personal, Abteilung) vereint, die aufgelöst werden müssen.

Die dritte Normalform. Eine Relation befindet sich in der 3. Normalform, wenn sie in der 2. Normalform ist und kein Nichtschlüsselattribut von einem Schlüssel transitiv abhängt. Das heißt, es handelt sich um eine Erweiterung der 2. Normalform, da kein Nichtschlüsselattribut von einem anderen Nichtschlüsselattribut funktional abhängen darf. Während die 2. Normalform Abhängigkeiten der Attribute von Teilen des (Kombinations)schlüssels beseitigt, beseitigt die 3. Normalform Abhängigkeiten innerhalb der Nichtschlüsselfelder.

Somit legt die 3. Normalform fest: Felder, die nicht Teil des Schlüssels sind, dürfen nicht untereinander abhängig sein; ist dies der Fall, so müssen sie in eigenen (getrennten) Relationen gespeichert werden. Die Tabellen Personaltabelle und Geräteteiltabelle (Tabelle 5.9) sind zwar in der zweiten, nicht jedoch in der dritten Normalform, weil z.B. das Attribut „Abteil.-Name" über das Attribut „Abteil.-Nr." transitiv vom Schlüssel „Gebäude" abhängt. In der 3. Normalform ergeben sich somit insgesamt für dieses Beispiel fünf Tabellen (Tabellen 5.10 a - e).

5.2.6 Funktionsprinzipien relationaler Datenbanksysteme

Systematische Behandlung von Nullwerten

Nullwerte stellen in Attributen fehlende Information dar und werden durchgängig gleich und unabhängig vom Datentyp des Attributes behandelt.

Vollständigkeitsintegrität (Entity Integrity, Existential Integrity).

Ein Primärschlüssel muss eindeutig sein und darf insbesondere keinen Nullwert enthalten. Die Wahrung der Integrität ist

- durch spezielle Routinen (Integritätsbedingungen, Trigger) zu gewährleisten;
- bei Auftreten inkorrekter Zustände ist dies durch geeignete Techniken aufzuzeigen (zum Beispiel durch „Logging") und zu beheben (zum Beispiel durch „Recovery-Prozeduren").

Eingaben, die zu inhaltlichen Fehlern führen (Inkonsistenzen), sind durch das Datenbankmanagementsystem oder das Anwendungsprogramm festzustellen.

Referentielle Integrität (Beziehungsintegrität)

Jede Merkmalausprägung eines Fremdschlüssels muss auch als Wert des zugehörigen Primärschlüssels vorhanden sein. Anderenfalls würde es Werte eines Attributes

Tabelle 5.10. Tabellen in der 3. Normalform.

a) Personaltabelle

(Schlüssel)

Pers.-Nr.	*Pers.-Name*	*Abteil.-Nr.*
101	Huber	1
102	Reiter	2
103	Ulrich	2
104	Maier	3
105	Preising	1

b) Geräteteiltabelle

(Schlüssel)

Teil-Nr.	*Teil-Name*
31	Katheder
32	Schallkopf
33	Gantry Komponente X1

c) Relation: Geräteteil-Werkzeit

(Schlüssel)

Pers.-Nr.	*Geräteteil-Nr.*	*Werkzeit*
101	31	120
101	32	40
102	33	10
103	31	20
103	32	10
103	33	30
104	31	60
104	33	20

d) Abteilungstabelle

(Schlüssel)

Abteil.-Nr.	*Abteil.-Name*	*Gebäude*
1	Abteilung 1	A
2	Abteilung 2	B
3	Abteilung 2	C

e) Gebäudetabelle

(Schlüssel)

Gebäude	*Gebäudename*
A	Gebäude A
B	Gebäude B
C	Gebäude C

in einer Relation geben, die in der zugehörigen Tabelle nicht vorkommen. Damit wären die zugeordneten Tupel nicht identifizierbar. Aus dieser Forderung ergeben sich referentielle Integritätsbedingungen für bestimmte Vorgänge.

Einfügen oder Ändern eines Wertes des Fremdschlüssels: Der Vorgang muss zuerst in dem zugehörigen Primärschlüssel-Feld durchgeführt werden. Ist dies nicht möglich, muss die Anforderung zurückgewiesen werden.

Löschen eines Wertes des Primärschlüssels, für den es einen Fremdschlüssel gibt: In diesem Fall würde die Merkmalsausprägung in der Relation mit dem Primärschlüssel gelöscht werden, während die Merkmalsausprägung in der Relation mit dem Fremdschlüssel erhalten bliebe.

Zugriff auf Daten durch einen oder mehrere Anwender

Das Datenbankmanagementsystem (DBMS) muss auch den gleichzeitigen Zugriff mehrerer Benutzer auf dieselben Datenbestände synchronisieren. Dies erfolgt unter Zuhilfenahme von Sperr-Mechanismen (*locking*). Diese können datenbankseitig als auch programmseitig mit dem Zusammenfassen von Anweisung in *Transaktionen* erfolgen. Die Sperren können ganze Tabellen oder Datensätzen oder Datenfeldern (je nach Sicherheitsstufe) betreffen.

Aktualisieren von Views

Alle Views, die theoretisch aktualisiert werden können, sollen auch vom System aktualisiert werden. Insbesondere, wenn es sich um die Behandlung von Prozessdaten handelt, also Werten, die aktuell berechnet werden. An dieser Stelle sei betont, dass es sich bei diesen Daten nicht um Daten aus „technischen Prozessumgebungen (EKG-Grenzwertüberschreitung)" handelt, sondern dass diese Daten aus dem Prozess der Datenbanktransaktion heraus bestimmt und neu gerechnet werden, wie das Personalalter.

Physikalische Unabhängigkeit

Der Zugriff auf die Daten durch den Benutzer muss unabhängig davon sein, wie die Daten gespeichert werden oder wie physikalisch auf sie zugegriffen wird. Dies bedeutet, dass Anwendungen nur auf die logische Ebene des Systems zugreifen dürfen.

Logische Unabhängigkeit

Anwendungen und Zugriffe dürfen sich nicht ändern, wenn Tabellen verändert werden (zum Beispiel beim Aufspalten einer Tabelle in zwei Tabellen).

Die Abfragesprache für relationale Datenbanken

Mithilfe der Datenmanipulationssprache formuliert der Benutzer einen Befehl für das System (dieser Befehl kann auch aus einem Anwendungsprogramm kommen). Das DBMS verwaltet dazu die vom Datenbankadministrator festgelegten Zugriffsrechte einzelner Anwender und ermöglicht die Eingrenzung der Zugriffe auf bestimmte Daten aus dem Gesamtdatenbestand.

Unterlaufen der Abfragesprache

Unterstützt ein relationales Datenbanksystem neben der High-Level-Abfragesprache eine Low-Level-Abfragesprache, so darf diese die Integritätsbedingungen der High-Level-Sprache nicht unterlaufen.

5.2.7 Praktische Aspekte beim Einsatz relationaler Datenbanksysteme

Eine Datenbank soll verhindern, dass sich jeder Benutzer bzw. Programmierer mit der inneren Organisation eines Datenbestandes befassen muss und unkontrolliert an die Datenbestände gelangen kann. Gleichzeitig soll ermöglicht werden, dass für den Datenzugriff günstige Voraussetzungen geschaffen werden, d.h. ein einheitlicher Zugriff und eine einfache Datenpflege möglich ist.

Um diese Ziele zu erreichen, ist eine strikte Trennung der Daten von den Programmen einzuhalten. Damit ergeben sich folgende weitere Vorteile:

- Keine ungewollte Redundanz von Attributen.
- Einfache Verwaltung von Zugriffsberechtigungen.
- Keine Speicherung von Prozessdaten: Datenfelder, die aus anderen Feldern berechnet werden können, sollten nicht gespeichert werden. Sie werden daher normalerweise nicht in die Tabelle aufgenommen, sondern in so genannten Formularen mit berechnet. Als Beispiel seien die Attribute Geburtsdatum und Alter angeführt. Da mit dem Geburtsdatum das Alter berechnet werden kann, macht es keinen Sinn, das Alter explizit als Wert zu speichern, besonders auch deshalb, weil der Wert selbst vom Tag der Speicherung abhängt und damit zum Zeitpunkt des (späteren) Lesens falsch ist. Eine Zwischenspeicherung von Prozessdaten macht dann Sinn, wenn aus Gründen von Rechen- oder Ladezeiten (z.B. für ausgelagerte Daten auf Datensicherungsmedien über lange Berichtszeiträume) Daten zwischengespeichert werden.
- Programmweiterentwicklungen unabhängig von der Art der Datenspeicherung.
- Zentrale Datensicherungen.

5.2.8 SQL

„Structured English Query Language" (SEQUEL) (Chamberlin u.a., 1974) war die erste Abfragesprache für relationale Datenbanken. Nach mehreren Überarbeitungen hat sich daraus die weit verbreitete Abfragesprache SQL (Structured Query Language) entwickelt.

Die *Abfragen* selbst sind meist hinter den Bildschirmmasken der Software implementiert, sodass der Anwender in der Regel von der manuellen Eingabe der Abfragen entbunden ist. Für den Entwickler stellt die Erstellung der Abfragen bei zunehmender Komplexität des konzeptionellen Modells rasch eine Herausforderung dar.

Eine Tabelle kann mehrere Indizes haben. Ein Index kann dabei sowohl auf eine oder mehrere Spalten referenzieren. Damit ist eine zusätzliche logische Schlüsselstruktur möglich, welche einen schnellen Zugriff auf die Datensätze erlaubt.

Als „Basistabelle" wird die physische Tabelle bezeichnet. Eine „logische Sicht" heißt „Sicht" (View) und wird aus einer oder mehreren Basistabellen gewonnen. Wenn eine Abfrage auf eine Sicht Bezug nimmt, wird die Information über die Sicht aus dem Katalog in die Basistabellen abgebildet, in der die benötigten Daten derzeit gespeichert werden.

Tabelle 5.11. Produkt.

Produktnummer	Produktname	Lieferort
123	Zange 23	Wien
257	Zange 57	Steyr
347	Zange 47	Linz
455	Zange 55	Wien

Alle Abfragebefehle, die mit „Wähle", „Zeige" und „Verbinde" bezeichnet werden, werden im SQL mit dem Befehl SELECT ausgeführt. Zum Aufrufen der Produkttabelle (Tabelle 5.11) würde man folgenden Befehl (Abfrageergebnis 1, Tabelle 5.12) eingeben:

```
SELECT * FROM PRODUKT
```

Dies bedeutet: Zeige alle (*) Spalten der Produkttabelle. Das Ergebnis sieht exakt wie die Produkttabelle aus. Will man nun einen einzigen Datensatz durch Angabe des Wertes aus einer eindeutigen Spalte sehen, beispielsweise „Finde den Datensatz mit der Produktnummer 123", würde man folgenden Befehl eingeben (Abfrageergebnis 2, Tabelle 5.13):

```
SELECT * FROM PRODUKT WHERE PRODUKTNUMMER = 123
```

Das WHERE-Satzglied dient zur Begrenzung des Ausschnitts aus der Tabelle. In diesem Fall ist die Spalte, deren Wert angegeben wird, eine Spalte mit einmaligen Werten, sodass nur ein Datensatz abgerufen wird. Eine einfache Zeige-Operation, beispielsweise „Zeige die Produktnummer und den Produktnamen aller Produkte" würde folgendermaßen aussehen (Abfrageergebnis 3, Tabelle 5.14).

Tabelle 5.12. Abfrageergebnis 1.

Produktnr.	Produktname	Produktionsort	Produktionsgruppe
123	Zange 23	Wien	1
257	Zange 57	Steyr	2
347	Zange 47	Linz	3
455	Zange 55	Wien	4

Tabelle 5.13. Abfrageergebnis 2.

Produktnr.	Produktname	Produktionsort	Produktionsgruppe
123	Zange 23	Wien	1

Tabelle 5.14. Abfrageergebnis 3.

Produktnummer	Produktname
123	Zange 23
257	Zange 57
347	Zange 47
455	Zange 55

```
SELECT PRODUKTNUMMER, PRODUKTNAME FROM PRODUKT
```

Bei steigender Komplexität der Zusammenhänge zwischen den Relationen steigt der Grad der Verschachtelung in den SQL-Statements sehr rasch an. Für den weiterführenden Einsatz von SQL wird auf die einschlägige Literatur verwiesen (Matthiessen & Unterstein, 2007).

5.3 Einsatzgebiete

5.3.1 Datenbank-Produkte

Ein Datenbank-Produkt ist ein Software-System, in das Daten, z.B. Datenfelder, Referenzen, Dokumente, multimediale Objekte, strukturiert gespeichert werden, um diese autorisierten Benutzern in geeigneter Form zur Verfügung zu stellen. Es ist abhängig vom Architekturprinzip der Datenbank, welche Daten in dem Datenbank-Produkt abgebildet werden können und wie die Beziehung zwischen Daten und Objekten modelliert ist. Bei der Auswahl einer Datenbank ist daher das zugrunde liegende Architekturprinzip von wesentlicher Bedeutung. Ein Auszug heute verfügbarer Datenbank-Produkte sind z.B. relationale Datenbank-Systeme wie z.B. DB2, Informix, mySQL, Oracle, ProgressRDBMS oder verteilte bzw. Client/Server-Datenbanksysteme wie z.B. Adabas, SQL Server 2000, 4th Dimension oder Sybase (Abb. 5.2).

5.3.2 Technische Datenbanken

Technische Datenbanken speichern technisches Wissen strukturiert in elektronischen Medien und erlauben autorisierten Benutzern den Zugriff auf die Datenbankinhalte. Oft sind sie bei Anwendungen computergestützter Systeme in der Entwicklung, Konstruktion, Produktion oder der Qualitätssicherung eingesetzt. Typische Inhalte sind z.B. Konstruktions- oder Produktionsstücklisten von Medizinprodukten, Modelle von Teilekomponenten oder Arbeitspläne in der Qualitätssicherung. Der Zugriff auf diese Datenbanken erfolgt meist nicht durch den Anwender, sondern über das durch den Anwender genutzte Software-Produkt, z.B. dem CAD-, CAP-, PPS- oder CAQ-System (siehe Abschnitt 9.1).

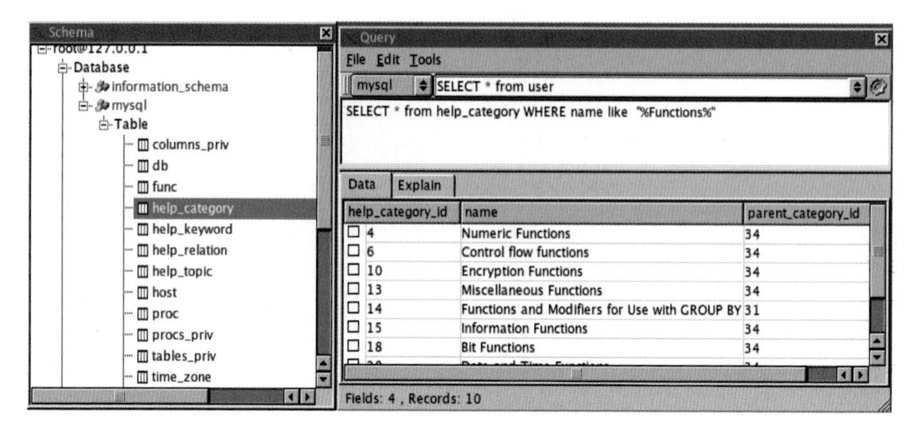

Abb. 5.2. MySQL - Abfrage.

5.3.3 Medizinische Datenbanken

Medizinische Datenbanken (Tabelle 5.15) speichern medizinisches Wissen strukturiert in elektronischen Medien und erlauben autorisierten Benutzern den Zugriff auf die Datenbankinhalte. Es wird zwischen Literaturdatenbanken, Faktendatenbanken und Bilddatenbanken unterschieden.

Da sich medizinisches Wissen aus anerkanntem Faktenwissen, Forschungsergebnissen und stark ausgeprägtem Kontextwissen mit unterschiedlichsten Datentypen, Medien und Formaten zusammensetzt, ist das in einer Datenbank konzipierte Datenmodell und die Auswahl der Benutzerschnittstelle von besonderer Bedeutung. Objektorientierte, multimediale Systeme mit intuitiv geführten grafischen Benutzeroberflächen erlauben eine komfortable Anwenderschnittstelle. Datenbanken bieten in der Regel komfortable Suchfunktionen, die es erlauben, gezielt mittels Stichwörter und Verknüpfungen nach Dokumenten, Autoren oder Einträgen zu suchen.

Tabelle 5.15. Medizinische Datenbanken aus unterschiedlichen Fachbereichen (Auszug).

Fachbereich	Datenbank
Medizin	Medline, DERMIS, Rehadat und andere
Onkologie	Mitelman Database, CCRIS und andere
Labor	Chemfinder, Cebet und andere
Health Care / Ethics	Dare, Euroethics, APACHE II und andere
Bilddatenbanken	The Visible Human Project, The whole brain atlas und andere

Portale für den Zugang zu medizinischem Wissen bzw. Datenbanken sind z.B.

1. Pubmed (www.pubmed.de),
2. Deutsches Institut für Medizinische Dokumentation und Information - Dimdi (www.dimdi.de),
3. National Institutes of Health (NIH), sowie National Library of Medicine (NLM), National Center for Biotechnology Information (NCBI).

Softwaretechnische Daten(bank)schnittstellen sind für den Anwender in der Regel nicht sichtbar. Diese können z.B. SQL-basiert oder hypertextorientiert (WEB-Portale, Abb. 5.3) sein, für den Anwender werden sie in der Regel hinter einer grafischen Benutzeroberfläche verborgen bleiben.

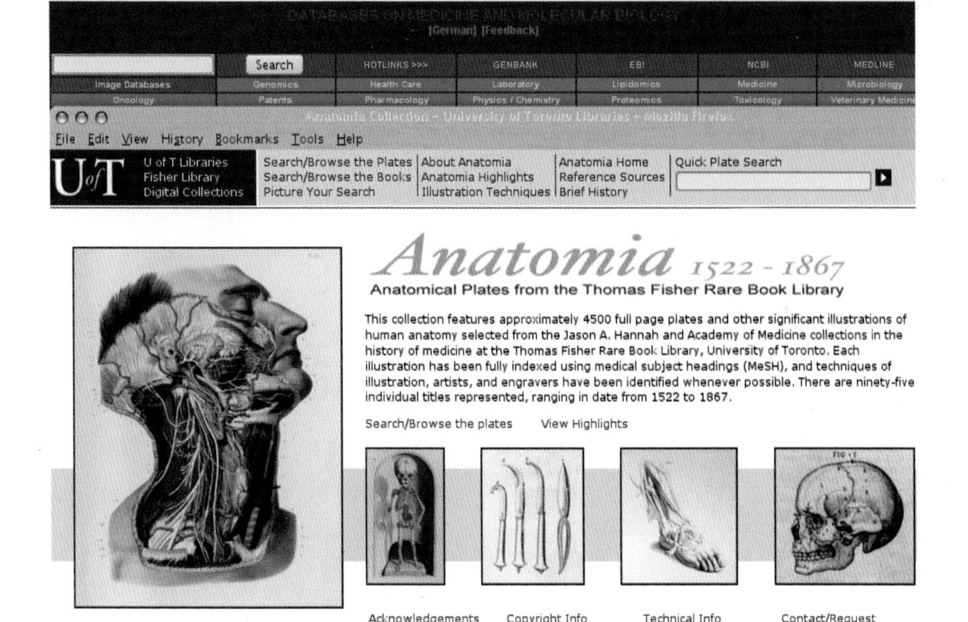

Abb. 5.3. WEB-basiertes Datenbankportal: `www.meddb.info`

Teil III

Software in der Medizinprodukt-Herstellung

6

Programmierung

6.1 Programmiersprachen

6.1.1 Maschinennahe und höhere Programmiersprachen

Digitale Prozessoren haben die Fähigkeit, übermittelte Befehle automatisiert verarbeiten zu können. Sie sind damit wertvolle Werkzeuge, um für Menschen eine bestimmte Klasse von Problemen lösen zu können. Unter Programmierung versteht man die Erstellung und Anordnung der durch einen Prozessor verarbeitbaren Befehlssequenzen.

Die Erstellung von Befehlsformaten, die sehr prozessornahe sind, ist sehr aufwändig und fehleranfällig. Nach den prozessor- bzw. maschinennahen Programmsprachen, den Assemblersprachen, wurden daher die komfortableren, höheren Programmiersprachen entwickelt.

Assemblersprachen sind sehr nahe an der Struktur der Maschinencodes, in ihrer Codierung sehr elementar und schnell abarbeitbar. Für umfangreichere Aufgabenstellungen sind sie jedoch wenig geeignet.

Höhere Programmiersprachen zielen darauf ab, anwendungsbezogen komfortable Klassen von Befehls- und Datentypen anzubieten. Diese sind im Vergleich zu maschinennahen Programmiersprachen in der Regel jedoch komplexer, so dass zwar eine einfache Programmierung möglich wird, jeder Befehl einer höheren Programmiersprache jedoch in eine Vielzahl von Maschinenbefehlen übersetzt werden muss, bevor das Programm durch den Prozessor abgearbeitet werden kann.

Weltweit existieren heute mehrere hundert allgemeine und höhere Programmiersprachen und Programmiersprachen mit besonderer Bedeutung in unterschiedlichsten Einsatzgebieten, wie z.B. *mathematisch-wissenschaftliche* und *kommerzielle* Aufgaben, *Robotersteuerungen* oder *internetorientierte* Anwendungen (Abb. 6.1).

Während z.B. mathematisch-wissenschaftlich orientierte Programmiersprachen gerne Funktionen- oder Objektbibliotheken mit ausgeprägten mathematischen und statistischen Werkzeugen anbieten, bieten z.B. kaufmännisch orientierte Programmiersprachen gerne Möglichkeiten für die einfache Handhabung komplexer Datenstrukturen zur Verarbeitung großer, komplexer Datenmengen. Allgemeine Program-

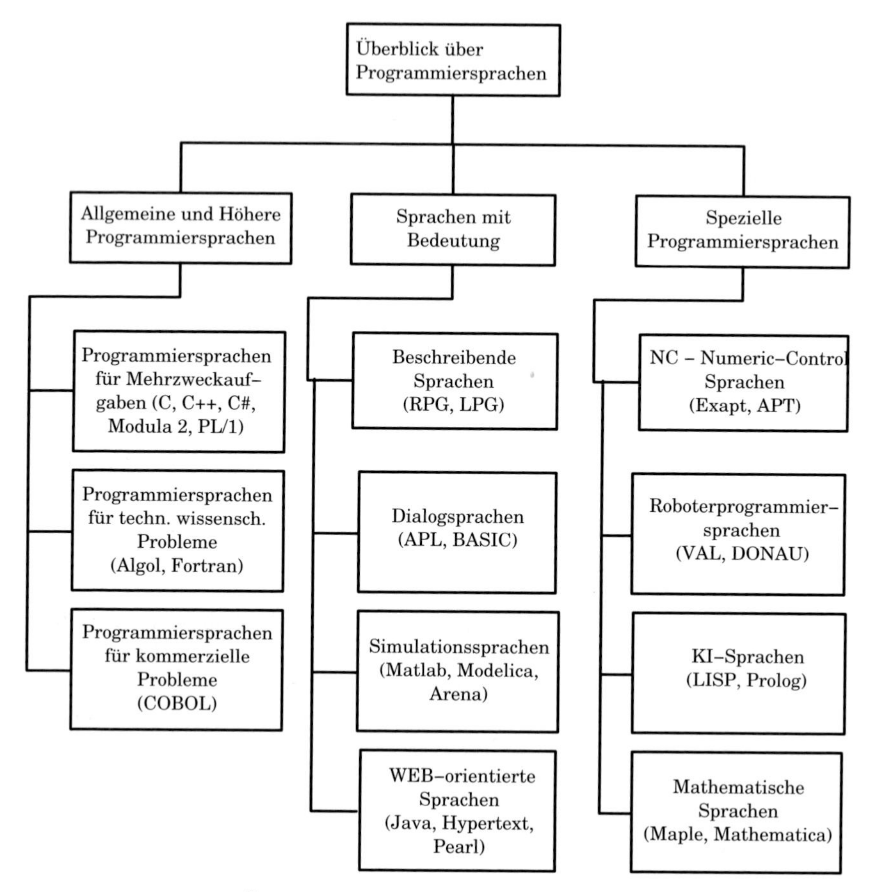

Abb. 6.1. Übersicht über ausgewählte Programmiersprachen.

miersprachen versuchen eine ausgewogene Mischung aus den wichtigsten Grundfunktionen für alle Bereiche, sowie die einfache Nutzung für die Interaktion mit den wichtigsten Ein- und Ausgabesystemen mitzuliefern.

Höhere Programmiersprachen zielen darauf ab, problemorientierte Funktionen anzubieten und diese für die Programmierung in mitgelieferten Funktionenbibliotheken fertig zur Verfügung zu stellen. Die Bibliotheken werden eingebunden, d.h. für die Programmierung existieren klar definierte Regeln für die Nutzung dieser Funktionen.

Ein einfaches Beispiel ist die Ansteuerung des Bildschirmes. Niemand möchte sich heute mehr, außer in Ausnahmefällen, programmtechnisch damit beschäftigen, wie Daten wirklich am Bildschirm ausgegeben werden. Dazu sollte es Standardfunktionen geben, die in einer höheren Programmiersprache in einer Bibliothek zur Verfügung stehen. In der Programmiersprache C ist dies, vereinfacht, die Bibliothek für die Standard Ein- und Ausgabefunktionen *(*`stdio.h`*)*. Wenn diese eingebunden wird, können die vorhandenen Funktionen (Befehle) wie z.B. die Druckfunktion `printf` genutzt werden, wie nachfolgendes Beispiel zeigt.

Beispiel 39. Ausgabe der Zeichenkette „Informatik in der Medizintechnik" auf dem Bildschirm in der höheren Programmiersprache C.

```
1  #include <stdio.h>
2  void main (void)
3  { printf ("Informatik in der Medizintechnik");
4  }
```

Beispiele von allgemeinen und höheren Programmiersprachen

FORTRAN (*For*mular *Tran*slator): Entstand 1950 und ist zur Zeit noch die bedeutendste Sprache für technisch-wissenschaftliche Anwendungen, aber auf Mikrocomputern nur wenig verbreitet. Frühzeitige Standardisierung (FORTRAN IV und FORTRAN 77, aktuell FORTRAN 90 und 95).

Pascal: Obwohl 1972 nur als Ausbildungssprache konzipiert, hat sich Pascal relativ schnell durchgesetzt, überwiegend im Ausbildungsbereich und im technisch-wissenschaftlichen Bereich. Pascal gilt als die Mustersprache für strukturiertes Programmieren. Neben dem standardisierten Pascal entstanden mehrere Dialekte, wie Turbo-Pascal (Borland). Für die Entwicklung von Windows-Anwendungen wurde 1993 „Pascal for Windows" entwickelt, dem *Delphi* folgte.

C/C++: C wurde von den Bell-Laboratorien in Verbindung mit dem Betriebssystem UNIX entwickelt. C ist eine leistungsfähige (und anspruchsvolle) Mischung aus einer maschinenorientierten und einer problemorientierten Programmiersprache und dennoch weitestgehend prozessorunabhängig. Eine Weiterentwicklung ist die Programmiersprache C++, die dem objektorientierten Programmierkonzept folgt.

Beispiele spezieller Programmiersprachen und von Sprachen mit Bedeutung

MATLAB: MATLAB dient der Lösung von nummerischen Simulationsaufgaben, sowie der Datenerfassung, -analyse und grafischen Auswertung und ist die Grundlage für SimuLink, das zur zeitgesteuerten Simulation, und Stateflow, das für die ereignisorientierte Simulation dient.

Mathematica: Mathematica ist ein mathematisch-naturwissenschaftliches Programm, das ein Computer-Algebra-System (symbolische Verarbeitung von Gleichungen), eine Nummerik-Software (nummerisches Lösen und Auswerten von Gleichungen), ein grafisches Auswerteprogramm und eine Programmiersprache vereint.

Java: Java ist eine Programmiersprache, die in einen Byte-Code übersetzt wird, der in einer Java-Laufzeitumgebung von einer Java Virtual Machine ausgeführt wird. Wenn auf einem Computersystem bzw. dem Betriebssystem die Java Virtual Maschine lauffähig ist, können Java Programme systemunabhängig betrieben werden.

APT (Automatically Programmes Tools): APT ist eine anwendungsbezogene Programmiersprache zur Erzeugung von Steuerungsinformationen für CNC-Maschinen (computerized numeric controlled machines). Eine Weiterentwicklung ist EXAPT. Diese Sprache wird gerne für die Steuerung von Werkzeugmaschinen in CIM-Technologien bei der computergestützten Entwicklung, Produktionsplanung und Fertigung eingesetzt.

6.1.2 Paradigmen der Programmierung

Jede Programmiersprache verfolgt das Ziel, durch den Einsatz klarer Prinzipien die Herstellung möglichst fehlerfreier und wartbarer Software zu ermöglichen.

In der *imperativen* Programmierung wird ein Programm als Befehlssequenz gesehen, Daten sind in Variablen, die sich während der Laufzeit ändern können, gespeichert. Die wichtigsten Ansätze können zusammengefasst werden in die

- *strukturierte Programmierung:* strikter sequentieller Programmablauf, keine Sprungbefehle,
- *prozedurale Programmierung:* strukturieren einer Aufgabe in kleine, einfach lösbare Teilaufgaben,
- *modulare Programmierung:* zusammenfassen von Daten und zugehörige Prozeduren in logische Einheiten.

Das Prinzip der *objektorientierten* Programmierung zielt darauf ab, Daten und darauf arbeitende Funktionen zu Einheiten zusammenzufassen. Ein Programm ist realisiert als eine Menge interagierender Objekte.

Einen anderen Zugang zur Programmierung bietet die *deklarative* Programmierung, der die Ansätze der funktionalen, logischen und Constraint-Programmierung zugeordnet werden können.

Die *komponentenorientierte* Programmierung sieht das Prinzip der strengen Datenkapselung vor und unterstützt strikte Software-Schnittstellen.

Weitere Konzepte sind die *generische* Programmierung (Nutzbarmachung von Algorithmen für mehrere Datentypen) und die *datenstromorientierte* Programmierung zur Verarbeitung von kontinuierlichen Datenflüssen, oft in Echtzeit.

Die *Programmiersprache C* ist ein Vertreter der imperativen Programmiersprachen, C++ der objektorientierten Programmiersprachen. Aufgrund der starken Verbreitung, der oft hardwarenahen Anwendungen in der Medizintechnik und wegen der hohen Kompatibilität, z.B. auch zu anderen Softwareprodukten wie MATLAB wird im Weiteren mit der Programmiersprache C gearbeitet. Sie bietet viele Vorteile aus anwendungsorientierter Sicht und erlaubt bei sorgfältigem Einsatz alle Programmiertechniken umzusetzen, die für das Erreichen einer hohen Software-Sicherheit notwendig sind.

Beispiel 40. Vom Programmieren zum Konfigurieren am Beispiel „Setzen des Systemdatums": Assembler (Programm 6.1), Programmiersprache C (Programm 6.2) und grafische Benutzeroberfläche (Abb. 6.2).

Programmausdruck 6.1. Setzen des Systemdatums - Assembler (Maschinennahe Sprache).

```
1 MOV AH, 2BH   ; Funktionsnummer fuer Datum setzen in AH
2 MOV CX, 2010  ; Setze Jahreszahl=2010 in Register CX
3 MOV DH, 10    ; Monat Oktober=10 in Register DH
4 MOV DL, 1     ; Tag=1 in Register DL
5 INT 21H       ; Interrupt 21H durchfuehren
6 OR AL,AL      ; prüfe Rueckgabe
7 JNZ ERROR     ; verzweige, falls Wert nicht Null
```

Programmausdruck 6.2. Setzen des Systemdatums - C (Höhere Programmiersprache).

```
1  #include <stdio.h> /* Einbinden Bibliothek Ein-/Ausgabe       */
2  #include <dos.h>   /* Einbinden Bibliothek Interrupts         */
3
4  UNION REGS inreg, outreg; /* globale Register Deklaration     */
5
6  int main (void)  /* Start Hauptprogramm, Num. Rueckgabe       */
7
8  {
9  inreg.h.ah = 0x2b; /* Funktionsnummer fuer: Setze Datum      */
10 inreg.x.cx = 2010; /* Jahr 2010                              */
11 inreg.h.dh = 10;   /* Monat Oktober                          */
12 inreg.h.dl = 1;    /* der 1.                                 */
13 intdos(&inreg,&outreg); /* Durchfuehren DOS Interrupt        */
14
15 if (outreg.x.cflag) /* Ueberpruefe Flag für den Fehlerfall*/
16 { printf (" Carry \n");
17   return 1;          /* Fehler                               */
18 }
19 else return 0;       /* Kein Fehler                          */
20
21 } /* end main */
```

6.2 Programm-Übersetzung

6.2.1 Programm

In einem digitalen Computersystem wird als Programm „Software" bezeichnet, die von einem Prozessor elektronisch verarbeitet werden kann.

Software wird in Mikroprogramme, Maschinen- und Assemblerprogramme, Betriebssystem-, System- und Übersetzungsprogramme, höhere Programmiersprachen, höhere Dienstprogramme wie z.B. Datenbanken sowie in individualisierte oder Standard-Anwendungsprogramme eingeteilt (Abb. 6.3).

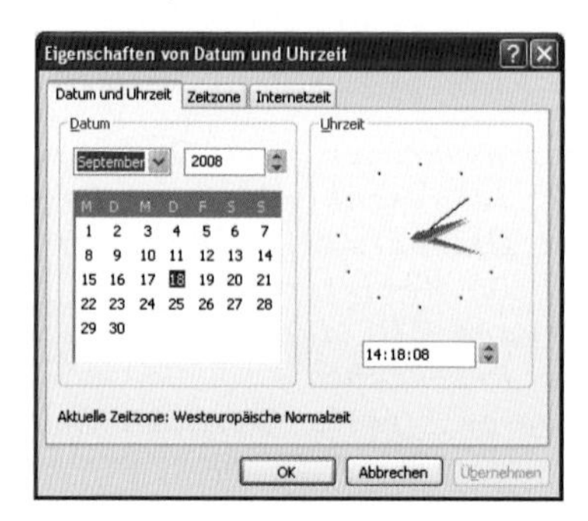

Abb. 6.2. Setzen des Systemdatums - Windows XP.

Die unterste Ebene bilden die *Mikroprogramme*. Die Notwendigkeit von Mikroprogrammen ergibt sich, weil bei der direkten Ausführung von umfangreichen Maschinenbefehlen die Komplexität des Schaltwerks stark ansteigen würde. Daher lohnt es sich, die dem Programmierer zugänglichen Maschinenbefehle intern als Folgen noch einfacherer Befehle, den so genannten Mikrobefehlen, zu realisieren. Bei der Ausführung eines Mikrobefehls sendet die interpretierende Einheit des Prozessors, das *Mikroprozessorsteuerwerk*, die einzelnen Befehle an das *Rechenwerk*.

Die Ebene der *Maschinenprogramme* soll die Programmierung von bereits besser lesbaren Befehlsstrukturen erlauben, die jedoch unmittelbar in Maschinencodes übersetzt werden können. Typische Maschinenbefehle sind z.B. die Addition des

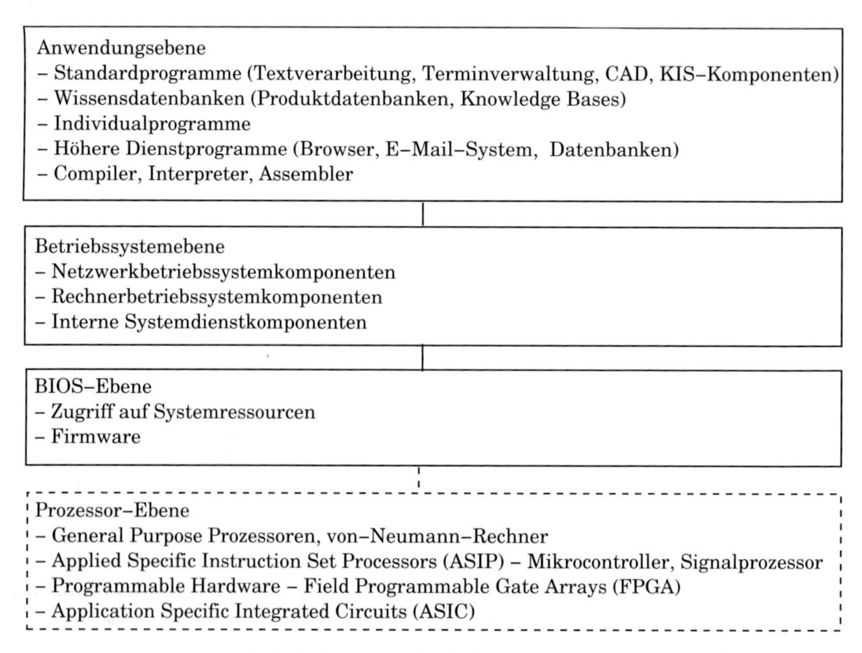

Abb. 6.3. Ebenen des Softwareeinsatzes

Inhalts zweier Speicherzellen oder bedingte Sprungbefehle. In den ersten Rechnergenerationen wurden die Befehle dieser Ebene direkt durch die Hardware ausgeführt. Aus diesem historischen Grund nennt man die Befehlsätze dieser Ebene immer noch Maschinensprache, spricht aber manchmal von „konventionellen Maschinensprachen", um sie von den Mikroprogrammbefehlssätzen, der eigentlichen *Maschinen*sprache eines mikroprogrammierten Prozessors, zu unterscheiden. Zur komfortableren Programmierung von konventionellen Maschinensprachen wurden symbolische Maschinensprachen entwickelt, so genannte *Assemblersprachen*. Diese erlauben das Ansprechen von Befehlen und Speicherzellen mit Hilfe von Kürzeln (*Mnemonics*) und symbolischen Bezeichnungen (Variablennamen) für Speicherzellen.

Bei der *Betriebssystem-* und *Systemprogrammebene* handelt es sich um eine weitere Abstraktion von der vorhandenen Hardware. Konzepte auf dieser Ebene sind vor allem:

- der virtuelle Speicher, der die Programmverarbeitung von dem physisch vorhandenen Speicher abstrahiert,
- Prozesse, welche Aufträge abwickeln, und gleichzeitig bzw. überlappend arbeiten können,
- Dateisysteme zur strukturierten Ein-/Ausgabe und Speicherung von Programmen und Daten.

Betriebssysteme und Systemprogramme werden wiederum unterteilt in:

- *Steuerprogramme:* Diese wickeln den Ablauf eines Programms und die Ressourcenzuteilung ab, z.B. Scheduler.
- *Systemnahe Dienstprogramme*: Dienstprogramme sind für den benutzerfreundlichen Betrieb einer Computersystems notwendig, z.B. Defragmentierungsprogramme der Festplatte.
- *Übersetzungsprogramme*: Übersetzungsprogramme dienen zum Übersetzen eines in einer Programmiersprache geschriebenen Programms ausführbare Befehlscodes (Maschinensprache). Übersetzungsprogramme sind Assembler, Compiler und Interpreter.

In einer noch weitergehenden Abstraktion erlauben *höhere Programmiersprachen* wie z.B. die Programmiersprache C das Schreiben von Programmen, die auf unterschiedlichen Rechnerarchitekturen effizient ausgeführt werden können. Diese Sprachen stellen zum Teil abstrakte Berechnungsmodelle dar, in denen maschinenunabhängige Algorithmen zur Lösung von Problemen formuliert werden können.

Die oberste Ebene bilden die *Anwendungsprogramme, höhere Dienstprogramme und Datenbanken.* Anwendungsprogramme sind Softwareprodukte, die entweder neu erstellt oder von einem Softwarehersteller zur Lösung einer ganz bestimmten Aufgabenstellung bezogen wurde, z.B. Softwareschnittstellen zwischen Softwareprodukten oder Krankhausinformationssystemen. Höhere Dienstprogramme wie Browser und E-Mail-Systeme sowie zentrale Datenverwaltungssysteme wie Datenbanken komplettierten die Software der obersten Rechnerebene.

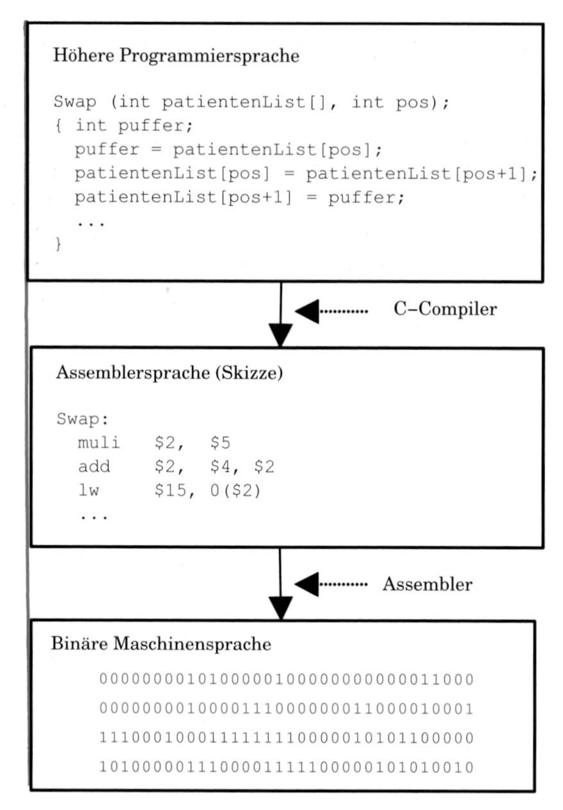

Abb. 6.4. Erzeugen des Maschinencodes aus einem C-Programm mit einem Assembler Object-Code.

Die Programmierung von Software umfasst die Erstellung eines Programmcodes (*Quellcode*, *Source Code*) in einer bestimmten Programmiersprache in einem dafür vorgesehenen Programm, dem *Editor*. Der im Editor codierte Programmcode ist auf einem Computer noch nicht lauffähig, sondern muss in den (ausführbaren) Maschinencode des Prozessor übersetzt werden. Dazu bedient man sich der Übersetzungsprogramme. Man unterscheidet zwischen Übersetzungsprogrammen für maschinenorientierte Programmiersprachen, den Assemblern, und Übersetzungsprogrammen für höhere, problemorientierte Programmiersprachen, den Compilern und Interpretern (Abb. 6.4). Erst der übersetzte Programmcode (binärer Maschinencode) kann zur Ausführung gebracht werden. Weitere Werkzeuge einer Entwicklungsumgebung dienen z.B. der Fehlersuche (*Debugger*), der strukturierten Variablenverwaltung (*Repository*) oder Versionenverwaltung.

6.2.2 Assembler

Bei einer maschinenorientierten Programmiersprache wird der Quellcode in mnemotechnischer Schreibweise geschrieben und dann mit dem Übersetzungsprogramm

Assembler in den Maschinencode übersetzt. Die Assembler-Übersetzung erfolgt in der Regel 1:1, d.h., aus jeder Anweisung im mnemotechnischen Code resultiert eine Anweisung im Maschinencode, Makro-Befehle ausgenommen. Oft bezeichnet man auch das mnemotechnische Codieren selbst mit Assembler-Programmierung.

Assembler-Programme sind schwieriger zu erstellen als Programme in einer höheren Programmiersprache und können nicht auf Computer mit anderen Prozessortypen übertragen werden. Der Vorteil liegt aber in der meist kürzeren Programm-Laufzeit, da beim Programmieren die Möglichkeiten des Prozessors optimal genutzt werden können und im geringeren Speicherbedarf des übersetzten Programms. In der Praxis verwendet man die Assemblerprogrammierung auch heute noch in der gerätenahen Programmierung, Assembler wird jedoch zunehmend durch die Programmiersprache C abgelöst.

6.2.3 Compiler

Bei einer höheren Programmiersprache steht nicht der Prozessor, sondern die Codierung einer *gelösten* Aufgabenstellung im Vordergrund. Die Programmbefehle sollen einfach und mit umgangssprachlichen Bezeichnungen festgelegt sein. Das Quellprogramm (*Source Code*) wird im Editor erstellt und gespeichert. Danach wird die Übersetzung gestartet (Kompilieren). Bei Fehlerfreiheit kann das Programm im Anschluss ausgeführt werden. Der Übersetzungsvorgang eines Source-Codes bis zum fehlerfreien Vorhandensein eines ausführbaren Programms erfolgt in der Regel in mehreren Schritten.

Analyse des Source-Codes durch den Compiler

- *Lexikalische Analyse* (Screening): Erkennen der für die Übersetzung relevanten Schlüsselwörter und eliminieren der Kommentare.
- *Syntaktische Analyse*: Erkennen der Syntax anhand der für die Programmiersprache gültigen Grammatik gemäß dem Syntaxbaum der Programmiersprache. Der Aufbau jeder Programmiersprache erfolgt anhand einer eindeutig definierten Grammatik. Für den interessierten Leser sei hier besonders auf die Bedeutung der (kontextfreien) Grammatiken hingewiesen. Der Aufbau der Grammatik definiert (vereinfacht), wie viele Wörter eines Programmcodes der Compiler vorausschauend *(Look Ahead)* höchstens lesen muss, um eindeutig den nächsten Analyseschritt entscheiden zu können. Wenn bereits mit dem nächsten Wort ($k = 1$) eindeutig bestimmt werden kann, was der nächste Analyseschritt ergeben muss (z.B. muss in der Programmiersprache C nach dem Schlüsselwort `main` eine „(" folgen), kann der Compiler sofort erkennen, ob zum Beispiel eine fehlerhafte Aneinanderreihung von Schlüsselwörtern vorliegt oder nicht. Man unterscheidet dazu die linksrekursiven Grammatiken und rechtsrekursiven Grammatiken (LL(k), LR(k)).
- *Semantische Analyse*: Erkennung, ob die Zuweisungen und Speicherzuordnungen inhaltlich richtig sind, also von den Datentypen her kompatibel sind.

Codeerzeugung und Codeoptimierung

Wenn in der Analysephase kein Fehler auftritt, erstellt der Compiler einen symbolischen Maschinencode (*object-code*). Die Übersetzung der Anweisungen der höheren Programmiersprache erfolgt 1 : *n*, d.h., aus einer Anweisung im Source-Code entstehen in einem ersten Schritt *n* Anweisungen im Object-Code. Wenn in einem Programm vorhandene Funktionen wie z.B. I/O-Funktionen wie `printf` aus Bibliotheken (*libraries*) genutzt werden, müssen die Bibliotheken noch mit dem Programm verbunden werden, damit die Befehle bei der Ausführung des Programms auch zur Verfügung stehen. Man nennt diesen Vorgang linken. Einige Compiler generieren als Object-Code einen Assemblercode (Abb. 6.5).

Danach wird der Object-Code in einen ausführbaren Code übersetzt, wobei der Compiler vereinzelt prozessorspezifische Codeoptimierungen durchführen kann. Das Binder-Programm (*linker*) fügt die Programmmodule zusammen. Danach erfolgt die Übersetzung in den ausführbaren prozessorspezifischen Maschinencode.

Linker

Ein Programm kann aus mehreren, durch getrennte Übersetzung erzeugten Objektmodulen bestehen. Diese werden durch den *Linker* zu einem ausführbaren, dem *executable,* Programm verbunden.

Es können so allerdings auch von mehreren Programmen genutzte Objekt-Module mehrfach im Speicher geladen sein. Wenn zum Beispiel in `medizin.obj` und in `technik.obj` jeweils die gleiche Funktion aus der Bibliothek `library.lib` statisch eingebunden ist, ist diese in den ausführbaren Programmen zweimal eingebunden. Daher gibt es das alternative Konzept des dynamischen Linkens.

- *Loadtime Linking.* Der Loader erledigt das Linken der betroffenen Objektcodes beim Programmaufruf, die notwendigen Unterprogramm-Bibliotheken (Dynamic Link Libraries – DLL) sind zur Ladezeit bekannt.
- *Runtime Linking.* Die Anbindung an die DLL erfolgt erst zur Laufzeit. Die DLL beziehungsweise die eingebundene Bibliothek muss damit erst zur Laufzeit feststehen. Der DLL-Programmcode muss dadurch aber *reentrant*, mehrfach ausführbar, sein.

Debugger

Die komfortable Fehlersuche wird durch den Einsatz des Debuggers unterstützt. Während ohne Debuggereinsatz nur mit Ausdrucken von Variableninhalten der aktuelle Zustand von Variablen- und Speicherinhalten gezeigt werden kann, unterstützt der Debugger, dass bestimmte Variableninhalte an bestimmten Programmstellen oder auch der gesamte Speicherinhalt während des Programmablaufs mitverfolgt werden können und dadurch eine komfortable Fehlersuche möglich ist.

6.2.4 Interpreter

Interpreter übersetzen den Quellcode im Unterschied zu Compilern zeilenweise. Somit ergeben sich beim Interpreter längere Programmlaufzeiten als beim Compiler. Der Vorteil des Interpreters liegt vor allem in der bequemeren Programmerstellung und Fehlerbehebung. Für das Erstellen von Programmen stehen eigene Entwicklungsumgebungen zur Verfügung. Interpretierte Sprachen sind z.B. Sprachen der künstlichen Intelligenz oder aber HTML. Durch die Wahl der Programmiersprache ist man in der Regel bereits auf Compiler oder Interpreter festgelegt.

6.3 Programm-Entwurfstechniken

Der Programmierung muss eine Leistungsbeschreibung, z.B. ein Pflichtenheft oder eine Spezifikation zugrunde liegen. Je vollständiger und eindeutiger die Leistungsbeschreibung ist, desto präziser kann der dazugehörige Programmentwurf (Tabelle 6.1) erstellt bzw. die Software modelliert werden. „Wenn das Design Fehler enthält, kann der Code die Anforderungen nicht korrekt implementieren" (Norm EN 62304, Seite 45, B.5.4.). Die Modellierung bzw. Vorbereitung der Codierung kann mit Hilfe von Werkzeugen, z.B. Flussdiagrammen, Struktogrammen, Modellierungssprachen und höheren Modellierungskonzepten erfolgen.

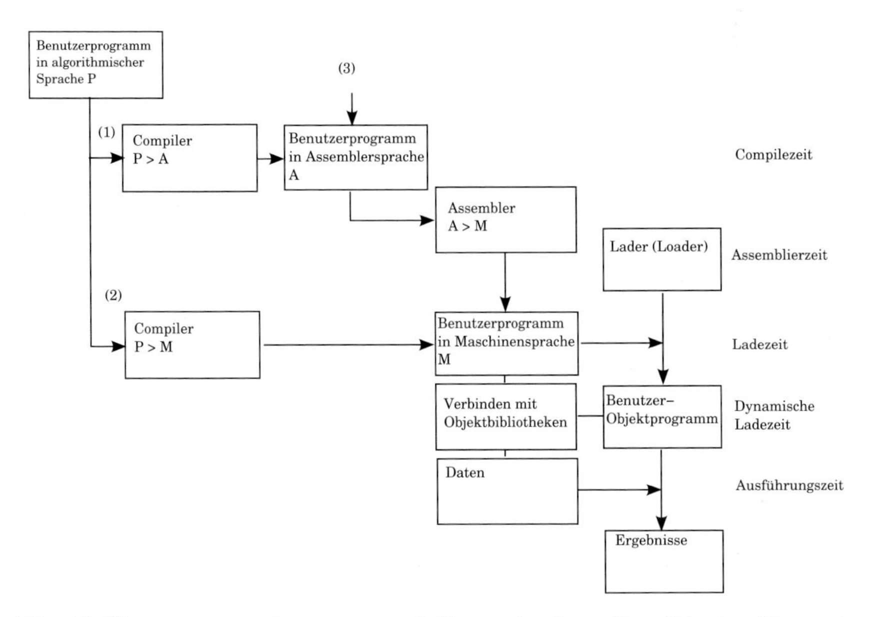

Abb. 6.5. Übersetzung von Programmen mit Einsatz des Assemblers (1), ohne Einsatz des Assemblers (2) und Übersetzung von Programmen in der Assemblersprache in Maschinensprache (3).
P – Programmiersprache, *A* – Assembler, *M* – Maschinencode, „>" – wird übersetzt in

Diagrammtechniken unterscheiden sich u.a. von Modellierungssprachen dadurch, dass Modellierungssprachen oft Werkzeuge integrieren, die automatisch einen Quellcode generieren sowie die automatisierte Verifikation des Modells selbst unterstützen.

6.3.1 Diagrammtechnik

Flussdiagramme und Struktogramme dienen zur Darstellung strukturierter Abläufe einer Problemlösung. Für Struktogramme wurde dazu die Norm DIN 66261 geschaffen (Tabelle 6.2). Struktogramme bestehen aus wenigen Grundelementen, sie lassen sich schachteln und sind hierarchisch organisiert. Der wichtigste Gedanke der Diagrammtechniken ist die sequentielle Darstellung einer Befehlsfolge zwischen einem Eingangsvektor (Startpunkt) und einem Ausgangsvektor (Ende).

Tabelle 6.1. Übersicht Programmentwurfsmethoden.

Darstellungsart	Anwendungsbereich	Vorteile	Nachteile
Freier Text und Grafiken	Übersichts- und Detaildarstellung	verständlich, sprachenunabhängig, ergänzbar	unübersichtlich, keine Struktur, Mehrdeutigkeit
Ablaufdiagramm	Übersichtsdarstellung	anschaulich, gute Darstellung von Kontrollstrukturen (2-dimensional)	nur Steuerfluss, kein Zwang für Struktur, kann zu unklaren Programmstrukturen führen
Struktogramm	Übersichtsdarstellung	Wenige Ablaufstrukturen, fördert einfache Programmstrukturen	weniger klar als Ablaufdiagramme, Änderungen weniger leicht einbaubar
Modellierungssprachen	Zusammenhangsdarstellung	Einfacher Entwurf mittels Zuständen, Aktivitäten, etc. Unterstützt automatisierte Codegenerierung und Modellverifikation	Unterschiedliche Modellebenen
Algorithmische Beschreibung	Übersichts- und Detaildarstellung	Flexibel und präzise	linear, unanschaulich, sprachenspezifisch
Formalisierte Spezifikationssprachen	Nur für enge Problemfelder vorhanden	Verifizierbar. Codegenerierung aus formaler Aufgabenbeschreibung möglich	Für allgemeine Problemstellungen nicht verfügbar. Sprache muss erlernt werden

Tabelle 6.2. Vergleich von Struktogrammen und Flussdiagrammen

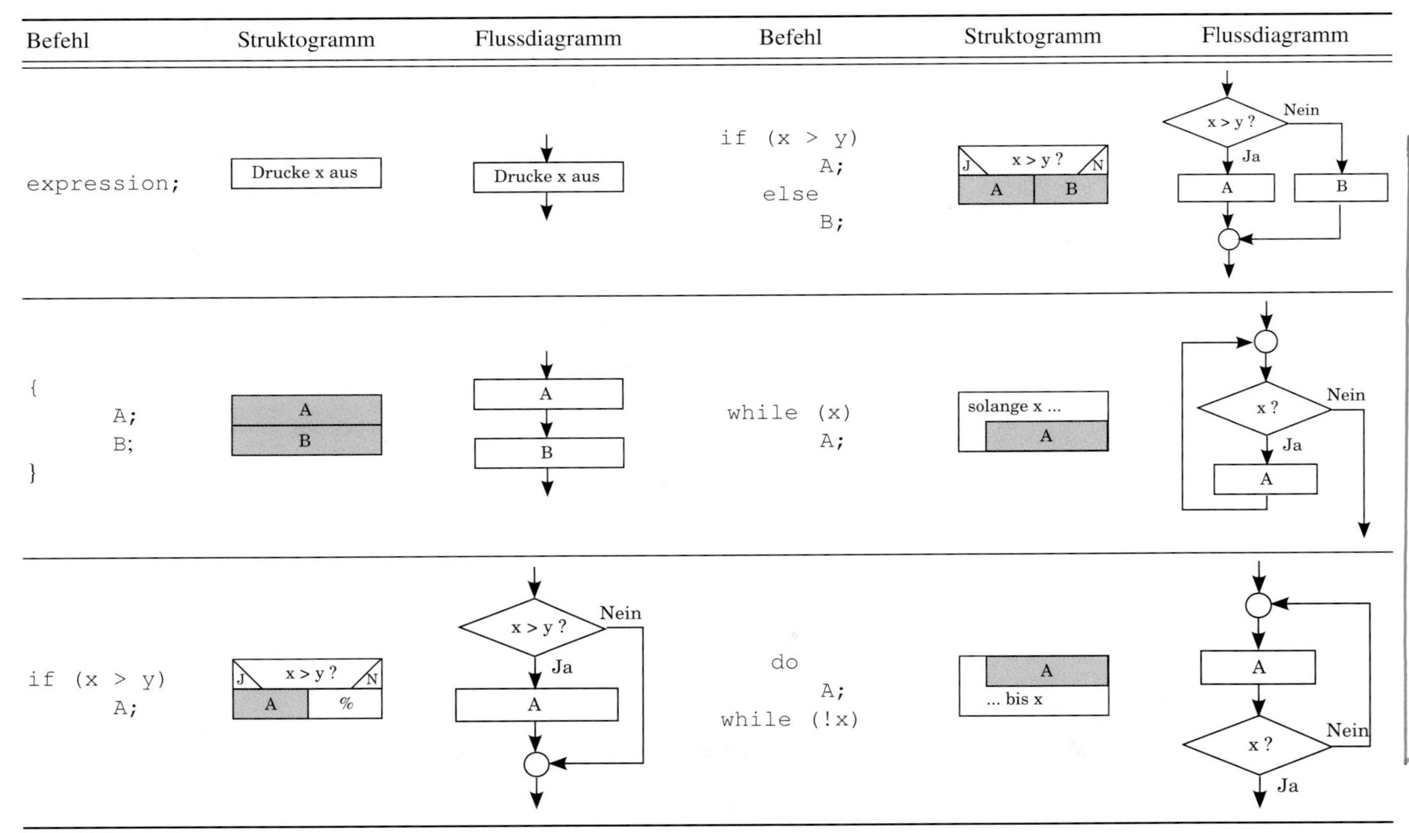

Anweisung: Einfache Anweisungen werden in rechteckige Kästen gesetzt. Diese Art von Struktogramm ist nicht geschachtelt. Der Formalismus der Anweisungen selbst ist nicht fixiert.

Sequenz: Lineare Abfolgen werden durch lückenloses Aneinanderreihen von Struktogrammen bzw. Anweisungen, z.B. A und B ausgedrückt. Dabei wird zuerst Struktogramm (Anweisung) A, dann Struktogramm (Anweisung) B durchlaufen.

Entscheidung: Eine Bedingung regelt, welcher der beiden untergeordneten Struktogrammteile ausgeführt wird. Das jeweils andere wird nicht durchlaufen. Üblicherweise steht der „Ja"-Zweig auf der linken Seite.

Wiederholungen: Struktogramme kennen zwei Ausdrucksmittel für Wiederholungen.

- Abweisende Schleife: Die Struktogrammsequenz der Schleife wird erst nach Prüfung der Wiederholungsbedingung durchlaufen und solange wiederholt, bis die Bedingung ungültig ist (`while`, `for` Schleifen).
- Annehmende Schleife: Die Struktogrammsequenz der Schleife wird mindestens einmal ausgeführt und dann solange wiederholt, bis die angegebene Wiederholungsbedingung nicht mehr erfüllt ist (`do-while` Schleifen).

Die Modellierung komplexer Software-Systeme wird mit Diagrammtechniken sehr schnell unübersichtlich; der Fokus der Betrachtung liegt auf dem Befehlsablauf. Auch das Ziel, aus den Diagrammelementen automatisch Code zu generieren, konnte nicht zufriedenstellend gelöst werden. Eine Abhilfe sollen Modellierungssprachen bieten.

6.3.2 Modellbasierte Entwurfssprachen

Mit Software-Modellierungssprachen können innere Strukturen und Abläufe eines Software-Systems beschrieben werden. Modellierungssprachen bieten dazu verschiedene *Diagrammformen* zur Darstellung einer Spezifikation bzw. Software-System-Anforderungen an.

Neben vielen Modellierungssprachen wie z.B. den Zustandsautomaten (Petri-Netzen) (siehe Abschnitt 10.1 Abb. 10.18), stellt die Unified Modeling Language (UML) heute eines der weitest verbreiteten Werkzeuge bei der Modellierung von Software-Systemen dar. UML ist eine Sprache bzw. Notation für die Spezifikation, den Entwurf, die Visualisierung und Dokumentation von Modellen für Software-Systeme. Sie eignet sich auch für verteilte, zeitkritische und eingebettete (embedded) Systeme.

Ein UML-Modell (Abb. 6.6) zeichnet sich durch den Einsatz von Begriffen und der Darstellung der Beziehung zwischen den Begriffen aus. Die verschiedenen Diagramme zeigen mittels grafischen Elementen verschiedene Sichten auf ein Modell. Dazu nutzen sie die Elemente: Aktionen, Aktivitäten, Allgemeines Verhalten, Anwendungsfälle, Informationsflüsse, Interaktionen, Klassen, Komponenten, Kompositionsstrukturen, Modelle, Profile, Schablonen, Verteilungen und Zustandsautomaten. Zu den UML-Strukturdiagrammen zählen:

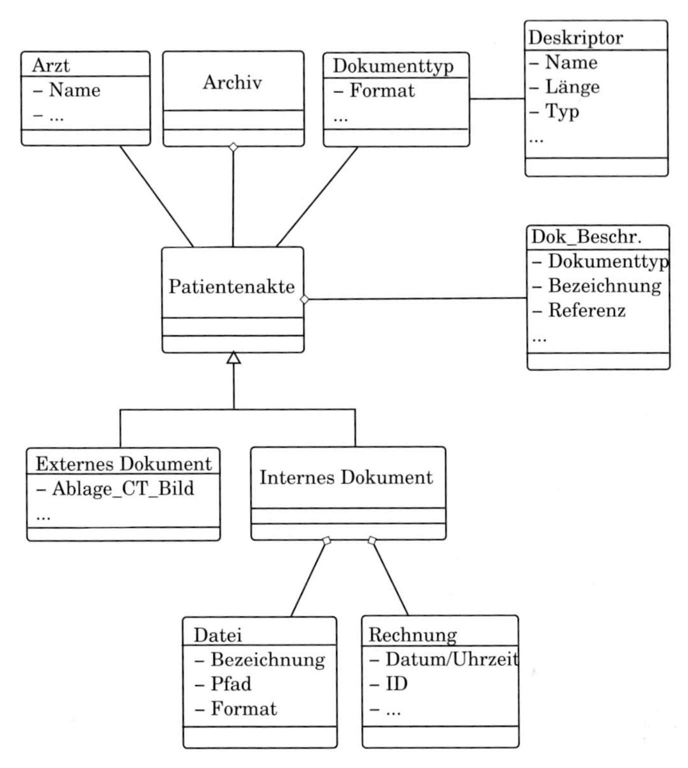

Abb. 6.6. UML Domain Model.

Klassendiagramm (*class diagram*): Klassendiagramme zeigen Klassen und deren Beziehungen zueinander.

Objektdiagramm (*object diagram*): Das Objektdiagramm zeigt den aktuellen Zustand eines Objektes bzw. einer Klasse, z.B. die Belegung der Attribute.

Paketdiagramm (*package diagram*): Die Darstellung umfasst Pakete, Paketverschmelzungen, Paketimports und Abhängigkeitsbeziehungen.

Kompositionsstrukturdiagramm (*composite structure diagram*): Das Kompositionsstrukturdiagramm zeigt das Innere eines Klassifizierers und die Wechselwirkungen mit seiner Umgebung.

Komponentendiagramme (*component diagrams*): Die Komponentendiagramme zeigen Komponenten und die Komponentenbeziehungen.

Verteilungsdiagramme (*deployment diagrams*): Die Verteilungsdiagramme zeigen Komponenten, Knoten und deren Beziehungen.

Zu den UML-Verhaltensdiagrammen zählen:

Anwendungsfalldiagramme (*use case diagrams*): Die Anwendungsfalldiagramme zeigen Akteure, Anwendungsfälle und ihre Beziehungen.

Aktivitätendiagramme (*activity diagrams*): Die Aktivitätsdiagramme zeigen die modellierten Aktivitäten, Objektzustände, Zustände und Übergänge und dazugehörige Ereignisse.

Sequenzdiagramme (*sequence diagrams*): Sequenzdiagramme zeigen neben den Objekt und Objektbeziehungen den zeitlich geordneten Nachrichtenaustausch.

Zustandsdiagramme (*state diagrams*): Zustandsdiagramme zeigen Zustände, die Zustandsübergänge und Ereignisse.

Zeitverlaufsdiagramm (*timing diagram*): Die Zeitverlaufsdiagramme erlaubt eine detailliertere zeitliche Spezifikation und ist daher für Echtzeitsysteme besonders geeignet.

Interaktionsübersichtsdiagramm (*interaction overview diagram*): Das Interaktionsübersichtsdiagramm zeigt die dynamischen Aspekte des modellierten Systems.

Kommunikationsdiagramm (*communication diagram*): Das Kommunikationsdiagramm modelliert den Austausch von Nachrichten zwischen Ausprägungen mittels Lebenslinien.

6.4 Codierungsempfehlungen am Beispiel der Programmiersprache C

Da für die Einführung in die Technik des Programmierens bzw. von Programmiersprachen einschlägige Fachliteratur (Aitken & Jones, 2007; Stroustrup, 1998) verfügbar ist, konzentrieren wir uns in diesem Kapitel darauf, relevante Informationen für die Codierung von sicherer Software an ausgewählten Komponenten der Programmiersprache C darzustellen. Software-Entwickler und Medizintechniker sehen an diesen Beispielen, wodurch typischerweise Fehler in Software entstehen und können diese bereits beim Entwurf vermeiden bzw. bei den Tests gezielt darauf eingehen.

Wir empfehlen, beim Software-Entwurf anerkannte Programmierrichtlinien umzusetzen, z.B. *NASA-Programmierrichtlinien, MISRA-C-Standard.* Die Programmierrichtlinien vereinheitlichen den Aufbau und die innere Strukturierung eines Quellcodes. Das Ziel ist die Steigerung der Software-Qualität (Abb. 7.5).

6.4.1 Schlüsselwörter

Eine Programmiersprache stellt Schlüsselwörter (die man *nicht* als Variablenbezeichner verwenden darf), Variablen und Kontrollstrukturen zur Bildung der Programmanweisungen zur Verfügung. Innerhalb von Software-Einheiten sollen die Programmanweisungen möglichst sequentiell, ohne absolute Sprungbefehle, formuliert werden. In der Programmiersprache C sind die Schlüsselwörter nach Tabelle 6.3 reserviert.

Beispiel 41. Die Abarbeitung von Programmanweisungen sollte *sequentiell* erfolgen, GOTO Sprungbefehle entsprechen *nicht* dem Stand der Programmiertechnik:

```
1 ...
2 umfang = 2 * (laenge + breite);
3 if (umfang > grenzwert)
4 { GOTO FEHLER; ... }
5 ...
```

Funktionsaufrufe sind ein geeigneter Lösungsansatz:

```
1 ...
2 umfang = 2 * (laenge + breite);
3 if (umfang > grenzwert)
4 { returncode = fehlerbehandlung(umfang); ... }
5 ...
```

6.4.2 Einfache Datentypen

Ein *Datentyp* ist eine Festlegung, wie ein Speicherinhalt *codiert* wird (z.B. ASCII-Zeichencodierung - `char`, Ganzzahlencodierung - `int`). Laut ANSI-Standard ist die Speichergröße eines Datentyps in C nicht explizit definiert, sondern nur die Beziehungen zueinander (z.B. `short` <= `int`). Die Speichergrößen sind den Compilerspezifikationen der Hersteller zu entnehmen (z.B. `char` - 1 Byte, `int` - 4 Byte). Einfache Datentypen in der Programmiersprache C und ihr Speicherbedarf in einer 32-Bit Software-Entwicklungsumgebung sind

- `[signed|unsigned] char` (Zeichen): 1 Byte,
- `(short|unsigned short) [int]` (Ganzzahl): 2 Bytes,
- `int` (Ganzzahl): 4 Bytes,
- `(unsigned|long|unsigned long) [int]` (Ganzzahl): 4 Bytes,
- `float` (Rationale Zahlen): 4 Bytes,
- `double` (Rationale Zahlen): 8 Bytes,
- `long double` (Rationale Zahlen): 10 Bytes.

Der Datentyp `boolean` wird in C als `int` mit den Werten *0 für* `false` und *ungleich 0 für* `true` dargestellt.

Tabelle 6.3. Schlüsselwörter in C

auto	break	case	char	const	continue
default	do	double	else	enum	extern
float	for	goto	if	int	long
register	return	short	signed	sizeof	static
struct	switch	typedef	union	unsigned	void
volatile	while				

Mit der Deklaration der Variable, z.B. *c*, wird dieser eine Adresse und ein Speicherbereich im virtuellen Speicher zugeordnet, sowie der Datentyp festgelegt (z.B. `char` *c;*). Die Notation von Variablenbezeichnungen sollte einheitlich sein. Variablen zur Steuerung von Schleifen können aus einzelnen Buchstaben bestehen, während Variablen, die algorithmisch genutzt werden, sprechend sein sollen. So wird die Darstellung und auch die Nutzung von Variablen unabhängig vom Programmierer in allen Programmteilen gleich, was ein erster wichtiger Schritt zur Softwarequalität ist.

Beispiel 42. Variablenbezeichnung und -initialisierung. Die Deklarationen **int `i;`** oder **float `strahlendosis;`** zeigen, dass die Namensgebung von Variablen die Bedeutung der Variablen erkennen lässt und die Lesbarkeit des Quellcodes erleichtert. Weiters ist die Initialisierung deklarierter Variablen sicherzustellen.

```
1  int function (int c)
2  { int i;
3    if (c)
4      return c;
5    else
6      return i;   /* Fehler: undefinierter Rückgabewert */
7    }
```

Ein wichtiges Merkmal für die Lesbarkeit eines Quellcodes sind Kommentare. Sie können in der Programmiersprache C zwischen den Begrenzern */∗ Das ist ein Kommentar ∗/* geschrieben werden und haben keine Auswirkung auf die Programmübersetzung oder den Programmablauf.

Weiters sind die Eigenschaften einer Programmiersprache in Verbindung mit dem eingesetzten Compiler zu berücksichtigen, da der ANSI-C Standard nicht definiert, ob z.B. bei der Durchführung einer Zuweisung zuerst die Variablenadressen der linken oder die der rechten Seite einer Zuweisung berechnet werden.

Beispiel 43. Compilerabhängig werden bei der Zuweisung `a[i]=x + i++;` entweder die Adressen der linken oder die der rechten Seite zuerst berechnet. Damit entstehen zwei kritische Aspekte. Erstens kann der Index `i` fälschlich verändert werden und zweites, könnte z.B. der Compiler die Adressberechnung bei der Programmübersetzung im Normal-Modus anders durchführen als im Optimierungsmodus. Andere Szenarien sind der Versionswechsel des Compilers oder der Einsatz einer anderen Entwicklungsumgebung, z.B. bei der dezentralen Software-Entwicklung global tätiger Unternehmen.

Als nächstes sind die Konsequenzen mathematischer Operationen in Hinblick auf Datenkonvertierungen (analoges gilt auch bei der Behandlung von Zeichenketten) zu berücksichtigen.

Beispiel 44. Signifikante Datentypkonvertierungsfehler bei mathematischen Operationen wie z.B. **int** `a, b, c; ...c=a/b;`. Die bei der Ganzzahlendivision entstehenden Nachkommastellen werden bei der Zuweisung in eine ganzzahlige Variable abgeschnitten (c wird z.B. für $a = 3$ und $b = 5$ der Wert 0 zugewiesen). Ein Lösungsansatz ist, bei der Modellierung der Datentypen künftige mathematische Operationen der Variablen zu berücksichtigen, und für den Fall von Divisionsoperationen, Datentypen für gebrochene Zahlen einzusetzen.

Ein inverses Problem ist der Zahlenüberlauf, z.B., wenn bei der Multiplikation zweier Zahlen ein Wert entsteht, der größer ist, als der größte codierbare Zahlenwert, oder eine Division durch 0.

Beispiel 45. Grenzwertprüfung zur Vermeidung eines Zahlenüberlaufs bei der Multiplikation großer Zahlen, wobei angenommen wird, dass der Datentyp `int` mit 2 Byte Speicher realisiert ist. Der Datentyp `signed int` erlaubt die Darstellung ganzer positiver Zahlen von 0..65535.

```
1 ...
2 int ergebnis;
3 int zahl1, zahl2;
4 zahl1=32000;
5 zahl2=32000;
6 ergebnis=zahl1*zahl2; /* Zahlenüberlauf bei 16-Bit int */
7 ...
```

führt zu einem Zahlenüberlauf, der vor der Durchführung der Multiplikation vermieden werden kann.

```
1 ...
2 if (65535/zahl2<=zahl1)
3 { zahlenueberlauf=1;
4   returncode=fehlerbehandlung(zahlenueberlauf);}
5 else {ergebnis=zahl1*zahl2;}
6 ...
```

Beispiel 46. Fehlerpotenzial für einen Laufzeitfehler bei einer Division durch 0.

```
1 int division (int x, int y)
2 { int z;
3   z=x-y;
4   return (y/z); /* Fehlerpotenzial: Division durch 0 */
5   }
```

Bei Operationen auf Variablen ist sicherzustellen, dass die Datentypen der Variablen kompatibel sind und die Syntax der Programmiersprache korrekt eingesetzt wird, z.B. `x && y` und `x & y` (einmal als logisches UND des Wertes von x und y, einmal als bitweise Verknüpfung von x und y) oder, z.B. `if (x=1) ...` (durch die Zuweisung in der Bedingung wird diese *immer* auf wahr gesetzt).

Beispiel 47. Semantische Fehler bei Operationen mit unterschiedlichen Datentypen: `... char zeichen; int zahl; zeichen = zahl + 1; ...` Da in diesem Fall ein Wert, der als Ganzzahl codiert ist einer Variablen, die als ASCII-Zeichen codiert ist, zugewiesen wird, kann der Programmierer über Definitionsbereiche hinaus unmittelbare Operationen im Speicher auslösen. Während andere Programmiersprachen diese Zuordnungen verbieten, sind sie in der Programmiersprache C möglich und können zu schweren Programmfehlern führen. Ein Lösungsansatz ist, dass der Programmierer entweder sein Datenmodell anpasst oder explizit eine Datentypumwandlung in der Programmanweisung veranlasst (`type cast`).

```
1 int konvertierungsfehler ()
2 { char c;
3   c = getchar(); /* Fehlerpotenzial: int-/char-Konvertierung */
4   return c;
5   }
```

6.4.3 Struktur, Zeiger und Gültigkeitsbereich

Komplexe Datentypen wie Strukturen (`struct`) erlauben die geordnete Bündelung von Daten, die ein Objekt beschreiben (Tabelle 6.4).

Für die speicheroptimierte Nutzung von Objekten werden diese oft dynamisch verwaltet, d.h. erst zum Zeitpunkt des Bedarfs wird Speicher angefordert (allokiert), der im Anschluss an die Nutzung des Objektes wieder freigegeben (deallokiert) wird. Im Unterschied dazu belegen bei statischen Variablen wie Listen alle Listenelemente den Speicher permanent, unabhängig davon, ob sie genutzt werden oder nicht.

Im Zuge der dynamischen Speicherverwaltung kommen Zeiger zum Einsatz, das sind Variablen, die die Adressen der Speicherplätze von Variablen beinhalten. Über die Adressen wird im Weiteren auf die Speicherinhalte der Variablen zugegriffen.

Strukturen

Eine Struktur ist ein Verbund von Variablen, die sich wiederum aus einfachen oder zusammengesetzten Datentypen zusammensetzen können.

Beispiel 48. Patientendaten-Struktur unter Verwendung des Datentyp `struct` .

```
1 struct patient{
2 int pid;             /* Patientenidentifikationsnummer */
3 char[30] famname;    /* Familienname                   */
4 char[30] vorname;    /* Vorname                        */
5 ...
6 char[30] diagnose;   /* z.B. ICD-Leistungskodierung    */
7 ...
8 int alter; }
```

Tabelle 6.4. Modelle komplexer Datenstrukturen: Liste als *Queue*, Liste als *Stack*, *Matrix*, *Struktur*.

Queue (FIFO - First in First Out)

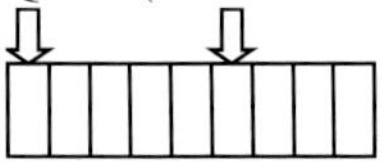

```
int liste[10];
int queue[10];
```

```
int head, tail;
int dequeue(q_nr);
int enqueue(q_nr, element);
int empty(q_nr);

if (!empty(q_nr))
   element=dequeue(q_nr);
```

Stack (LIFO - Last In First Out)

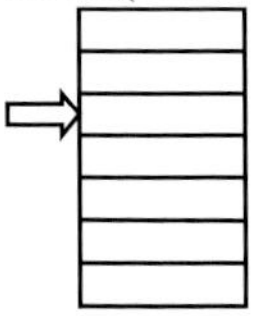

```
int liste[10];
int stack[10];
```

```
int top;
int push(s_nr);
int pop(s_nr);
int empty(s_nr);

if (!empty(s_nr))
   element=pop(s_nr);
```

Matrix

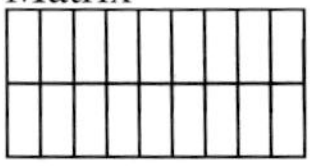

```
int matrix[2][10];
```

```
int A[m][n]; int B[n][r];
int C[m][r];
... /* Multiplikation C=AxB */
for (i=0; i<m; i++)
 for (j=0; j<r; j++)
  for (k=0; k<n; k++)
   C[i][j]=C[i][j]+A[i][k]*B[k][j];
```

Struktur

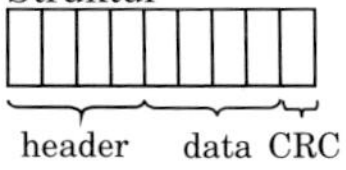

header data CRC

```
int message [9];
bzw.
struct message{
  char[4] header;
  char[4] data;
  char crc; }
bzw.
struct patient{
  int pid;
  char[30] name;
  int alter; }
```

```
#include<...net.io...>
int send_msg(message);
int receive_msg(message);
...
ret=send_msg(message);
swith(ret){
  case 1: Fehlerbehandlung;
          break;
...
}
...
ret=receive_msg(message);
switch(message[0]){
  case 'P': top=push(s_nr,element);
            break;
...
}
```

Beispiel 49. Darstellung einer komplexen Zahl mit dem Datentyp `struct` .

```
 1  ...
 2  struct complexe_zahl {
 3   double real;
 4   double imaginaer;
 5   } zahl;
 6  ...
 7  typedef struct {
 8   double real;
 9   double imaginaer;
10   } complexe_zahl;
11  ...
12  complexe_zahl c_zahl; /* Deklaration */
13  ...
14  c_zahl.real = 1.9; c_zahl.imaginaer = 2.5;
15  ...
```

Zeiger

Ein Zeiger (Pointer) ist eine Variable, die keine eigentlichen Daten speichert, sondern die Adresse, an welcher sich eine andere Variable im Speicher befindet. Wenn keine Adresse zugeordnet ist, ist der Wert des Zeigers NULL.

Viele Datenstrukturen, wie z.B. die Modellierung von Warteschlangen, werden gerne mit dynamisch verketteten Elementen realisiert (Abb. 6.7). Ein Vorteil dabei ist, dass zum Deklarationszeitpunkt noch nicht festgelegt werden muss, wie viele Elemente für eine Variable (n-dimensionale Listen) reserviert werden müssen.

Wenn dynamische Zugänge genutzt werden, sollte der Programmierer jedenfalls die *Anzahl der Allokationen* mit der *Anzahl der Deallokationen* vergleichen und Operationen auf Zeiger sowie Rückgabewerte von Funktionen besonders prüfen (*Vermeidung von NULL-Pointerzugriffen* z.B. bei Dateizugriffen).

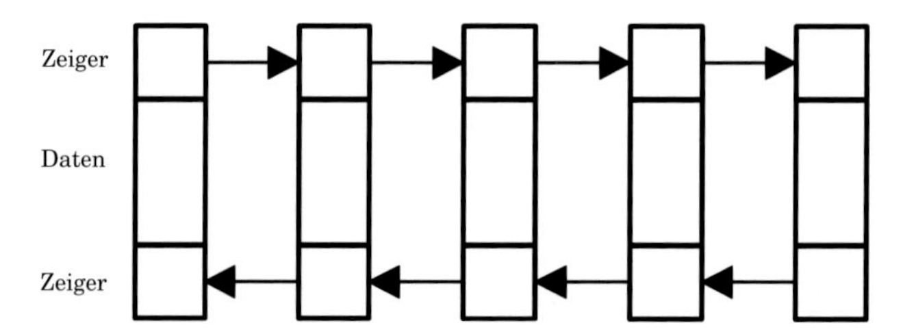

Abb. 6.7. Doppelt verkette Liste (Schema). Jedes Listenelement enthält die Adresse des Nachfolgers und des Vorgängers. Der Speicher für ein neues Listenelement wird allokiert und die Zeigerinhalte aller beteiligten Listenelemente aktualisiert.

Beispiel 50. Zeiger.

```
1  /*********************************************************/
2  /* Beispiele Zeichenkette und Zeiger          Version 0.1 */
3  /* ein erster Zugang zum Thema Zeiger         Autor   MMu */
4  /*                                            Freigabe  N */
5  /*********************************************************/
6  #include <stdio.h>
7  #include <conio.h>
8  void main (void)
9  { int ganzezahl=1;   /* ganzezahl Deklaration & Definition */
10   int *p_gz;         /* Zeiger auf int-Variable             */
11   char *nachname;    /* Zeiger auf char-Variable            */
12   char zeichen;      /* Zeichen                             */
13
14   p_gz=&ganzezahl;   /* Zuw. der Adr. v. ganzezahl in p_gz */
15   printf ("ganzezahl= %i \n", *p_gz);   /*Inhalt von p_gz */
16
17   scanf("%c",&zeichen);          /* einlesen eines Zeichens */
18   printf("zeichen: %c \n", zeichen);
19
20   nachname="Student";/* Interne Speicher-Allokation! notw. */
21   printf("Nachname: %s \n", nachname);
22 }
```

Beispiel 51. Die Sicherstellung des ordnungsgemäßen Dateizugriffs erfolgt vorerst durch Prüfung des Vorhandenseins der Datei:

```
1  ...
2  filepointer = fopen (datei);
3  if (filepointer != NULL)
4    { ...; }
5  else
6    {returncode=fehlerbehandlung(...);}
7  ...
```

Ebenso sollte nach einer Operation mit einer Funktion der Rückgabewert geprüft werden, z.B:

```
1  ...
2  returncode = printf (...);
3  if (returncode != 0)
4    {/* Fehlerbehandlung */ ...}
5  else
6    {/*Programmanweisungen*/ ...}
7  ...
```

Beispiel 52. Fehlerpotenzial bei dynamischer Speicherallokierung. Im Falle des vorzeitigen Rücksprunges aus der `if`-Bedingung wird der dynamisch allokierte Speicherbereich nicht mehr freigegeben.

```
1  int speicherallokation (int c)
2  { void *p = malloc(10);
3    if (c)
4      return -1; /* Fehlerpotenzial: Speicher "p"  */
5    ...          /* wird nicht freigegeben         */
6    free (p);
7    return 0;
8    }
```

Gültigkeitsbereiche

Befehlssequenzen und die darin vorkommenden Variablen haben innerhalb von logischen Ebenen Gültigkeit, z.B. im Hauptprogramm (`main`). Die Deklarationen von Variablen finden innerhalb einer logischen Ebenen statt, Variablen haben nur innerhalb dieser Ebene (*lokal*) bzw. nur in bestimmten Fällen auch den darunter liegenden Ebenen Gültigkeit. Eine logische Ebene entspricht einem durch { und } begrenzten Block innerhalb einer Funktion.

Beispiel 53. Gültigkeitsbereiche von Variablen: Das Programm

```
1  ...
2  int main ()
3  {
4    { int i=1;
5      printf("a: i=%d\n",i);
6      { int i=2;
7        printf("b: i=%d\n",i);
8      }
9      printf("c: i=%d\n",i);
10   }
11 }
```

führt zu folgendem Ergebnis:

```
a: i=1
b: i=2
c: i=1
```

Dieses Gültigkeitskonzept ist in der Programmierung wichtig, da Variablen mit gleichen Namen in den einzelnen Blöcken unterschiedlich verwaltet und somit auch unterschiedlich verarbeitet werden können. Außerhalb eines Blockes ist die Variable somit nicht bekannt.

Darüber hinaus gibt es Variablen, die *global* gültig sind und über Blockgrenzen hinweg bearbeitet werden können. Dazu müssen sie als statisch (`static`) deklariert werden. Die Alternative zu globalen Variablen sind sauber gehaltene Schnittstellen in den Funktionen, in welchen Eingabeparameter und Ausgabeparameter den eindeutigen Datenfluss sicherstellen.

6.4.4 Prozedur, Funktion und Rekursion

Prozeduren und Funktionen

Die Bündelung von Befehlssequenzen zur Verarbeitung einer bestimmten Aufgabe kann in Prozeduren bzw. Funktionen erfolgen. Prozeduren und Funktionen können über eine Eingabeschnittstelle Daten zur Verarbeitung übernehmen. Dazu gibt es die Prinzipien, Werte oder Adressen bzw. Referenzen zu übergeben, z.B. call by value oder call by reference. Die Datentypen in der Prozedur- bzw. Funktionsschnittstellen müssen jedenfalls kompatibel sein.

Mit dem Aufruf einer Prozedur bzw. Funktion werden die lokalen Variablen deklariert, die nur innerhalb dieser Funktion Gültigkeit haben.

Während Prozeduren keine Rückgabewerte liefern, übergeben Funktionen Rückgabewerte (*return-codes*) an die Stelle des Funktionsaufrufs im aufrufenden Programmabschnitt. Um eine hohe Softwarequalität sicherzustellen, sollten zwei Punkte erfüllt sein.

Erstens, soll jede Funktion einen Rückgabewert liefern (`returncode = 0;` bei Fehlerfreiheit oder `returncode = Fehlernummer;`) und zweitens soll im aufrufenden Programm nach jedem Funktionsaufruf der Rückgabewert geprüft und gegebenenfalls behandelt werden. Der damit erreichte Grad an Softwaresicherheit geht zu Lasten längerer Programmcodes und damit verbunden höherer Speicheranforderungen und Laufzeiten.

Aus platztechnischen Gründen wurden in den angeführten Beispielen auf die Prüfung der Rückgabewerte von Funktionen verzichtet.

Rekursion

Funktionen, die sich während ihrer Abarbeitung an einer bestimmten Stelle des Programms selbst aufrufen, nennt man Rekursionen. Dieser Spezialfall der Anwendung einer Funktion erlaubt eine laufzeit- und speicheroptimale Codegenerierung für bestimmte Aufgabenstellungen.

Der Aufbau einer Rekursion muss so gestaltet sein, dass ein *Abbruchkriterium* sicherstellt, dass der Funktionsdurchlauf einmal ohne rekursiven Aufruf der Funktion möglich ist. Ansonsten würde sich die Funktion endlos oft selbst aufrufen (Abb. 6.8).

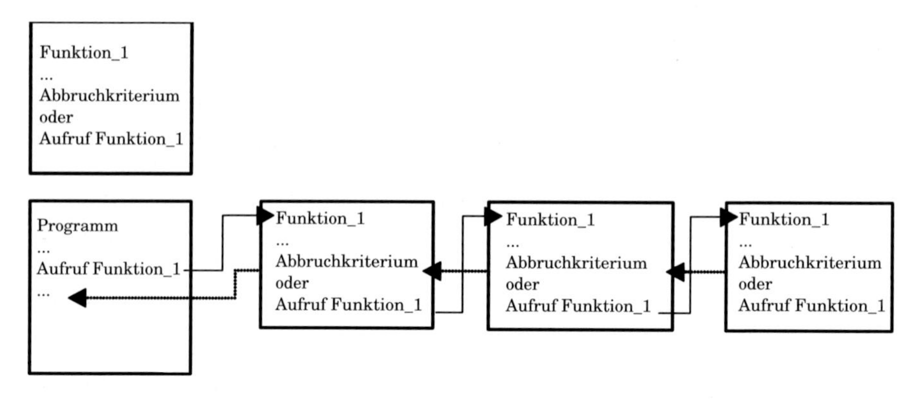

Abb. 6.8. Schematische Darstellung des wiederholten Funktionsaufrufs in der Rekursion.

Beispiel 54. Drucken einer Zeichenkette in umgekehrter Reihenfolge.

```
 1  ...
 2  #include <stdio.h>
 3  #include <conio.h>
 4
 5  void read_and_write()
 6  { char c;              /* 1 Zeichen wird mit char deklariert */
 7
 8    c=getchar();         /* liest ein Zeichen                  */
 9
10                         /* Abbruchbedingung:                  */
11    if (c != '\n')       /* Wenn nicht "enter" gedrückt ...    */
12    { read_and_write();/* dann erneuter Prozeduraufruf!        */
13      printf("%c",c);    /* Achtung: 1. Ausführung von printf  */
14                         /* erfolgt in der letzten             */
15      }                  /* a u f r u f e n d e n Prozedur.    */
16    /*  =>                  sonst kein erneuter Proz.-Aufruf   */
17    }                    /* von read_and_write()               */
18
19  /* Ohne Abbruchbedingung wuerde die Rekursion endlos oft     */
20  /* aufgerufen und zu einem stack-overflow im Speicher-       */
21  /* segment des Prozesses fuehren.                            */
22
23  void main(void)
24  { clrscr();
25    printf("Zeichenkette umdrehen (Ende: Eingabetaste)\n");
26    read_and_write();    /* Start                              */
27    }                    /* end main                           */
```

6.5 Algorithmen

Ein Algorithmus besteht aus einer endlichen Anzahl von Befehlen, die von einem System ausgeführt werden können und von einem definierten Startpunkt wiederholbar zu einem definierten Ende führen.

Die Auswahl und Reihung der Elemente, die für die Modellierung des Computerprogrammes eingesetzt sind, wird dabei nicht festgelegt. Somit ist es naheliegend, dass Softwareentwickler unterschiedliche Algorithmen für die Lösung des gleiches Problems entwickeln. Ein korrekter Algorithmus muss folgende Prinzipien berücksichtigen.

Determiniertheit: Der Algorithmus ist bei gleichen Eingabewerten wiederholbar und liefert die gleichen Ergebnisse.

Determinismus: Zum Zeitpunkt einer Befehlsbearbeitung ist der nächste Schritt bekannt.

Finitheit: Der Algorithmus terminiert kontrolliert nach der Bearbeitung einer endlichen Anzahl von Befehlen.

Effektivität: Jede Anweisung eines Algorithmus trägt wertschöpfend zur Problemlösung bei.

In medizinischen und medizintechnischen Anwendungen werden an Algorithmen oft spezielle Anforderungen gestellt:

- geringer Speicherverbrauch,
- schnelle Programmverarbeitung.

Dies darf jedoch nicht zu Lasten der

- Lesbarkeit, z.B. Einrückungen, Kommentare,
- Nachvollziehbarkeit, z.B. Variablenbezeichner, Objektbezeichner,
- Dokumentierbarkeit, z.B. zu kurze oder zu lange Modulbausteine,
- Sicherheit, z.B. Nutzung hochgradig optimierter Progammanweisungen oder Weglassen von Prüfschritten,

der Software gehen.

6.6 Beispiele

Ein Ziel des Einsatzes komplexer Datenstrukturen ist die einfache Handhabung von Objekten durch den Programmierer bzw. die effektive interne Speicherverwaltung. Die meisten Programmiersprachen stellen für komplexere Datenstrukturen der Listen (*arrays*), Strukturen (*records*) oder das Handling von Zeigern (*pointern*) spezielle Datentypen und Operationen darauf zur Verfügung.

6.6.1 Matrix

Ein medizinisch genutztes Bild ist als Rastergrafik in einer Matrix dargestellt. Zur Bildaufbereitung bzw. -verarbeitung werden unterschiedliche (mathematische) Operationen auf den Bildern bzw. Matrizen ausgeübt.

Beispiel 55. Matrix $A(m \times n)$ und Matrix $B(n \times r)$ seien zu multiplizieren und das Ergebnis in Matrix $C(m \times r)$ zu speichern. Gegeben sei m, n und r mit $m = 2, n = 2$ und $r = 3$ sowie die Matrizeninhalte für A und B (m, n, r fix, aber beliebige ganzzahlige, positive Werte > 0).

$$C[m,r] = \sum_{k=1}^{n} A[m,k] \cdot B[k,r]$$

Als wesentliche Datenstruktur wird der Datentyp *Array* verwendet. In diesem Beispiel handelt es sich um ein doppelt indiziertes Feld, das Zeilen und Spalten einer Matrix abbildet.

```
1  #include <stdio.h>
2  #include <conio.h>
3
4  #define m 2
5  #define n 2
6  #define r 3
7
8  void main()
9  { int A[m][n]={{2,1},{0,4}};          /* Definition              */
10   int B[n][r]={{3,-2,0},{0,4,2}}; /* Def. aller Werte        */
11   int C[m][r]={{0,0,0},{0,0,0}};  /* C = 0                   */
12   int i, j, k;                     /* Deklaration             */
13
14   for (i=0; i<m; i++)          /* Jedes Zeilenelement in C   */
15     for (j=0; j<r; j++)        /* Jedes Spaltenelement in C  */
16       for (k=0; k<n; k++)      /* Zeile x Spalte A, B        */
17         C[i][j]=C[i][j]+A[i][k]*B[k][j]; /* Add. Teilprod. */
18
19   clrscr();                    /* Drucken A * B = C          */
20   for (i=0; i<m; i++)          /* nebeneinander              */
21    { for (j=0; j<n; j++)
22         printf("%2i ",A[i][j]);
23      printf(" ");
24      for (j=0; j<r; j++)
25         printf("%2i ",B[i][j]);
26      printf(" ");
27      for (j=0; j<r; j++)
28         printf("%2i ",C[i][j]);
29      printf("\n");
30    }
31 } /* end main */
```

6.6.2 Stapelspeicher (stack)

Ein Stack ist eine (sinnbildlich vertikale) sequentielle Anordnung von endlich vielen Speicherelementen. Ein neues Element wird *on-top* auf die bereits bestehenden Elemente gelegt. Ebenso darf immer nur das oberste Element entfernt werden. Die Elemente können daher in der umgekehrten Reihenfolge, in welcher sie eingegeben wurden, entnommen werden (LIFO – Last In First Out).

Die beiden wichtigsten Operationen sind ein Element auf den Stack zu legen (`push`) und ein Element vom Stack zu nehmen (`pop`). Die Modellierung eines Stacks kann als Array erfolgen, ergänzt um eine einzige zusätzliche Variable, die die Adresse des ersten freien Speicherelements im Stack anzeigt *(stackpointer)*. Hilfsfunktionen können zeigen, ob der Stack leer oder voll ist.

Beispiel 56. Push und Pop Operationen auf einem Stack mit maximal 10 Zahlen.

```
1  ...
2  void main (void)
3  {
4    int stack[10], stackpointer, neue_zahl, zahl_vom_stack;
5    ...
6    /* push neue_zahl */
7    if (stackpointer < 10) /*  In C werden Arrays von */
8    {                      /*  0..n-1 indiziert       */
9      stack[stackpointer] = neue_zahl;
10     stackpointer = stackpointer + 1;
11   }
12   else
13     printf("Stack überfuellt");
14   ...
15   /* pop zahl_vom_stack */
16   if (stackpointer > 0)
17   {
18      stackpointer = stackpointer - 1;
19      zahl_vom_stack = stack[stackpointer];
20   }
21   else
22     printf("Stack leer");
23   ...
24 } /* end main */
```

6.6.3 Warteschlange (queue)

Eine andere Nutzung der einfachen Liste ist die Modellierung einer Warteschlange, oft auch als Puffer bezeichnet (*queue*). Elemente werden auf einer Seite zugeführt (`put, enqueue`) und an der anderen Seite entnommen (`get, dequeue`).

Betrachten wir den einfachsten Fall der Implementierung der Warteschlange als Liste. Beim Entfernen eines Elementes wird jeweils das vorderste Element entnommen, alle nachfolgenden Elemente müssen in der Liste nachgeschoben werden. Dieser Ansatz ist sehr zeitaufwändig. Eine für die Praxis effektivere Modellierung ist, sich die Warteschlange als logischen Ring (Ringpuffer) vorzustellen. Die Elemente werden weiterhin sequentiell gespeichert, jedoch merkt man sich nur mehr den Anfang der Warteschlange und deren Ende bzw. die Anzahl der Elemente. Man benötigt dazu zwei Zusatzinformationen, eine Variable, die die Adresse des ersten entnehmbaren Elementes zeigt *(*`tail`*)* und eine Variable, die die Adresse des ersten freien Speicherplatzes für das Anfügen eines neuen Elementes zeigt *(*`head`*)*. Eine Queue funktioniert nach dem FIFO-Prinzip (First In First Out).

Beispiel 57. Enqueue- und Dequeue-Operationen.

```
1  ...
2  /* Operationen auf eine Warteschlange mit 10 Elementen */
3  /* Hinweis: die Indizierung erfolgt der Elemente        */
4  /* erfolgt von 1 - 10, nicht von 0 - 9                  */
5  /* Die Warteschlange ist als Liste modelliert          */
6
7  /* enqueue neue_zahl */
8  if (((head+1)==tail) || (head==10) && (tail==1))
9    printf ("Queue belegt");
10 else
11 { queue[head]= neue_zahl;
12   head= head + 1;
13   if (head > 10)
14      head= 1;
15 }
16 ...
17 /* dequeue */
18 if (head==tail)
19   printf("Queue leer");
20 else
21 { neue_zahl= queue[tail];
22   tail= tail+1;
23   if (tail>10)
24      tail= 1;
25 }
26 ...
```

7

Software-Engineering

7.1 Medizinprodukte-Software

7.1.1 Software als Medizinprodukt

Gemäß der Definition von Medizinprodukten (siehe Abschnitt 1.2) wird Software als Medizinprodukt eingestuft, wenn sie unter anderem einer der folgenden Zweckbestimmungen zugeordnet werden kann:

- Steuerung und Betrieb eines Medizinproduktes, z.B. einer Röntgenanlage, Infusionspumpe, Schrittmacher, (mobiles) EKG.
- Auswertung und Verarbeitung von Daten, z.B. digitaler medizinischer Bilddaten oder Analyse von EKG-Daten.
- Computerunterstützte Systeme in der medizinischen Leistungserbringung, z.B. computer- bzw. robotergestützte Chirurgie.
- Eigenständiges Software-Produkt mit medizinischer Zweckbestimmung, z.B. Strahlentherapieplanung, Bildarchivierungs- und -kommunikationssystem, medizinisches Expertensystem.
- Spezielle Programme, z.B. Algorithmen für Herzschrittmacher.

Kein Medizinprodukt ist Software, wenn sie einem der folgenden Einsatzgebiete zugeordnet werden kann:

- Datenbanksystem für Patientendaten, z.B. Krankenhausinformationssystem, digitale Krankengeschichte.
- Allgemeine Betriebssysteme, z.B. Einsatz auf IT-Systemen für Facility-Management-Anwendungen.
- Reine Speichermedien, z.B. Chip-Karten.

Wenn Software als Medizinprodukt eingestuft ist, gelten die normativen Anforderungen (Abb. 7.1) an die Zulassung und Validierung von Medizinprodukten nach dem Stand der Technik, unter spezieller Berücksichtigung der Prinzipien der Software-Lebenszyklusprozesse sowie des Qualitäts- und Risikomanagements.

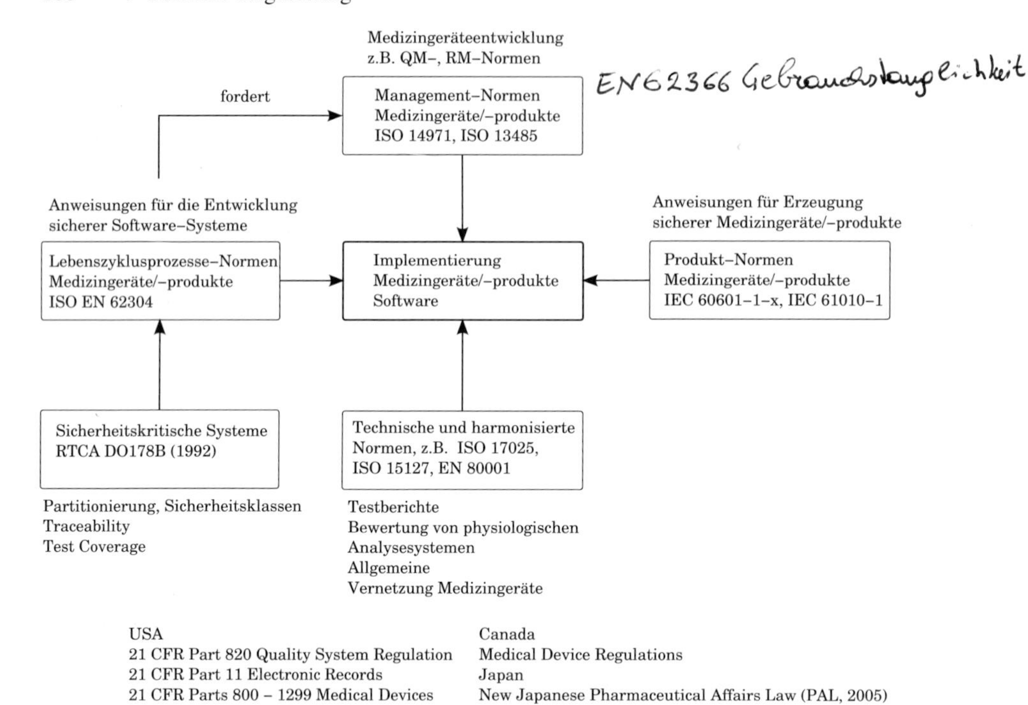

Abb. 7.1. Relevante normative Zusammenhänge für Medizinprodukte-Software. Europäische Union: 93/42/EWG Medical Device Directive, 90/385/EWG Aktive implantierbare Medizinprodukte, 98/79/EG In vitro Diagnostika.

Es ist zu berücksichtigen, dass eine Änderung bzw. Erweiterung von Software mit eigener oder herstellerfremder Software als Änderung gilt. Ist eine Medizinprodukt-Software daher mit universeller Software verbunden, z.B. beim Einsatz von allgemeinen Betriebssystemen oder der Nutzung von Datenbank-Softwareprodukten, sollten unter anderem folgende Punkte erfüllt sein:

- Systemspezifikation ist dokumentiert, z.B. Hardwareanforderungen, Softwarefunktionalitäten, Versionen, Schnittstellen.
- Kompatibilitätsprüfung ist durchgeführt, z.B. Integrationstests, Validierung und Dokumentation sind durchgeführt.
- Kundeninformationen sind sichergestellt, z.B. Information über neue Version.

Soll Software im Sinne der Definition eines Medizinproduktes (siehe Abschnitt 1.2), also mit medizinischer Zweckbestimmung, eingesetzt werden, ist festzulegen, welcher Medizinprodukt-Klasse (Abb. 7.2) das Software-Produkt zugeordnet werden muss (Artikel 9 der Richtlinie 93/42/EWG, Anhang IX) und welche Konformitätsbewertungsverfahren für die Zulassung des Medizinproduktes anzuwenden sind.

7.1.2 Konformitätserklärung nach Medizinprodukte-Klassen

Gemäß den EU-Richtlinien gilt, dass für Medizinprodukte der Klasse I, ausgenommen sterile Medizinprodukte und Medizinprodukte mit Messfunktion, die *Konformitätserklärung* unter alleiniger Verantwortung des Herstellers erfolgen kann. Für die übrigen Medizinprodukte in den Klassen Is, Im, IIa, IIb, III sowie AIMP, IVD sind staatlich benannte Zulassungsstellen (notified bodies) in das Konformitätserklärungsverfahren (Abb. 7.2) einzubinden, die dem Hersteller für das Medizinprodukt eine *Konformitätsbescheinigung* ausstellen. Zulassungsstellen können in Abhängigkeit von der Medizinprodukt-Klasse des Medizinproduktes dessen Herstellung vom Entwurf bis zur Produktion und den Vertrieb begleiten. Wenn die Mindestkriterien der relevanten EG-Richtlinie (siehe Abschnitt 1.1) erfüllt sind und alle vorgeschriebenen Schritte positiv abgewickelt wurden, darf das Medizinprodukt mit dem CE-Kennzeichen versehen werden.

7.1.3 Software-Sicherheitsklassifizierung

Software übernimmt zunehmend relevante, z.T. sicherheitskritische, Aufgaben in der Medizintechnik, sei es als Teil eines Medizinproduktes oder als eigenständiges Medizinprodukt.

Jeder Hersteller von Medizinprodukte-Software muss dieser daher eine Software-Sicherheitsklasse zuordnen, die in der Risikomanagementakte zu dokumentieren ist. Die Software-Sicherheitsklasse gibt den Schweregrad möglicher Auswirkungen einer Gefährdung auf Patienten, Anwender oder anderer Personen an, zu der die Software beitragen kann:

- keine Verletzung oder Schädigung der Gesundheit (EN 62304: *Klasse A*, FDA: *minor*),
- keine schwere Verletzung (EN 62304: *Klasse B*, FDA: *moderate*),
- Tod oder schwere Verletzung (EN 62304: *Klasse C*, FDA: *major*).

In Interaktion mit Hardware-Risikokontrollmaßnahmen können die Software-Sicherheitsklassen heruntergestuft werden (EN 62304:2006). Bei Einsatz von Software zur Umsetzung einer Risikokontrollmaßnahme ist dieser ebenfalls eine Software-Sicherheitsklasse zuzuordnen. Wird keine Sicherheitsklasse zugeordnet, wir die Klasse C unterstellt.

Die Möglichkeit zur Reduzierung der Komplexität ist die Systempartitionierung. Darunter versteht man, dass in der Software-Architektur eigenständige Software-Module herausgearbeitet werden. Diese sind eigenständig und können über Schnittstellen kooperieren. Die Software-Module können nun einzeln sicherheitsklassifiziert werden, sodass sich der Aufwand und damit die Kosten für die normenkonformen Nachweise des Software-Medizinproduktes reduzieren kann (Abb. Systempartitionierung).

Wenn ein Medizingerät oder die Medizinprodukte-Software sicherheitskritisch ist, gelten folgende Prinzipien für die Herstellung (in Anlehnung an die Norm RTCA DO178B, 1992) :

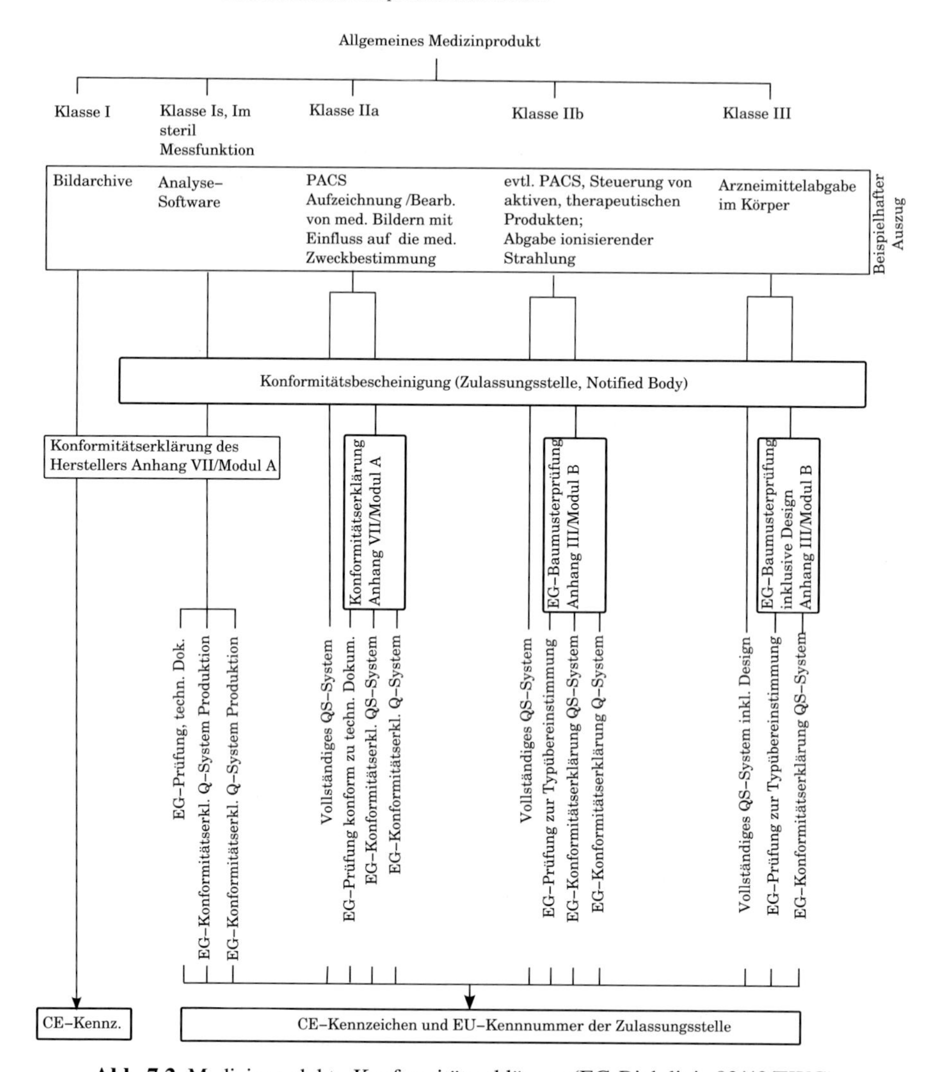

Abb. 7.2. Medizinprodukte-Konformitätserklärung (EG-Richtlinie 93/42/EWG).

- Systempartitionierung, z.B. Reduzierung der Komplexität und Abgrenzung von Modulen (Abb. 7.3),
- Risikomanagement, z.B. Risikoanalyse und Bewertung,
- Sicherheitsklassifizierung, z.B. Akzeptanz eines Restrisikos bei der Anwendung eines Medizingerätes,
- Rückverfolgbarkeit (Traceability), z.B. Prüfdokumentation entlang des Herstellungsprozesses,

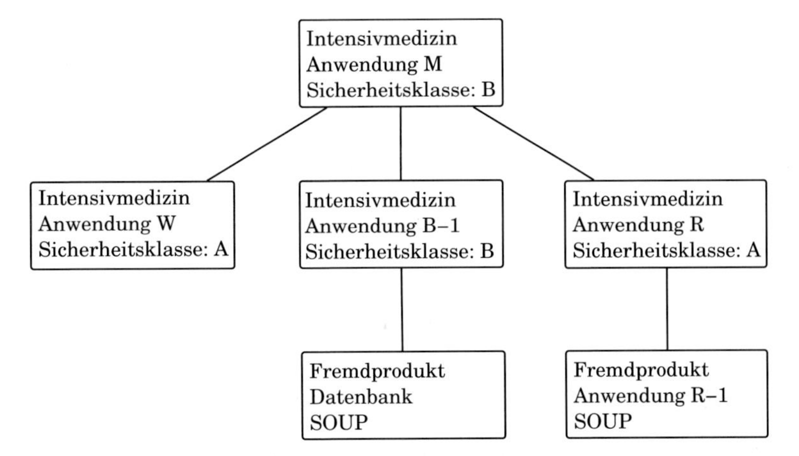

Abb. 7.3. Systempartitionierung bei sicherheitskritischen Software-Systemen.

- Testmanagement, z.B. Testdurchgängigkeit von der Anforderungsbeschreibung zum Testfall (Abb. 7.3).

7.2 Software-Sicherheit

Grundsätzlich ist festzuhalten, dass die in diesem und den nachfolgenden Kapiteln behandelten Punkte prinzipiell für jede Art von Software gelten sollten, unabhängig davon, ob die Software als Medizinprodukt eingestuft wird oder nicht. Für Medizinprodukte-Software sind die Umsetzung der Lebenszyklusprozesse, sowie das Qualitäts- und Risikomanagement verpflichtend.

Um die Sicherheit und Wirksamkeit eines Software-Systems herzustellen, sind nach Norm EN 62304 die drei unerlässlichen Prinzipien, das

- Risikomanagement,
- Qualitätsmanagement,
- Software-Engineering

während des gesamten Software-Lebenszyklus und unter Berücksichtigung der Kernprozesse, dem

- Software-Entwicklungsprozess und
- Software-Wartungsprozess

sowie der begleitenden Prozesse, dem

- Software-Konfigurationsprozess und
- Software-Problemlösungsprozess

unter Anwendung eines

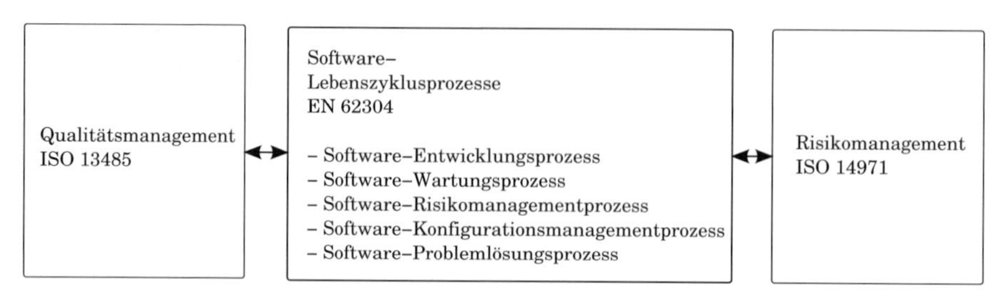

Abb. 7.4. Software-Lebenszyklusprozesse.

- Qualitätsmanagementsystems und
- Risikomanagementsystems

konsequent zu implementieren (Abb. 7.4). Trotz der langjährigen Erfahrungen mit der Software-Entwicklung liegen die typischen Fehlerquellen für Software noch immer in

- der unvollständigen Erhebung und im nicht-kontextsensitiven Umgang mit Systemanforderungen,
- fehlerhaft umgesetzten Funktionen bei Programmen, sei es bei der Neuentwicklung oder dem Zukauf von Komponenten,
- der mangelhaften Nutzung moderner Methoden für die Software-Entwicklung und Software-Qualitätssicherung,
- der mangelhaften Berücksichtigung regulatorischer Vorschriften.

7.2.1 Software-Qualität

Software-Qualitätskriterien

Qualitätskriterien für Software-Systeme können in die drei großen Bereiche Gebrauchsgüte, Wartbarkeit und Portabilität strukturiert werden (Abb. 7.5). Die Prioritäten dieser drei Bereiche sind aus der Sicht des Anwenders (z.B. Gebrauchsgüte) und Herstellers (z.B. Portabilität) durchaus unterschiedlich, sodass den Kriterien und der Bewertbarkeit der Software-Qualität eine hohe Bedeutung zukommt. So kann zwischen Gütekriterien unterschieden werden, die quantitativ messbar sind, z.B. die Programmlaufzeit oder Speicherplatzgröße, oder solchen, deren Qualitätsausprägung teilweise nur subjektiv bewertbar ist, z.B. Reife und Ergonomie. Die Beurteilung von Software-Qualitätsmerkmalen ist zum Teil ein sozialer und daher nicht vollständig automatisierbarer Prozess.

Nachfolgend sind Qualitätsmerkmale für Software-Systeme in Anlehnung an die Norm DIN ISO 9126 angeführt, wobei die für das Testen von Software besonders relevanten Merkmale hervorgehoben sind:

- Funktionalität (Projektionstreue, Angemessenheit, Ordnungsmäßigkeit, Mandantenfähigkeit, Sicherheit und Datensicherheit),
- Zuverlässigkeit (Reife, Wiederherstellbarkeit),

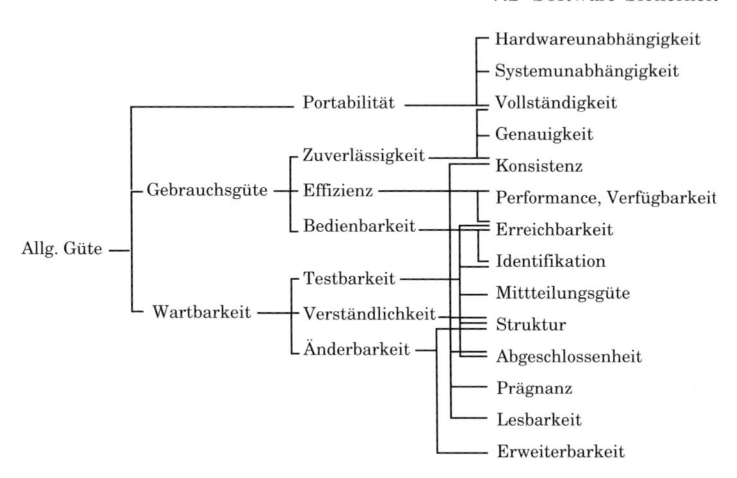

Abb. 7.5. Gütekriterien für Software-Systeme.

- Testbarkeit (Lesbarkeit, Richtlinientreue),
- Ergonomie (intuitive Verständlichkeit, Erlernbarkeit, Bedienbarkeit, Dialogfreundlichkeit, Installierbarkeit),
- Effizienz (Zeitverhalten, Ressourcen-Verbrauchsverhalten),
- Änder- und Wartbarkeit (Analysierbarkeit, Modifizierbarkeit),
- Portierbarkeit (Modularität, Strukturiertheit).

Ein Beispiel sei die Software-Ergonomie. Die Beurteilung ihrer Güte ist abhängig von der Benutzergruppe. Die funktionale Korrektheit vorausgesetzt, sind Gütekriterien für die Software-Ergonomie z.B. bei der

- Steuerung eines implantierbaren Medizingerätes: einfache Konfigurierbarkeit und geringer Speicherbedarf,
- Planung einer Strahlentherapie: Benutzerführung mit Sicherheitsabfragen,
- Patientenaufnahme in der Ambulanz: sprechende Dialoge und freundliche Hinweise,
- Medizinischen Diagnose in der klinischen Abteilung: einfache Suchfunktionen und schnelle Antwortzeiten,
- Software-Entwicklung: einfache Einbindung von Software-Werkzeugen und Nachschlagewerken.

Software-Metriken

Die Bewertung der Software-Gütekriterien (Boehm *et al.*, 1976) erfolgt auf Basis von Software-Metriken (Norm IEEE Standard 1061). Dazu zählen z.B. die

- Prozess-Metrik (z.B. Ressourcenaufwand, Fertigstellungsgrad),
- Produkt-Metrik (z.B. Lesbarkeit, Testergebnisse),
- Komplexitäts-Metrik (z.B. Algorithmenanalyse).

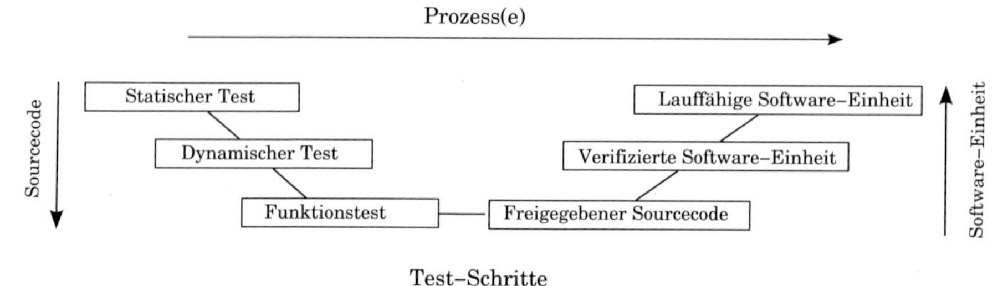

Abb. 7.6. Software-Test und Verifikation.

Unterschiedliche Messansätze sind z.B. die

- Erhebung eines Messwertes zu einem bestimmten Zeitpunkt (z.B. Anzahl der Codezeilen, Schnittstellen oder Schachtelungsebenen im Quellcode),
- Verfolgung eines Trends (z.B. Fehler/Zeitabschnitt, Fehler/Projektteam, Fehler/Software-Komponente).

Komplexitäts-Metriken versuchen, die logische und strukturelle Komplexität des Sourcecodes festzustellen. Sie können helfen, Software-Einheiten mit hoher Komplexität zu finden, die im Weiteren detailliert analysiert werden müssen. Bekannte Metriken sind z.B.

- zyklomatische Komplexität nach McCabe (z.B. Anzahl der Entscheidungen in der Software-Einheit),
- estimated static path count (z.B. Anzahl der Pfade in der Software-Einheit),
- lines of code und Anzahl der Unterprogrammaufrufe,
- Schachtelungsanalyse von Algorithmen (*O-Notationen*).

Die Interpretation der Sourcecode-Güte bedarf der Erhebung mehrerer Metriken, wobei jede Metrik spezielle Informationen liefert. So z.B. zeigt die „estimated static path count" Metrik die Anzahl der Pfade in der Sourcecode-Einheit und liefert damit einen sehr guten Indikator für den Testaufwand. Die Metriken „lines of code" und Anzahl der Unterprogramme hingegen sollten immer gegenübergestellt werden, da die Reduktion von Codezeilen in einer Software-Funktion meist das Erstellen weiterer Unterfunktionen verursacht.

7.2.2 Software-Test und Verifikation

Eine Verifikation ist die Überprüfung des Wahrheitsgehaltes eines Modells gegen eine Spezifikation unter Zuhilfenahme von Teststrukturen. In jeder Phase der Software-Implementierung bzw. Software-Entwicklung wird überprüft, ob das Ergebnis einer Software-Einheit mit der Spezifikation übereinstimmt (Abb. 7.6).

Praktisch gilt, dass bei Software nur das Nichtvorhandensein von Fehlern bei den gewählten Testfällen festgestellt werden kann, jedoch nicht die allgemeine Fehlerfreiheit von Software.

Regressionsprüfung

Bei einer Regressionprüfung handelt es sich um die Feststellung, dass bei einer Systemkomponente nach einer Änderung ihre Funktionalität, Zuverlässigkeit und Leistungsfähigkeit unbeeinträchtigt ist und keine undefinierten Auswirkungen auf andere Systemkomponenten erfolgen. Im Wesentlichen geht es darum, *Fehler* zu vermeiden, oder sie zu erkennen und gegebenenfalls so zu beheben, dass bei der Fehlerbehebung keine neuen Fehler entstehen.

Dazu werden *konstruktive* von *analytischen* Maßnahmen unterschieden. Erstere begleiten den Software-Entwicklungsprozess, z.B. Programmierichtlinien, während letztere erst nach der Implementierung der Software-Einheit durchgeführt werden können.

Analytische Prüftechniken umfassen statische und dynamische Maßnahmen. *Statische* Maßnahmen verifizieren den Sourcecode (z.B. Analyse der Syntax und der Sourcecode-Struktur), sie können dabei auf die Ausführung der Software verzichten. Dynamische Maßnahmen (z.B. codestrukturorientierte, funktionsorientierte und diversifizierende Tests) erfordern die Programmausführung. Ein Testplan für eine Software-Einheit umfasst, z.B.

- Festlegung der automatisierten Erstellung und Abarbeitung von Testdaten,
- Festlegung der automatisierten Sourcecode-Testprozeduren (diese können nur auf formale Kriterien prüfen, z.B. Einhaltung der Programmierrichtlinien, Fehlerhafte Schachtelungsstrukturen in Rekursionen),
- Festlegung der logischen Prüfungen und Erkennung der kritischen Programmierbausteine,
- Festlegung der Testdurchführung.

Testpläne müssen entsprechend erweitert werden für die Verifikationsschritte der Software-Systementwicklung.

Software-Teststrukturen

Der in der Norm ANSI/IEEE Std.610.12-1990 definierte Test von Software umfasst prinzipiell die Maßnahmen der Regressionsprüfung. Software-Tests sollen jedenfalls in folgenden Stufen ablaufen:

- Software-Einheitentest (z.B. Reaktionstests bei in-validen Dateneingaben, Funktionalitäten, Laufzeitfehler),
- Software-Komponententests (z.B. Testen von Modulen, Schnittstellen),
- Software-Integrationstests (z.B. Testen der Interaktion unabhängiger Komponenten, auch von SOUP-Komponenten),
- Software-Systemtests (z.B. Testen im Gesamtsystem unter Berücksichtigung von Hardware, SOUP-Komponenten),
- Software-Systemabnahmetest (letzter Test durch den Kunden).

Regressionstest = testen einer aktuell entwickelten Softwareversion mit den Testfällen der vorangegangenen Versionen.

Gemäß dem Software-Lebenszyklusprozess und unter Anwendung des V-Modells (Abb. 7.9 und Abb. 7.15) wird dabei das Ergebnis jeder Software-Entwicklungsstufe gegen die zugrunde liegende Spezifikation getestet. Dabei können folgende Schritte zum Teil oder ganz automatisiert werden:

- Testspezifikation (z.B. einfache tabellarische Notation von Funktionsaufrufen und Testdaten),
- Testfallerstellung (z.B. Nutzung relevanter Daten- und Schlüsselfelder für den Testfallentwurf),
- Testdatenerstellung (z.B. Nutzung des Datenmodells zur Festlegung der Testdaten),
- Testdurchführung (z.B. Systemlastmessungen, Hardware/Software-Testroutinen),
- Testauswertung (z.B. Soll/Ist-Ergebnisvergleich bei unterschiedlichen Programmdurchläufen),
- Testdokumentation (z.B. Testbericht gemäß Software-Änderungs- bzw. Problemlösungsprozess).

Um sicherheitskritische Schwachstellen zu lokalisieren, werden gezielt dynamische Prüfungen der Software-Einheit durchgeführt, z.B.

- Nummerische Unsicherheit (z.B. Konvertierungsfehler),
- Software-Programmierfehler (z.B. Zeigerfehler wie NULL-Pointer Zugriff, fehlende Speicherdeallokation),
- Software-Detaildesignfehler (z.B. Inkompatible Schnittstellendeklarationen),
- Ablauffehler (z.B. stack-overflow bei fehlerhaften Rekursionen, Zugriff auf die Adresse einer nicht mehr existierenden Datei).
- Änderungen an der Systemkonfiguration (z.B. Speichermedium ist schreibgeschützt, Speichermedium ist belegt),
- Software-Architekturfehler (z.B. fehlende Redundanz bei kritischen Systemen, keine Monitoring-Software für die Software- bzw. Systemüberwachung in kritischen Systemen).

Sicherheits-Testsoftware ist kommerziell erhältlich.

Testen physiologischer Mess- und Analysesoftware

Die Norm ÖNorm-CEN/TS 15127-1 legt die Struktur für die Vergleichbarkeit von Testergebnissen von Mess- und Analysesoftware von physiologischen Werten fest. Da die Messung von Patientendaten nicht immer reproduzierbar ist (z.B. Positionsänderungen, Änderungen der Bildhäufigkeit oder -auflösung beim bildgebenden System) sollen definierte Datenstrukturen und Datensätze eine wiederholbare und vergleichbare Prüfung der Mess- und Analysesoftware, die oft Teil des Medizinproduktes ist, sicherstellen.

Testdurchführung

Nachdem die Durchführung funktionaler Tests, z.B. Korrektheit, durch den Programmierer im Zuge der Tests der Software-Einheit durchgeführt wurde, sollten nichtfunktionale Tests, z.B. Sicherheit und Benutzbarkeit, von Personen durchgeführt werden, die *nicht* Teil des Software-Entwicklungsteams sind. Damit erhalten Test eine neue Betrachungsweise, z.B.

- Akzeptanztest (z.B. Prüfung der Benutzerführung und des Benutzerdialoges),
- Crashtest (z.B. Provokation eines Systemabsturzes durch fehlerhafte Eingaben oder unter extremer Systemlast),
- Installationstest (z.B. Prüfen der Software-Installationsprogramme und der Benutzerdokumentation).

7.2.3 Software-Validierung

Die Validierung ist eine Überprüfung des Wahrheitsgehaltes eines Modells gegen die Realität. Die Software-Validierung weist daher nach, dass während der Software-Herstellung keine Abweichung des hergestellten Software-Produktes gegenüber den ursprünglichen Software-Anforderungen im Pflichtenheft bzw. der Spezifikation stattgefunden haben. Unterstellt man, dass das Pflichtenheft bzw. die Spezifikation das geforderte Modell der Realität abbilden, ist die Validierung die dokumentierte Sicherstellung, dass das Software-Produkt die Realität im definierten Umfang abbildet.

Definitionsgemäß wird die Validierung zum Zeitpunkt eines hohen Fertigstellungsgrades, z.B. bei der Software-Freigabe bzw. Abnahme durchgeführt. Methoden der Validierung sind z.B.

- Reviews mit dem Kunden, Prototyping, Inkrementelle Entwicklung (beim Software-Entwicklungsmodell V-Modell),
- permanente Anwesenheit des Kunden, Akzeptanztests und kurze Releasezyklen (beim Software-Entwicklungsmodell Extreme Programming).

7.2.4 Software-Entwicklungsumgebung

Die Programmierung und alle Prozesse des lebenszyklusorientieren Software-Engineerings sollten mit Unterstützung von Software-Werkzeugen durchgeführt werden. Die computer-assistierte Software-Entwicklung selbst bedient sich ebenfalls methodengestützter Software. Man kategorisiert beim Einsatz von computer-assistierten Software-Entwicklungsumgebungen (CASE-Tools, IDE - integrated development environments) die

- Basiswerkzeuge (z.B. Editor, Compiler, Linker),
- Software-Bibliotheken (z.B. Mathematikbibliotheken, Grafikbibliotheken),
- Analysewerkzeuge und Entwurfswerkzeuge (z.B. auf der Basis von Petrinetzen oder Finiten Zustandsautomaten (siehe Abb. 10.18), Entity-Relationship-Modelle),

- Konfigurationsmanagementwerkzeuge (z.B. Revisions- und Source-Code-Kontrollsysteme),
- Standardisierung von Speicherung und Darstellung von Daten sowie der Schnittstellen,
- Versionenverwaltung,
- Repository (Nachschlage-, Archiv- und Suchfunktionen für wieder verwendbare Software-Komponenten).

Je mehr dieser Komponenten in einer Entwicklungsumgebung zusammengefasst sind, umso eher kann man von einer *integrierten Entwicklungsumgebung* sprechen.

7.2.5 Qualitätsmanagement und Risikomanagement

Qualitätsmanagement-System

Der Hersteller von Medizinprodukten, auch von Medizinprodukte-Software, muss nachweisen, dass er

- Kundenanforderungen,
- regulatorische Anforderungen

dauerhaft erfüllt, was er unter Einsatz eines Qualitätsmanagement-Systems nach der jeweils gültigen Fassung der Norm ISO 13485 oder einer nationalen Norm bzw. einem national geforderten Qualitätsmanagement-System durchführen kann. Die Anwendung des Qualitätsmanagement-Systems dient der Qualitätssicherung eines Produktes. Der Aufbau eines Qualitätsmanagement-Systems umfasst nach Norm ISO 13485 fünf Bereiche (Abb. 7.7).

Nach Norm IEEE 1982 ist die Qualitätssicherung dazu die Gesamtheit aller geplanten Maßnahmen und Hilfsmittel, die bewusst eingesetzt werden, um die Anforderungen an den Entwicklungs- und Pflegeprozess und an die Software zu erreichen. Dazu zählen die

- *Produktqualität*,
- *Qualität des Entwicklungsprozesses (Prozessqualität)*,
- Nutzung von *Werkzeuge*n (Methoden), auch, wenn diese selbst Software sind.

Die Qualitätssicherung gliedert sich nach Norm DIN 55350 dabei in die Schritte *Qualitätsplanung* (Auswahl der Qualitätsmerkmale und Bestimmung der zulässigen Wertebereiche), *Qualitätslenkung*, Planung der *Qualitätssicherung* (einzusetzende Methoden, Werkzeuge), *Qualitätsgestaltung* und *Qualitätsbeurteilung*. Die Lebenszyklusprozesse nehmen darauf umfassend Bezug.

Risikomanagement

Jeder Hersteller von Medizinprodukten ist verpflichtet, die in der Norm EN ISO 14971 beschriebenen Prozesse beim Risikomanagement anzuwenden (Abb. 7.8). Er

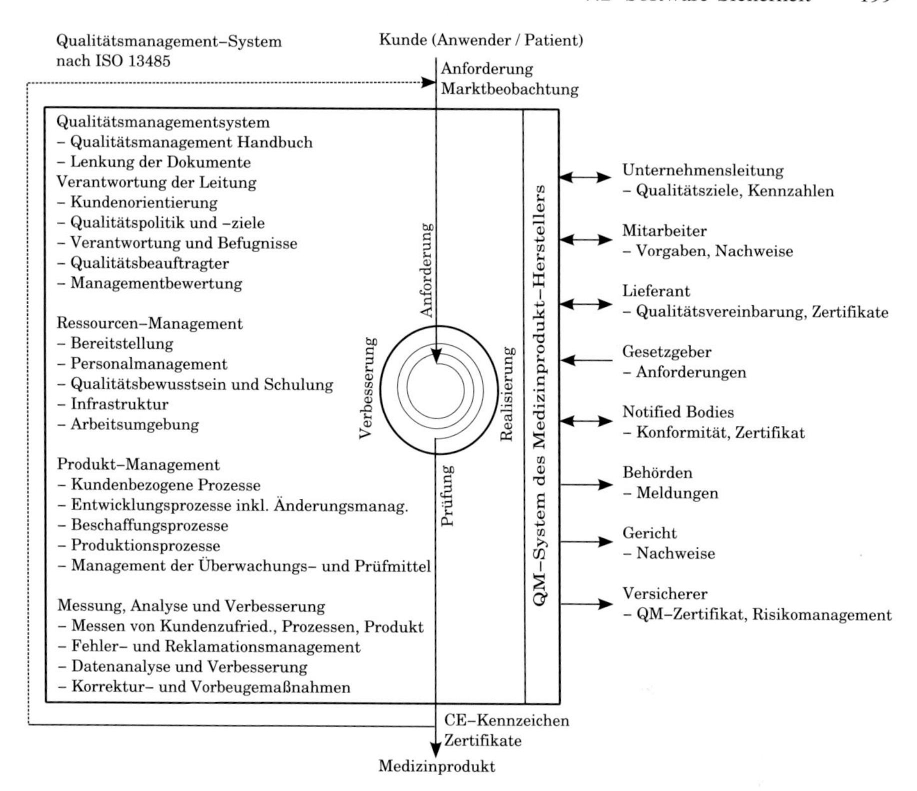

Abb. 7.7. Qualitätsmanagementsystem nach ISO 13485.

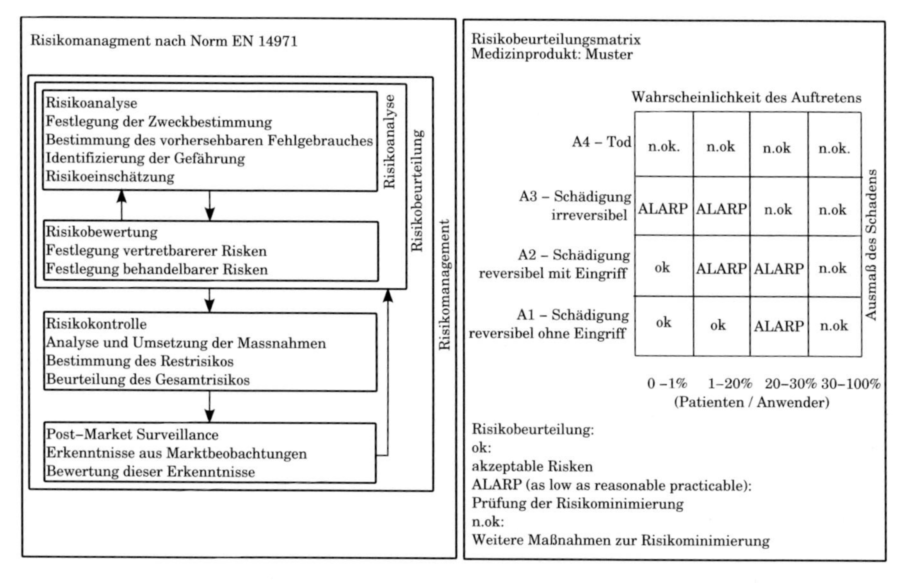

Abb. 7.8. Risikomanagement und Risikobeurteilung.

muss dokumentieren, dass er alle erforderlichen Managementansätze für die Analyse, Bewertung und Kontrolle von Risiken im Zuge der erforderlichen Prozesse anwendet. Das Risikomanagement und die zugrunde liegenden Prozesse werden unter Beiziehung von Vertretern aller relevanten Beteiligtengruppen durchgeführt.

Virenschutz

Mit der zunehmenden Integration von Software mit medizinischer Zweckbestimmung sind auch Virenscanner als Software-Schutzmaßnahme mit im Risikomanagementprozess zu berücksichtigen. Wenn ein durch den Hersteller des Medizingerätes installierter Virenscanner Daten oder Teile einer medizinischen Software verändert, wäre dieser auch Teil des Medizinproduktes. Auch, wenn ein Betreiber auf einem Medizingerät einen Virenscanner ohne Kenntnis bzw. Freigabe des Herstellers installiert und betreibt, müssen die regulativen Anforderungen, z.B. im Risikomanagementprozess des Betreibers, umgesetzt werden.

7.2.6 GxP-konforme Systemumgebungen

Für Hard- und Software-Systeme, die die Produktqualität und Patientensicherheit beeinträchtigen können, sind die Konformitätsanforderungen durch die Hersteller der Medizingeräte sicherzustellen. Wir verweisen dazu auf einschlägige Referenzen, z.B. PIC/S PI011 Guidance „Good Practices for computerised systems in regulated GxP-environments".

Grundsätzlich ist auch hier auf die Partitionierung des medizinischen (Software-) Systems sowie auf das Zusammenwirken der Software-Module hinzuweisen, insbesondere, wenn es sich um sogenannte „Hintergrundprozesse" handelt, deren Einschreiten durch Ausnahmesituationen erforderlich wird.

7.3 Software-Lebenszyklusprozesse

Die Herstellung sicherer Software soll durch die Anwendung von Software-Lebenszyklusprozessen unterstützt und durch Qualitätsmanagement- und Risikomanagement-Prozesse begleitet werden. Der Begriff sichere Software muss in der Medizintechnik unter dem Gesichtspunkt gesehen werden, dass Medizingeräte und Software-Medizinprodukte unterschiedlichen Risikoklassen zugeordnet sind. Unter Berücksichtigung der Medizinprodukteklasse als auch der Sicherheitsklasse der Software sind die entsprechenden regulativen Maßnahmen zur Softwareherstellung sicherzustellen.

Für die Herstellung von Medizinprodukte-Software ist dies grundsätzlich die Norm EN 62304 (Abb. 7.9), sowie die begleitenden Normen für Medizinprodukte. Einleitend werden nun die wesentliche Aspekte für den Aufbau von Software-Systemen in der Medizintechnik bzw. Medizin eingegangen, wobei auch auf die Architektur sicherheitskritischer Software-Systeme eingegangen wird. Im Anschluss daran werden die Lebenszyklusprozesse erörtert.

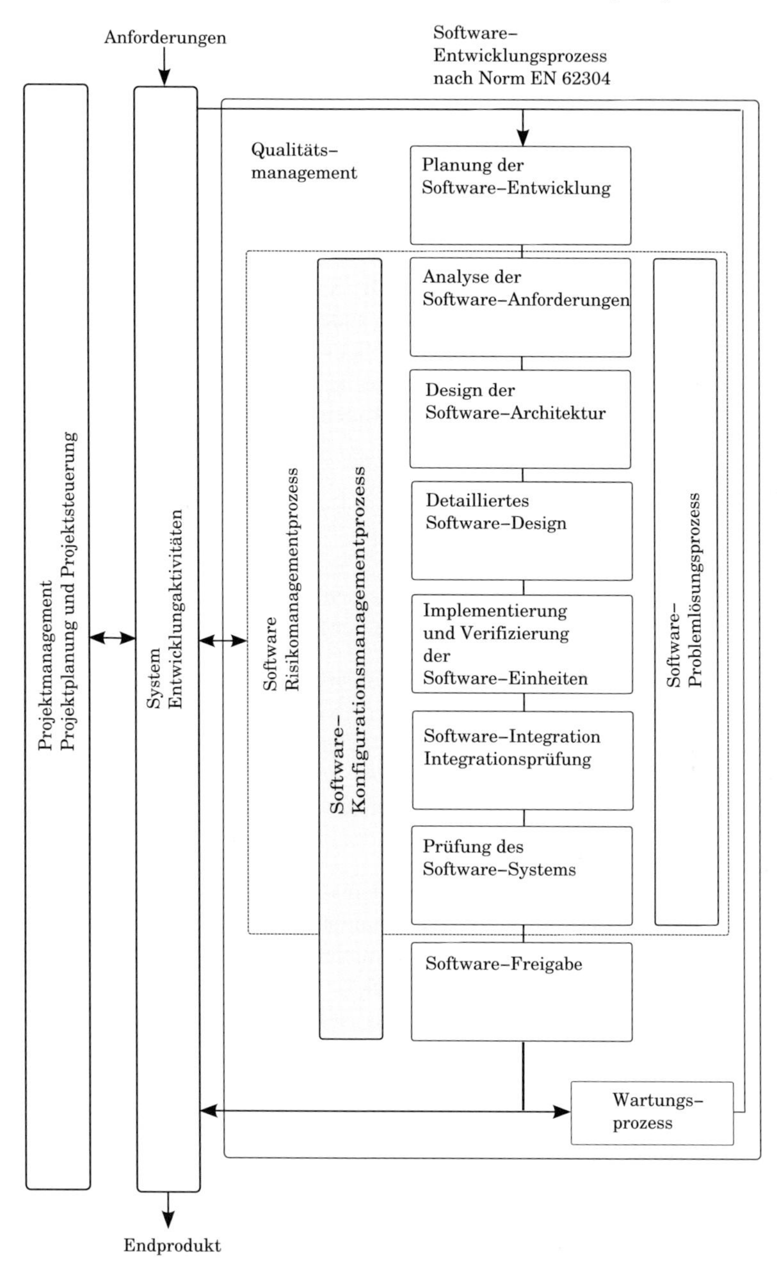

Abb. 7.9. Software-Lebenszyklusprozesse.

7.3.1 Sicherheitsrelevante Systeme und Software

Allgemeiner Systembegriff

Unter einem System versteht man einen integrierten Verbund von Gegenständen zur Erfüllung einer Zweckbestimmung. Die Gegenstände können Hardware, Software, Einrichtungen, Personen und Prozesse sein, sie werden auch Systembausteine oder Systemkomponenten genannt.

Jedes System hat eine Systemgrenze. Die Systemgrenze legt fest, welche Komponenten zu einem System gehören. Alle anderen Komponenten bezeichnet man als die System-Umgebung. Unter System-Schnittstelle sind die Beziehungen von System-Komponenten mit Komponenten aus der Umgebung definiert. Mit dem Systembegriff unmittelbar verbunden sind die Eigenschaften

- Verfügbarkeit,
- Zuverlässigkeit,
- Komplexität,
- Berechenbarkeit,
- Durchsatz (zusätzlich bei Echtzeit-Systemen),
- Wartezeit (zusätzlich bei Echtzeit-Systemen).

Die Komponenten eines *geschlossenen Systems* haben keine oder eine sehr strikt definierte System-Schnittstelle. Geschlossene Systeme werden auch als proprietäre Systeme („herstellerspezifisch") bezeichnet. Der Datenaustausch erfolgt meist über definierte Datenschnittstellen. *Offene Systeme* erlauben den Datenzugriff über standardisierte oder offen gelegte Schnittstellen bzw. unterstützen standardisierte Kommunikationsprotokolle.

Black Box System. Das „Innere" des Systems wird für die Aufgabenstellung als nicht relevant definiert. Die Systemschnittstelle ist daher das relevante Kriterium der Kommunikation. In der Programmierung ist dies z.B. die Nutzung einer Funktion aus einer Funktionenbibliothek.

White Box System. Der Inhalt des Systems ist transparent und kann aktiv berücksichtigt werden, z.B. die Offenlegung eines Datenmodells und der Datenzugriffsschnittstelle in eine Datenbank.

Mission-critical Systeme

Systeme werden als *mission-critical* bezeichnet, wenn durch einen nicht funktionsfähigen Hardware- oder Software-Bestandteil (*single point of failure Komponente*) die Zweckbestimmung des Systems beeinträchtigt werden kann oder das System ausfällt bzw. es zur Gefährdung von Menschenleben kommen kann. Systeme in der Medizintechnik werden dazu in Risikoklassen (siehe Abschnitt 1.2), Software in Sicherheitsklassen (siehe Abschnitt 7.1.3) eingeteilt. Als *non-mission critical* werden die System-Einheiten eingestuft, die keinen Einfluss auf die Zuverlässigkeit bzw. Stabilität des Systems haben. Die sicherheitskritischen Komponenten sind im Zuge des System-Entwurfes und der System-Architektur abzugrenzen. Diese Modularisierung erleichtert die normenkonforme Entwicklung und Tests reduziert die innere Komplexität der Software-Module. Der Entwurf hochverfügbarer Systeme muss aus technischer Sicht zumindest folgende Prinzipien berücksichtigen:

- Architektur: Partitionierung (Abb. 7.3), Nachvollziehbarkeit, Testmanagement.
- Redundanz: Zumindest alle kritischen System-Komponenten müssen redundant ausgelegt sein.
- Monitoring: Software-Monitore müssen Systemabweichungen feststellen und Fehler prognostizieren oder Fehler erkennen und eine strukturierte Fehlerbehandlung einleiten.
- Echtzeit: Die Antwort- bzw. Reaktionszeit eines Systems muss innerhalb eines definierten Zeitabschnitts erfolgen (siehe Abschnitt 4.5). Besonders bei der Integration von Medizingeräten oder einem Software-Medizinprodukt in Computernetze ist darauf zu achten, dass die Zweckbestimmung des Medizinproduktes nicht verletzt wird.
- Software-Schutzmassnahmen: Einplanung von Virenscannern als Schutzkomponente gegen eine *vorhersehbare* Fehlanwendung, die z.B. im Zuge des Betriebes eines Medizingerätes im Computernetzwerk gegeben ist. Ein Virenscanner darf die Zweckbestimmung des Medizingerätes nicht verändern bzw. beeinträchtigen.

Ein System, dessen Auswirkung auf Menschen „*kritisch*" sein kann, erfordert auch besondere Sicherungsmechanismen für den Betrieb, z.B. strukturierte shut-down Prozesse, hot-standby Funktionalitäten oder voll redundante Systemfunktionalitäten.

Verfügbarkeit und Redundanz

Redundante System-Komponenten werden im störungsfreien Betrieb eines Systems nicht benötigt. Für den Einsatzfall jedoch müssen diese in Echtzeit verfügbar sein, daher sollen:

- sicherheitsrelevante Einheiten (mehrfach) parallel vorgesehen werden,
- redundante Komponenten (wenn möglich) disloziert positioniert sein,
- Software-Einheiten durch unterschiedliche Entwicklungs- und Programmierteams und mit unterschiedlichen Programmiersprachen und Entwicklungsumgebungen hergestellt werden.

Die Redundanz in Systemen kann sein

- aktiv: Mehrere Systeme laufen parallel. Die Verarbeitung der Ergebnisse erfolgt nur, wenn die Mehrheit der Systeme die gleichen Ergebnisse berechnen.
- passiv: Durch Zuschalten eines Parallel-Systems übernimmt dieses die einer Störung unterliegenden Funktion. Eine zusätzliche kritische Komponente entsteht im System-Entwurf durch den Schalter.

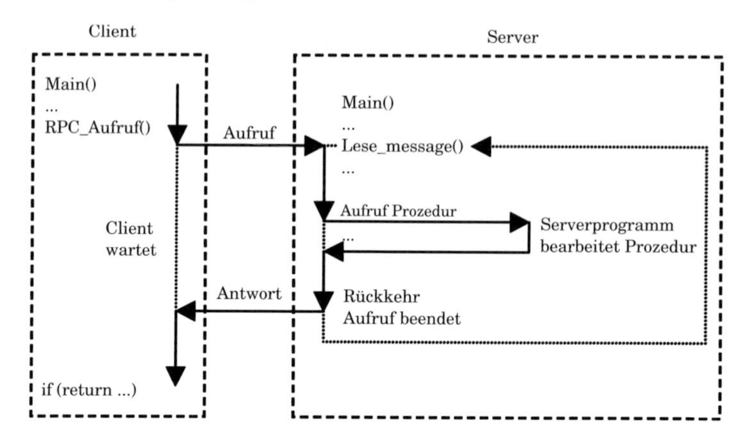

Abb. 7.10. Client/Server-Kommunikationsmodell am Beispiel eines Remote Procedure Call (RPC).

7.3.2 Software-Architektur

Die Software-Architektur definiert die partitionierten – sicherheitskritische und nicht-sicherheitskritische – Software-Komponenten, Software-Einheiten und Software-Schnittstellen innerhalb des Software-Systems und auch nach außen. Damit wird die Art der Kommunikation zwischen Software-Einheiten und zwischen Software-Produkten festgelegt. Die Festlegung der Software-Architektur ist Teil des Software-Entwurfes, Änderungen zu einem späteren Zeitpunkt sind nur mehr mit hohem Aufwand möglich. Da sicherheitskritische Komponenten strengere Auflagen bei der Herstellung durchlaufen, ist eine nachträgliche Änderung der Sicherheitsklassen auch mit einem erheblichen, zusätzlichen Testaufwand versehen.

Für die im Zuge der Partitionierung entstandene Systemarchitektur sind nun die software-technischen Ansätze für sichere Software-Systeme umzusetzen. Ausgewählte Prinzipien werden im Folgenden vorgestellt.

Client/Server-Architektur

Die Client/Server-Architektur ermöglicht eine strukturierte Kommunikation zwischen zwei Software-Einheiten bzw. Objekten. Zum Empfang und der Bearbeitung einer Nachricht nimmt ein Objekt, z.B. ein Programm bzw. ein Prozess den Zustand eines *Servers* ein. Dieser kann für die Abarbeitung von Nachrichten wiederum Dienste von anderen Servern in Anspruch nehmen (Abb. 7.10).

Programme bzw. Prozesse, die die Dienste anderer Server in Anspruch nehmen, nennt man *Clients*. Client/Server-Architekturen können dabei $1 : 1$-, $1 : n$-, $n : 1$- und $n : m$-Kommunikationsstrukturen zwischen Clients und Servern abbilden.

Ein Serverprozess antwortet auf die Nachricht eines Clients mit einer definierten Nachrichtenstruktur, z.B. einem Returncode, welcher den Ergebniszustand der Bearbeitung mitteilt. Falls dieser nicht ermittelt werden kann bzw. die Bearbeitung zu lange dauert, erfolgt in der Regel eine Benachrichtigung über eine Zeitlimitüberschreitung *(time-out)*.

Die nachrichtenorientierte Kommunikation erfolgt in modernen Software-Systemen in der Regel mittels Client/Server-Architekturen (z.B. Leistungsanforderungen von einem Krankenhausinformationssystem an ein Laborinformationssystem).

Die Anwendung der Client/Server-Architektur erlaubt den Aufbau modularer Software-Systeme. Sie kommen beim Entwurf komplexer Software-Produkte wie z.B. bei Anwendungsprogrammen (Krankenhausinformationssysteme) genauso zum Einsatz wie z.B. in Betriebssystemen.

Zentrale und verteilte Systeme

Ein zentrales Gestaltungselement für die Architektur eines Software-Systems ist die Überlegung, wie Software-Einheiten, z.B. Datenbanken, eingebunden werden. Prinzipiell gibt es dazu zwei Architekturprinzipien, die zentrale (*holistische*) und die dezentrale (*heterogene*) Architektur.

In der zentralen Architektur wird ein, oft aus einem Guss, erzeugtes Software-System hergestellt, die Datenbank als zentrale Datenbank ist z.B. Teil davon. Das Software-System besteht aus Modulen, die intern kommunizieren, die Datenbank dient als Service-Modul für die Unterstützung der komfortablen Datenmanipulation und wird über eine *einheitliche* Schnittstelle, z.B. SQL, eingebunden. Die Struktur dieses Modells erlaubt es, dass einzelne Software-Module von unterschiedlichen Herstellern über die definierten Schnittstellen in das Software-System eingebunden werden können.

Die dezentrale Architektur zielt darauf ab, Software-Systeme unterschiedlicher Hersteller miteinander zu verbinden, insbesondere, wenn diese unterschiedliche Datenbasen, z.B. Datenbanken, Dateistrukturen oder Objektstrukturen, unterstützen. Die Verbindung der Software-Systeme erfolgt entweder über Dateischnittstellen oder mittels Nachrichtenkommunikation, z.B. der Client/Server-Kommunikation, zwischen den Modulobjekten.

Eine besondere Aufgabe in verteilten Architekturen ist der Datenabgleich (*Replikation*). In einigen, meist großen Datenbankmanagementsystemen, die die Fähigkeit der verteilten Datenspeicherung bieten, werden Methoden für die automatische Replikation mit angeboten. Wenn diese nicht Bestandteil des Software-Produktes sind, müssen sie individuell implementiert werden. Dazu ist eine sehr sorgfältige Modellierung des Gesamtdatenmodells notwendig, wobei folgende praktische Aspekte zu berücksichtigen sind:

- Daten in verteilten Datenbanktabellen sind aus Performance- und Verfügbarkeitsgründen teilweise redundant gespeichert;
- Daten ändern sich an unterschiedlichen Orten zu unterschiedlichen Zeitpunkten. Das kann auch für Schlüsselattribute in Datenbanken zutreffen.

Bei Echtzeit-Systemanforderungen ist bereits bei der Modellierung des Software-Systems darauf zu achten, dass die echtzeitkritischen Abläufe herausgearbeitet werden. Dazu bieten Modellierungssprachen wie UML ausgewählte Modellierungselemente, wie z.B. das Zeitverlaufsdiagramm an (siehe Abschnitt 6.3).

Serviceorientierte Architekturen

Serviceorientierte Architekturen (SOA) sind anwendungsneutrale Programme bzw. Software-Bausteine, die entkoppelten Software-Modulen den Nachrichten- und Datenaustausch wie

- den Transport komplexer Datenbestände (messaging),
- entfernte Funktionsaufrufe (remote procedure call),
- das transaktionsorientierte Monitoring (transaction-based monitoring)

ermöglichen. Eine Ausprägung von serviceorientierten Architekturen ist Middleware, die als Standardsoftware verschiedener Hersteller verfügbar ist und prinzipiell in drei Kategorien geteilt werden kann:

- kommunikationsorientierte Middleware für die Abstraktion der Netzwerkprogrammierung, z.B. Remote Procedure Call (RPC), Web Service;
- anwendungsorientierte Middleware für die Unterstützung verteilter Software-Systeme, z.B. CORBA, CORBAmed;
- nachrichtenorientierte Middleware für die Unterstützung der synchronen und asynchronen Kommunikation zwischen den Software-Komponenten, z.B. JMS.

Beispiele für Middleware-Architekturen sind (Abb. 7.11):

- PROMISE (Process Oriented Medical Information System Architecture). PROMISE orientiert sich an der CIM-OSA Architektur und sieht den Einsatz generischer Softwarekomponenten vor.
- HANSA (Healthcare Advanced Network System Architecture). HANSA unterstützt die Verknüpfung existierender Komponenten von medizinischen Informationssystemen mittels DHE (Distributed Healthcare Environment).
- CORBAmed (Common Object Request Broker Architecture). CORBAmed unterstützt die Realisierung objektorientierter Schnittstellen zwischen unterschiedlichen Services und Funktionen in medizinischen Informationssystemen.

Mandantenfähigkeit

Informationssysteme im Gesundheitswesen werden zum Teil von unterschiedlichen Berufsgruppen genutzt, z.B. die Patientendokumentation aus Sicht der Ärzte und aus Sicht der Pflege. Wenn Informationssysteme durch unterschiedliche Berufsgruppen genutzt werden, so ist die Mandantenfähigkeit der Systeme vorzubereiten. Für jede Mandantengruppe können Profile definiert werden, mit welchen Zugriffsrechten und Sichten auf einzelnen Datenfelder gearbeitet werden kann.

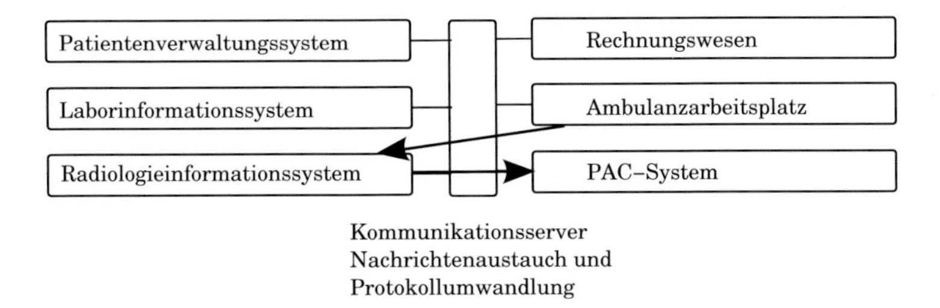

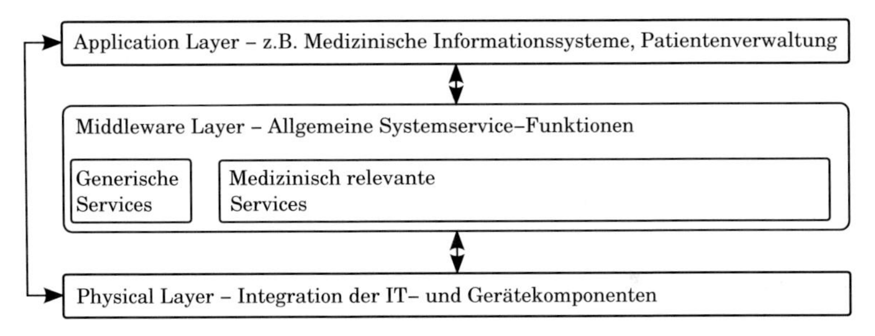

Abb. 7.11. Middleware-Architekturen.

7.3.3 Software-Entwicklungsprozess und Software-Entwicklungsmodelle

Software-Entwicklungsprozess

Der Software-Entwicklungsprozess fasst den Kernprozess der Software-Herstellung zusammen und sichert die Verknüpfung zum Problemlösungs-, Risikomanagement- und Konfigurationsmanagementprozess, sowie dem Qualitätsmanagement. Nachfolgend sind die Schritte des Software-Entwicklungsprozesses beschrieben.

Eine der größten Herausforderungen im Software-Herstellungsprozess ist die Erstellung der Software-Anforderungen, die funktionaler und nicht-funktionaler Natur sein können. Speziell unterschiedliche Wissenstände in Faktenwissen und Kontextwissen zwischen Anwendern, z.B. Ärzten, und Entwicklern, z.B. Software-Ingenieuren, sowie der Wunsch, auf künftige technologische Entwicklungen reagieren zu können (z.B. die Berücksichtigung drahtloser Technologien im Krankenhaus), führen oft zu ungenauen und damit letztendlich mangelhaften Software-Anforderungen. Der Erstellung des Lasten- und Pflichtenheftes (Software-Anforderungen, Spezifikationen) ist daher ein hoher Stellenwert im Software-Systemengineering zuzuordnen.

Da Qualität nicht in Software „hinein getestet" werden kann, empfiehlt sich der Ansatz „*Design for Test and Traceability*". Bereits zum Zeitpunkt der Software-Anforderungserstellung sollen Testfälle und Testszenarien festgehalten werden,

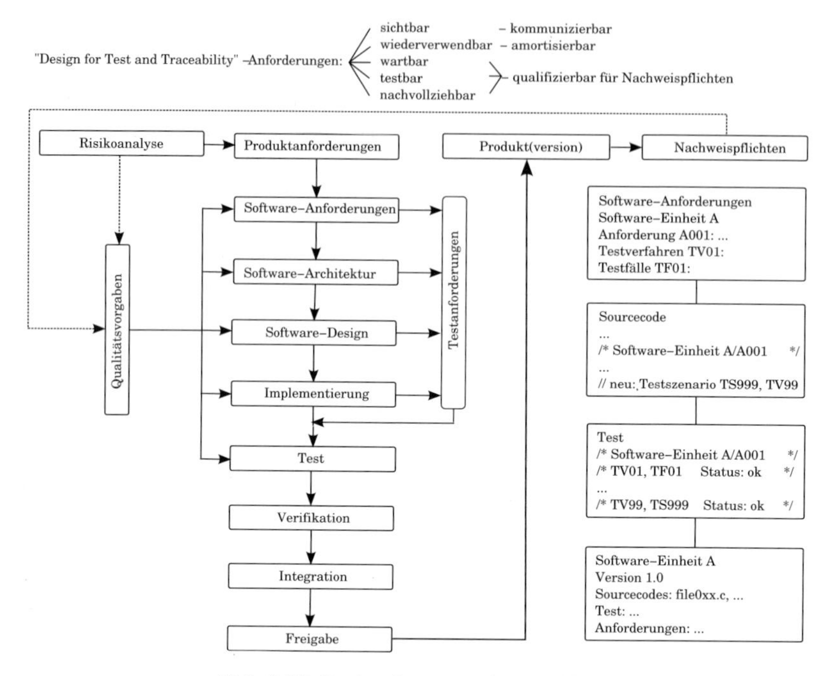

Abb. 7.12. Design for test and traceability.

so wie auch die Dokumentationsstruktur für die Nachweisbarkeit des Software-Herstellungsprozesses (Abb. 7.12).

Planung der Software-Entwicklung:
In der ersten Phase wird der Software-Entwicklungsplan festgelegt. Er umfasst die Festlegung der relevanten Systemanforderungen, die Auswirkungen auf die Software-Entwicklungsplanung haben, z.B. verpflichtende und empfohlene Normen, Methoden und Werkzeuge der Software-Entwicklung, Planung der Software-Integration und Integrationsprüfung, Planung der Software-Verifizierung (inklusive Prüfkriterien wie Akzeptanz, die Testszenarien und Prüfverfahren), des Software-Risikomanagements und der Dokumentation sowie des Software-Konfigurationsmoduls und unterstützende Komponenten. In der Medizintechnik sind gegebenenfalls die Durchführung von klinischen Studien und die Einbindung von Ethik-Kommissionen zu berücksichtigen.

Analyse der Software Anforderungen: In der zweiten Phase erfolgt das Ableiten der reinen Software-Anforderungen aus den System-Anforderungen. Die Software-Anforderungsanalyse führt zur Vorbereitung der Programmierspezifikation, berücksichtigt Risiko-Kontrollmaßnahmen inklusive der erneuten Risikoanalyse und aktualisiert (ändert!) gegebenenfalls die Systemanforderungen. Nach der Verifizierung der Software-Anforderungen liegen diese als Programmiervorgabe vor.

Design der Software-Architektur: In der dritten Phase erfolgt die Umsetzung der Software-Anforderungen in eine Software-Architektur. Die Software-Komponentenstruktur, Kommunikationsprinzipen, Schichtenmodelle und Schnittstellen-Architektur werden definiert und die Abgrenzung zu SOUP-Komponenten (*Software of Unknown Provenance*) durchgeführt. Nach der Verifizierung der Software-Architektur ist das detaillierte Software-Design festzulegen.

Detailliertes Software-Design: In der vierten Phase werden die Software-Einheiten (nicht teilbare Software-Komponenten) festgelegt. Für jede Software-Einheit werden z.B. Datenschnittstellen, Nachrichten-Formate, Objekte festgelegt. Nach der Verifizierung ist die Planung der Programmcodierung abgeschlossen.

Implementierung und Verifizierung der Software-Einheiten: In der fünften Phase erfolgt die Programmierung jeder Software-Einheit, zu welcher auch die im Verifizierungsprozess festgelegten Tests zählen. Die Verifizierungsschritte umfassen weiters die Akzeptanzprüfung, z.B. Einhaltung der Programmierrichtlinien und Codierungsnormen, aber auch zusätzlicher Akzeptanzkriterien, wie z.B. Initialisierung von Variablen, Fehlerbehandlungsroutinen, Speicherüberlaufprüfung, Grenzwertbedingungen. Die Verifizierung umfasst spezielle Sicherheits- und Prüfstrategien bei reinen Software-Systemen bzw. bei Hard- und Software-Systemen.

Software-Integration und Software-Integrationsprüfung: In der sechsten Phase erfolgt die Integration der Software-Einheiten und Verifizierung der Integration, z.B. Mensch-Maschine-Schnittstelle, Online-Hilfen, Sprachsteuerung. Die Verifikation der integrierten Software sowie der Prüfverfahren und die Dokumentation dazu stellen sicher, dass im Zuge der Regressionsprüfung alle Prüfungen durchgeführt wurden.

Prüfung des Software-Systems: In der siebten Phase wird das Software-System geprüft. Prüfdaten wie z.B. spezielle Eingabewerte oder Fail/Pass-Kriterien prüfen nochmals die Stabilität des Software-Systems, Anomalien werden festgehalten und in den Problemlöseprozess aufgenommen. Nach einer Änderung muss die Prüfung wiederholt werden. Die Verifizierung muss vollständig dokumentiert werden, z.B. Prüfdaten, Prüfer, Prüfumgebung, Prüfkriterien.

Software-Freigabe: Mit dem Abschluss der Prüfung des Software-Systems werden alle offenen Punkte dokumentiert und bewertet. Im positiven Falle kann das Software-System freigegeben werden. Es ist zu dokumentieren, wie die freigegebene Version erzeugt wurde. Weiters ist die Archivierung der Software und der Übersetzungsprogramme als auch die Sicherstellung der Wiederholbarkeit der Abnahme zu veranlassen. Zum Zeitpunkt der Software-Freigabe zeigt sich, ob das Software-Produkt den Software-Anforderungen entspricht. Die Lebenszyklusprozesse und die eingesetzten Software-Entwicklungsmodelle sollen dies sicherstellen. Wenn Abweichungen entstanden sind, erfolgen auch Teilabnahmen des Software-Produktes, z.B. wenn die Software Mängel aufweist oder Funktionalitäten nicht anforderungsgemäß umgesetzt wurden (siehe Abschnitt 7.2.3).

Sicherheitskritische Software-Systeme sollten zumindest folgende rückverfolgbare Schritte in der Projektierung vorsehen:

- Software-Beschreibung und Zielsetzung, z.B. Beschreibung der Ziele und Nicht-Ziele,
- Software-Gerätefehleranalyse, z.B. Risikobewertung,
- Software-Anforderungsbeschreibung, z.B. Nummerierte Liste der Anforderungen, Software-Beschreibung, Versionenkontrolle, Review-Prozessdokumentation,
- Software-Architekturbeschreibung, z.B. Beschreibung der Enwicklungsumgebung (Betriebssystem, Werkzeuge, Vorgehen), Architekturkonzept, Versionenkontrolle, Review-Prozessdokumentation,
- Software-Designspezifikation, z.B. Vorgaben des Qualitätsmanagements, Versionenkontrolle, Review-Prozessdokumentation,
- Software-Entwicklungsrückverfolgbarkeitsanalyse, z.B. Darstellung der Verfolgbarkeit der Anforderungen, des Entwicklungsprozesses, der Tests,
- Software-Entwicklungsbeschreibung, z.B. Programmier- und Codegestaltungsregeln, Inputs für Testfälle, Code- und Versionenkontrolle, Realisierung von Tests, Review-Prozessdokumentation,
- Software-Verifikations- und Validierungsberichte, z.B. Darstellung der Testumgebung, nummerierte und den Anforderungen zugeordnete Testfälle, Versionenkontrolle, Review-Prozessdokumentation,
- Software-Revisionenprotokolle, z.B. Zuordnung zu Versionenkontrolle,
- Software-Restfehlerprotokoll, z.B. Darstellung der verbleibenden Fehler, deren Einstufung und Sicherstellung, dass keine kritischen Fehler mehr vorhanden sind.

Die Software-Lebenszyklusprozesse schreiben grundsätzlich vor, welche Ergebnisse am Ende eines Prozessschrittes vorhanden sein müssen. Sie schreiben jedoch grundsätzlich nicht vor, wie diese erreicht werden. Somit können unterschiedliche Methoden bzw. Modelle, z.B. für die Software-Entwicklung implementiert werden. Auf die wichtigsten wird im Folgenden kurz eingegangen.

Software-Entwicklungsmodelle

Software-Entwicklungsmodelle werden im Software-Entwicklungsprozess eingesetzt. Sie bieten mit ihren Vor- und Nachteilen unterschiedliche Möglichkeiten, operativ den Software-Entwurf und die Software-Entwicklung für einzelne Aufgabenstellungen umzusetzen.

Wasserfall- und Spiralmodell: Das einfachste Software-Entwicklungsmodell ist das Wasserfallmodell (Abb. 7.13). Es unterstützt das Prinzip der linear abzuarbeitenden Aufgabenstellungen. Die Phasen sind sehr grob strukturiert und umfassen: Analyse, Entwurf, Programmierung, Test, Inbetriebnahme. Eine Verfeinerung erlaubt, die Phasen detaillierter darzustellen: Aufgabenbeschreibung, Problemanalyse, Spezifikation, Entwurf, Programmierung und Test, Abnahme, Inbetriebnahme. Das Wasserfallmodell sieht den linearen Durchlauf einer Phase

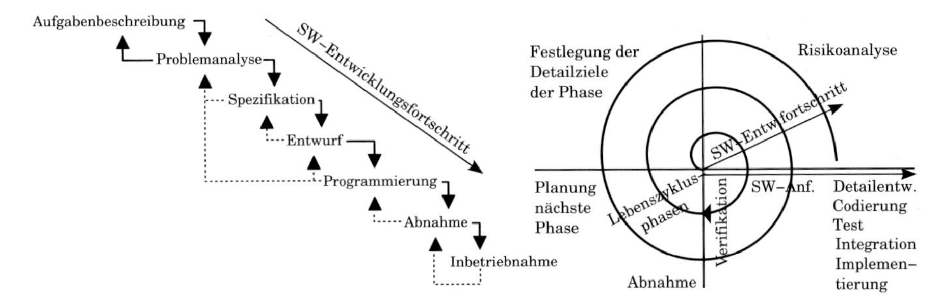

Abb. 7.13. Wasserfallmodell und Spiralmodell.

vor, die Verifikation erfolgt zwischen zwei hintereinander liegenden Phasen, die Validierung erfolgt erst am Ende der Software-Entwicklungphase.

Die Weiterentwicklung des Wasserfallmodells in das *Spiralmodell* (Boehm, 1988) erlaubt neben der Darstellung der Kosten- und Zeitfaktoren (diese werden anhand der Spiralwinkel und -radien dargestellt), dass jede Phase in der Software-Entwicklung aus den Grundelementen Planung, Analyse, Umsetzung, und Verifikation besteht. Jede Phase kann durch eine einleitende Risikoanalyse und das abschließende Review dynamisch an den Projektstatus angepasst werden.

Evolutionäres Software-Entwicklungsmodell (Prototyping): Evolutionäre und agile Software-Entwicklungsmodelle ermöglichen eine flexiblere Software-Systementwicklung, die von zwei gedanklichen Aspekten getrieben ist: die Erstellung der Software-Systemanforderungen kann zu einem aktuellen Zeitpunkt nicht endgültig festgelegt werden und der Einfluss künftiger Technologien soll berücksichtigt werden können, was z.B. bei länger laufenden Projekten zum Tragen kommt.

Ein Zugang zur evolutionären Software-Entwicklung ist die *Software-Prototypenentwicklungen* (Abb. 7.14). Als Software-Prototyp versteht man einen unvollständigen Entwurf der Software, welcher z.B. die wesentlichen Abläufe abbildet, in dem aber noch keine vollständigen Funktionen programmiert

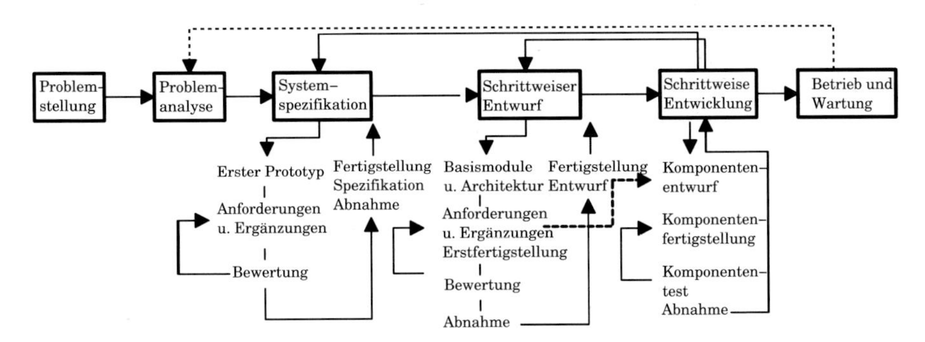

Abb. 7.14. Evolutionäres Software-Entwicklungsmodell.

sind. Änderungen sind noch sehr schnell und einfach möglich. Erst nach Zustimmung durch den Anwender erfolgt die eigentliche Programmierung. Für das Verständnis des Anwenders ist an dieser Stelle anzumerken, dass die Software-Prototypenerstellung sehr rasch möglich ist und ein nicht unerheblicher Zeitaufwand für den Anwender nicht sichtbar bei der Programmierung und den Tests liegt.

Exploratives Prototyping. Umfasst die Klärung der Anforderungen an das System, Test verschiedener Lösungskonzepte, der Prototyp ist (ausschließlich) Diskussionsgegenstand und nicht Implementierungsvorstufe.

Evolutionäres Prototyping. Der Prototyp ist Vorstufe des Systems. Die Grundanforderungen sind bereits definiert, der Prototyp ist leicht änderbar und erweiterbar. Er dient der Kommunikation über die Ausgestaltung der Benutzerschnittstelle und der Präzisierung der Anforderungen hinweg und wird in Iterationen mit kurzer Zykluszeit entwickelt. Die Grenze zwischen Prototyp und Zielsystem erfolgt durch Definition am Projektende. Dieses Vorgehen ist nur bei geeigneter, effizienter Implementierungstechnologie einsetzbar. Evolutionäres Prototyping stellt hohe Anforderungen an die Infrastruktur und das Projektmanagement sowie Verständnis des Auftraggebers an die Komplexität der Aufgabe.

Agile Software-Entwicklungsmodelle: Agile Software-Entwicklungsmodelle unterstützen Prinzipien für einen interaktiv und kommunikativen Zugang im Zuge der Software-Entwicklung sowohl zwischen Programmierern als auch zwischen den Software-Entwicklern und dem Auftraggeber. Beispiele sind das *Extreme Programming (XP)*, wie z.B. Programmierung in 2-er Teams oder die testgetriebene Programmierung. Die Phasen der agilen Software-Entwicklung sind dabei deutlich kürzer als bei den klassischen Software-Entwicklungsmethoden und konzentrieren sich, vereinfacht gesehen, auch unter direkter Einbindung des Auftraggebers, auf die Codierung von Software-Modulen.

V-Modell: Das V-Modell unterstützt die Herstellung komplexer IT-Systeme. Es orientiert sich dabei eng an den Prinzipien der Software-Lebenszyklusmodelle (siehe Abschnitt 7.2) und lässt sich für bestimmte Fachgebiete und Systemgrößen maßschneidern (*tailoring*). Alle Prozesse der Software-Systemherstellung werden unterstützt und, was wesentlich ist, integriert modelliert und dokumentiert. Im Vergleich mit den anderen Software-Entwicklungsmodellen werden z.B. im V-Modell Aktivitäten und Ergebnisse (*deliverables*) definiert, die zueinander in Beziehung stehen, die zeitliche Abfolge ist im Software-Entwicklungsprozess nicht explizit gefordert, sondern wird über den Zugang des Projektmanagements modelliert. Die vier miteinander integrierten Module des V-Modells XT sind: Projektmanagement, Qualitätssicherung, Konfigurationsmanagement, Problem- und Änderungsmanagement, entlang des Systemherstellungsprozesses unter Berücksichtigung der eingesetzten Werkzeuge und Methoden (Abb. 7.15). Somit stellt das V-Modell einen Übergang von einem Entwicklungsmodell in ein Prozessmodell dar.

Die Planungsgüte im V-Modell erfordert verpflichtend vom Zeitpunkt der Software-Anforderungsbeschreibung bis zum Software-Detailkonzept die laufende Festlegung von Prüf- bzw. Verifizierungsmaßnahmen, sowie die Bestim-

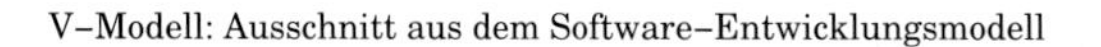

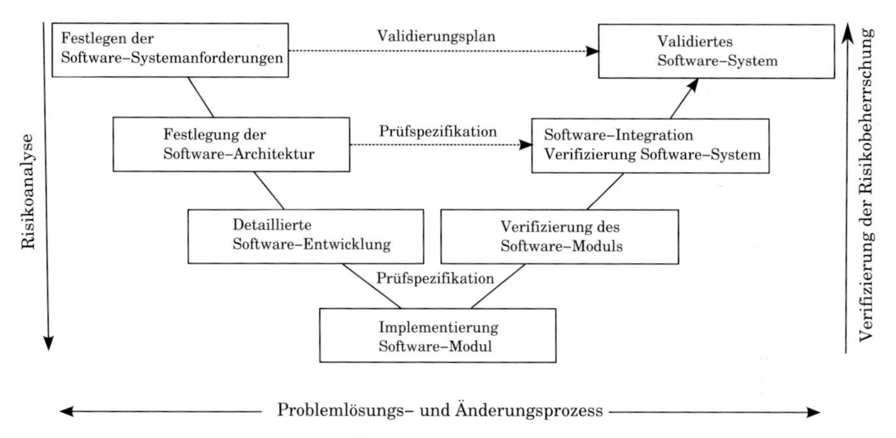

Abb. 7.15. V-Modell (Schema, Auszug).

mung der Kriterien für die Validierung. Diese zu Projektbeginn oft schwierigen Planungsschritte erhöhen wesentlich den Produkt- bzw. Projekterfolg, der zum Zeitpunkt der Software-Freigabe bzw. der Validierung festgestellt wird.

Die Wahl des für eine Software-Systementwicklung geeigneten Software-Entwicklungsmodells ist in der Projekt-Anfangsphase durchzuführen. Wichtig ist, dass die, z.B. im V-Modell definierten, *„deliverables"* für den Abschluss eines Projektierungsschrittes in einer Lebenszyklusphase rückverfolgbar vorhanden sind.

7.3.4 Software-Wartungsprozess

Im Software-Wartungsprozess wird der Plan für die Software-Wartung festgelegt. Dabei stehen zwei Ziele im Vordergrund. Erstens, die Verbesserung der Fehler, die bei einer Software-Abnahme festgestellt, jedoch noch nicht behoben wurden und zweitens, die Weiterentwicklung des Software-Produktes Bezug nehmend auf die Anforderungen, die während des Betriebs des Software-Produktes als Fehler bzw. Verbesserungsvorschläge eingegangen sind. Die neuen Software-Anforderungen werden priorisiert und es wird festgelegt, welche Punkte in der nächsten Software-Version implimentiert sein sollen.

7.3.5 Software-Risikomanagementprozess

Im Software-Risikomanagementprozess werden die Software-Einheiten, die zu Gefährdungssituationen beitragen, analysiert und auch die damit verbundenen Risikokontrollmaßnahmen verifiziert. Elementare Parameter wie Auftretenswahrscheinlichkeit, Schadensausmaß und Risikoakzeptanz sind zu dokumentieren, das Ergebnis der Maßnahmen ist zu verifizieren und zu dokumentieren.

7.3.6 Software-Konfigurationsprozess

Im Konfigurationsprozess erfolgt die Zuordnung der Versionen von Software-Einheiten zu einer gültigen Konfiguration eines Software-Systems. Dazu ist die Identifikation der Software-Einheiten und Komponenten, inklusive der eingesetzten SOUP-Komponenten, erforderlich. Der Prozess umfasst daher auch die Änderungskontrolle sowie die Dokumentation der Versionskontrollen. Einen besonderen Stellenwert nimmt in diesem Prozess auch die Positionierung (Abgrenzung) zu Software-Komponenten fremder Hersteller ein. Im Zuge der Herstellung von Software-Standardprodukten muss diesem Prozess eine besondere Bedeutung zugemessen werden.

7.3.7 Software-Problemlösungsprozess

Im Software-Problemlösungsprozess erfolgt eine strukturierte und dokumentierte Fehlerbehandlung. Nach der Analyse des Problems werden die beteiligten Personen und Einrichtungen informiert und der Software-Änderungsprozess eingeleitet. Nach Abschluss der Verifizierung des Änderungsprozesses erfolgt die Aktualisierung des Software-Systems, eine entsprechende Information an die betroffenen Personen sowie eine Unterweisung über die durch die Änderungen notwendigen Neuerungen. Die Dokumentation des Problems und der Problemlösung hilft vergleichbare Probleme schneller zu lösen und Trendanalysen durchzuführen. Der Problembericht schließt den aktuellen Problemfall ab. In der dem Problembericht beiliegenden Prüfdokumentation finden sich alle Daten, die dokumentieren, dass das gemeldete Problem behoben wurde, z.B. Prüfungsergebnisse, gefundene Anomalien, Version, Prüfungskonfiguration, Prüfwerkzeuge, Prüfdatum und Prüfer.

7.4 Software-Projektabwicklung

Ein Projekt ist nach DIN 69901 ein zielgerichtetes, klar definiertes, zeitlich begrenztes, durch Größe, Bedeutung, Komplexität, Neuartigkeit und Einmaligkeit, Kosten und Risiko aus dem üblichen Geschehen einer Organisation herausragendes Vorhaben. Das Projektmanagement (Burghardt, 2002; Reschke *et al.*, 1989) legt die Ziele, Randbedingungen, Meilensteine und Projektanforderungen fest und ernennt den *Projektleiter*, der die Aufgabe hat, das Projekt in der vorgegebenen Zeitspanne erfolgreich, d.h. ohne Abweichungen von den Planungsdaten durchzuführen (Abb. 7.16). Projekte zeichnen sich häufig durch den Neuigkeitswert und Einzigartigkeit ihrer inhaltlichen Aufgabe aus.

Die Software-Herstellung erfolgt in der Regel als Projekt. Ergebnis des Software-Projektes ist entweder eine kundenspezifische, neu erstellte Software (*Individualsoftware*), eine für einen Kunden angepasste, ursprünglich vorhandene Software (*Customized Software*) oder ein Software-Produkt, das für den flexiblen Einsatz durch mehrere unterschiedliche Kunden und Benutzer, oft sogar in unterschiedlichen Branchen eingesetzt werden kann (*Standard Software*).

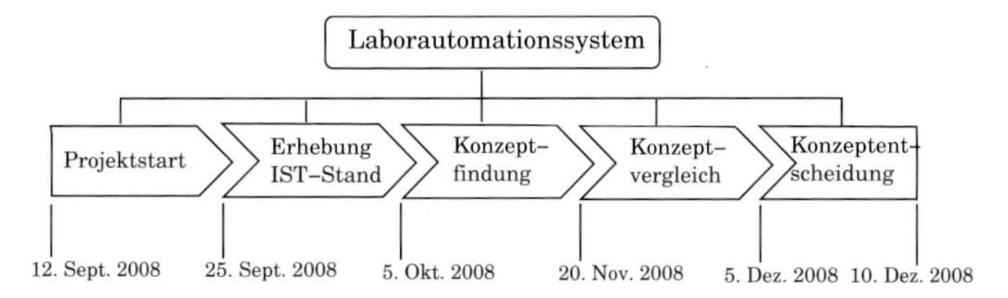

Abb. 7.16. Projektphasenplan.

Eine Alternative zur Software-Herstellung stellt der Zukauf von Software dar. Während dieser auf systemnahen Software-Ebenen und bei Dienstprogrammen bereits üblich ist, wird auf der Anwendungsebene der Einsatz von Standardsoftware, z.B. medizinische Datenbank, angepasster Standardsoftware, z.B. Krankenhausinformationssystem, und Individualsoftware, z.B. Schnittstellenprogramm zwischen Software-Produkten, durchaus gemischt eingesetzt.

Die Beschaffung von Produkten und Dienstleistungen ist bei öffentlichen Auftraggebern im *Beschaffungs- und Vergabegesetz* geregelt. Für die objektive Bewertung bedient man sich unterschiedlicher Methoden, eine sehr bewährte ist die *Nutzwertanalyse*. Sie erlaubt unter frühzeitiger Festlegung von Vergleichskriterien und deren Gewichtung, und nach der Festlegung einer Beurteilungsskala für die Güte eines Produktes in Bezug auf die Vergleichskriterien, die vorliegenden Produkte zu bewerten. Das Produkt mit dem größten Kundennutzen erhält die beste Bewertung, wobei die Produktkosten entweder nach der Bestimmung des Nutzens oder bereits als Kriterium einfließen können.

Das der Projektabwicklung zugrunde liegende *Projektmanagement* muss daher beide Szenarien abdecken können, die

- Software-Herstellung,
- Software-Beschaffung.

7.4.1 Projektorganisation

Für die Abwicklung eines Projektes wird eine Projektorganisationsstruktur festgelegt (Abb. 7.17). Dies ist in Unternehmen oft einfacher als in den komplexen Strukturen der Gesundheitseinrichtungen.

Die Projektorganisationsstruktur ist oft eine andere als die Unternehmensorganisationsstruktur. Die wichtigsten, in der Praxis durchaus gemischt vorkommenden, sind die

- reine Projektorganisation: Personen werden zum Teil oder ganz für das Projekt freigestellt, der Projektleiter ist direkt weisungsbefugt;
- Matrixprojektorganisation: Personen arbeiten oft an unterschiedliche Projekten, oft ist auch der fachliche und der administrative Zuständigkeitsbereich getrennt und mehrere Vorgesetzte verfolgen unterschiedliche Ziele innerhalb ihrer Unternehmensaufgaben;

- Projekteinflussorganisation: Personen arbeiten in Projekten, oft auch außerhalb der Linie. Die Projektleitung nimmt über die Linienvorgesetzen Einfluss auf den Mitarbeiter.

7.4.2 Lastenheft, Pflichtenheft und technische Dokumentation

Im Lastenheft (in Anlehnung an die Richtlinie VDI 3694) wird *auftraggeberseitig* festgehalten, welche Anforderungen das gewünschte Produkt bzw. die Dienstleistung erfüllen muss.

Im Pflichtenheft wird ergänzend dazu festgehalten, wie diese Anforderungen umgesetzt werden. Dazu wird in der Pflichtenheftphase sehr oft der *Auftragnehmer* mit eingebunden. Der im Pflichtenheft beschriebene Leistungsumfang kann gegenüber dem Lastenheft dann abweichen, wenn z.B. aus zeitlichen, technischen oder finanziellen Gründen der vom Auftraggeber ursprünglich gewünschte Leistungsumfang nicht realisiert werden kann.

In der Praxis muss klar fixiert sein, ob als Vertragsgrundlage das Lasten- oder das Pflichtenheft herangezogen wird. So kann z.B. bei einer Auftragsentwicklung das Lastenheft als *Leistungsrahmen* gesehen werden. Im Pflichtenheft wird dieser spezifiziert und fixiert. Das Pflichtenheft ist dann die Grundlage für die *Vertragserstellung*, somit auch für die budgetären Vereinbarungen und Leistungsmodule. Die Erstellung des Pflichtenheftes wird dabei oft als eigenständiges Projekt abgewickelt und bezahlt.

Andererseits kann z.B. bei Beschaffungsvorgängen (wie Ausschreibungen) das Lastenheft die fachliche Vertragsgrundlage für finanzielle Vereinbarungen, wie z.B.

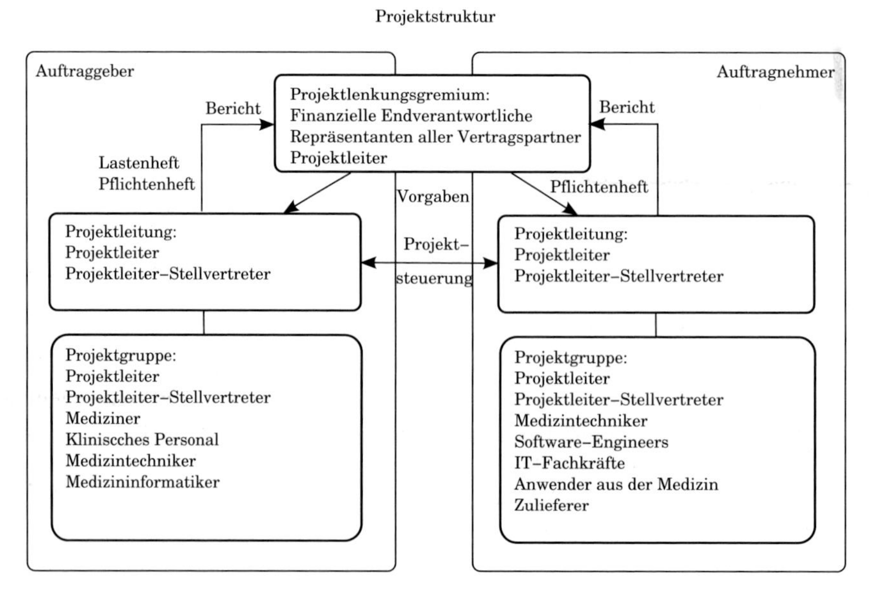

Abb. 7.17. Strukturbeispiel: Projektlenkung-Projektleitung-Projektgruppe.

Angebote, darstellen. Wenn dies in den Ausschreibungsunterlagen vorgesehen ist, sind die finanziellen Rahmenbedingungen bereits vor der Fixierung der detaillierten Leistungsbeschreibung im Pflichtenheft getroffen. Für diesen Fall sind entweder sehr exakte Lastenhefte oder eine Aufwandsbegrenzung für die Leistungserbringung im Angebot empfehlenswert.

Grundsätzlich ist durch den Hersteller einer Software sicherzustellen (und zu dokumentieren), dass

- die Systemanforderungen (Hardware, Software) einschließlich den Anforderungen aus der Risikobeherrschung berücksichtigt und umgesetzt sind,
- die Software eindeutig und widerspruchsfrei ist und somit keine Mehrdeutigkeiten in deren Interpretation erlaubt,
- die begleitende Festlegung von Prüfkriterien, sowie Durchführung der zugehörigen Prüfungen möglich sind,
- Referenzen für Drittmodule gegeben sind, insbesondere die Abgrenzung zu SOUP-Komponenten für funktionelle und zeitliche Anforderungen.

Die technische Dokumentation wird im Zuge der Projektabwicklung laufend ergänzt. Sie umfasst zumindest folgende Punkte:

- Software-Design bzw. Modulstruktur des Software-Systems,
- Ergonomie-Akt,
- Risikomanagement-Berichte,
- Entwicklungsabschlussberichte,
- Konformitätserklärungen,
- Referenz auf übergreifende Normen und Regulatorien.

7.4.3 Projektstrukturplan

Ein Projektstrukturplan (PSP) muss die strukturierte Darstellung der inhaltlichen Projektaufgaben und der begleitenden, qualitäts- und projektfortschrittssichernden Aufgaben, berücksichtigen (Abb. 7.18).

Der Projektstrukturplan ist somit neben der Projektzieldefinition und dem Netzplan das dritte zentrale Element des Projektmanagements. Er wird sowohl in der Projektplanung als auch der Projektsteuerung für die Abwicklung der Arbeitspakete eingesetzt.

Nach DIN 69901 ist das Arbeitspaket definiert als „Teil des Projekts, der im Projektstrukturplan nicht weiter aufgegliedert ist und der auf einer beliebigen Gliederungsebene liegen kann.“ Arbeitspakete sollen keine inneren Abhängigkeiten zu anderen Arbeitspaketen aufweisen. Arbeitspakete im Sinne des Projektmanagements definieren inhaltlich, was zu tun ist und wie das Ergebnis aussehen muss. Sie können, müssen aber nicht beschreiben, wie etwas zu machen ist, außer bei z.B. bei mission-critical Software-Einheiten.

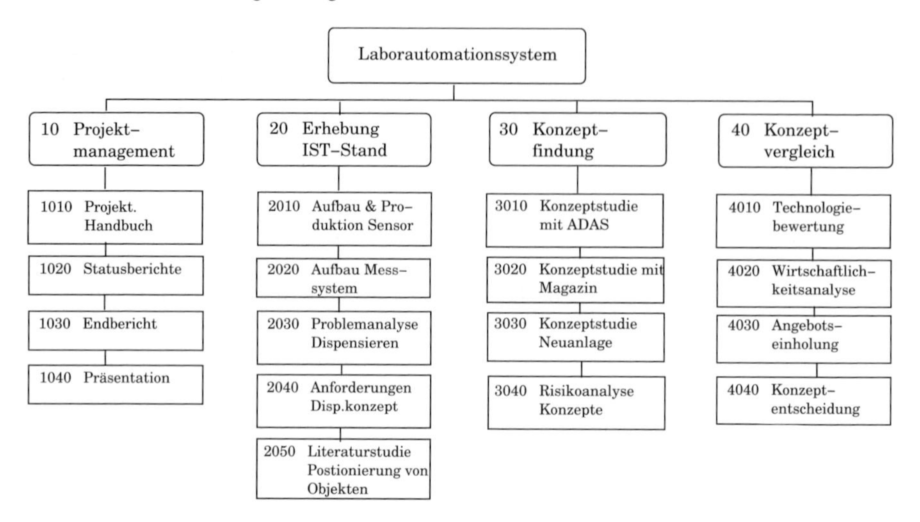

Abb. 7.18. Projektstrukturplan: Weiterentwicklung eines Laborautomationssystems.

7.4.4 Projektplanung und Projektsteuerung

Die Projektplanung umfasst die Planung aller projektrelevanten Arbeitsschritte sowie deren Zeit-, Kosten- und Qualitätsplanung. Die Projektsteuerung umfasst die Projektzielerreichungskontrollen sowie die Festlegung und Umsetzung der für die Projektzielerreichung notwendigen Entscheidung, Korrekturen und Anpassungen.

Im medizintechnischen Umfeld muss folgende Risikostruktur berücksichtigt werden:

- Planungsrisken (Produkt-Risikoanalysen),
- Realisierungsrisken (schwer prognostizierbare Risken im Einsatz von neuen Technologien),
- Umfeldrisken (neue Gesetze, Änderungen im Unternehmensumfeld, Probandenstrukturen und Ethik-Kommission).

Projektmanager versuchen oft, Planungsrisken durch Einbindung von Lieferanten, Abschluss von Versicherungen und Festlegung von außerordentlichen Budgets zu minimieren.

Projektplanung

Die Projektplanung umfasst alle Aufgaben, welche notwendig sind, das geplante Vorhaben zeitlich, fachlich, finanziell und personell sorgfältig und vollständig vorzubereiten und eine spätere problemlose Realisierung zu ermöglichen.

Aufgabenplanung: Die Aufgabenplanung umfasst die Abgrenzung und Beschreibung des Projektes und die Zerlegung in überschaubare Teilaufgaben. Dazu gehört die Festlegung aller Maßnahmen für die Realisierung der Aufgaben. Die

Qualität des Entwicklungsprozesses und des Produktes werden stark von den Ergebnissen der Aufgabenplanung beeinflusst. Die Aufgabenplanung ist der wichtigste Schritt vor der Aufwands- und Kostenschätzung sowie der Termin- und Ressourcenplanung. Besonders wichtig dabei ist die Erkennung von Abhängigkeiten zwischen Teilaufgaben beziehungsweise der Gruppierung der abhängigen Teilaufgaben.
Die Aufgaben werden in *Arbeitspaketbeschreibungen* dokumentiert. Diese umfassen zumindest die Projektbezeichnung, Arbeitspaketnummer (ID) und Name, Verantwortliche, Kostenträger, Projektphase, Voraussetzungen und anzuwendende Richtlinien, Querverweise, Zulieferungen, Statusinformationen, Ergebnis, geplanter und tatsächlicher Aufwand.

Aufwandsschätzung: Die Aufwandsschätzung soll bewusst die oft unterschiedlichen Ziele eines Projektes gegenüberstellen und transparent machen. Ein wichtiges Ziel ist ja auch, eine vernünftige Kosten/Nutzen-Relation des Projektes zu erwirtschaften. Dabei werden Produktumfang, Produktqualität, Projektlaufzeit und Projektkosten bei einer vorausgesetzten (besser: aus Kalkulationen ähnlicher oder gleichartiger Projekte bekannten) Produktivität der Mitarbeiter gegenübergestellt und bewertet. Die Aufwandsschätzung liefert die Grundlage zur Mitarbeiter- und Ressourcenplanung.
Verschiedene Methoden der Aufwandsschätzung versuchen über prominente Faktoren wie Anzahl der Schnittstellen, etc., geeignete Maßzahlen zu finden, um über die aktuelle Projektphase hinaus zeitliche und finanzielle Aufwände prognostizieren zu können können. Mitarbeitererfahrung und Mitarbeiterverfügbarkeit sind weitere relevante Einflussfaktoren, die in einigen Schätzmethoden berücksichtigt werden. Projekt- und situationsbedingt kommen unterschiedliche Schätzmethoden zum Einsatz wie die Analogiemethode, das Expertenurteil, die Delphi-Methode, die Prozentsatzmethode, die top-down-Schätzung bzw. die bottom-up-Schätzung, die parametrische Schätzgleichung oder die Zuschlagsmethode.
Die Aufwandschätzung ist ein Muss für jedes Projekt und in Software-Projekten, darüber hinaus ein permanentes Problem. Speziell innovative Projekte werden regelmäßig bei Zeit und Kosten überschritten. Zu Kostenüberschreitung um mehr als 25 % kommt es bei fast der Hälfte der Projekte schon bei einer Projektgröße von weniger als einem Personenjahr. Der Produktivitätsbeitrag einer Person schwankt zwischen 25% und 100%.

Terminplanung (Netzplantechnik): Die aus der Aufgabenplanung gewonnenen Ergebnisse führen zur Terminplanung. Die Bestimmung des Projektendes, der Pufferzeiten innerhalb und zwischen den Arbeitspaketen sowie der *kritische Pfad* des Projekts sind zentrale Kennzahlen für die zeitliche Steuerung eines Projektes. Der kritische Pfad zeigt, welche Arbeitspakete keine Abweichung in ihrer Zeitplanung haben dürfen, ohne dass das Gesamtprojektende verzögert würde. Für die Darstellung der Abläufe unterscheidet man zwischen den Vorgängen (beschreiben jeweils ein bestimmtes zeitliches Geschehen mit definiertem Anfang und definiertem Ende) und den Ereignissen (beschreiben das Eintreten bestimmter Zustände, also Momente ohne zeitliche Ausdehnung).

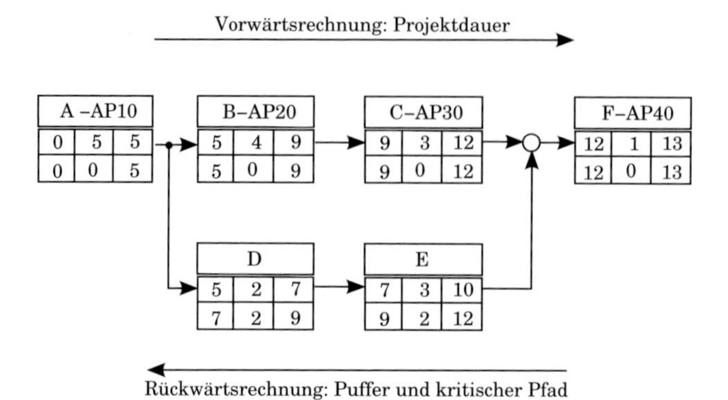

Abb. 7.19. CPM-orientierte Netzplantechnik.

Die Netzplantechnik bietet verschiedene Methoden an, z.B. Critical Path Method (CPM), MRP, MRPII, PERT. Die Behandlung von Unsicherheiten, wie z.B. Realisierungswahrscheinlichkeiten von Arbeitspaketen, wird in der Entscheidungsnetzplantechnik berücksichtigt, z.B. DBM, GAN, GERT. Praktisch ist mit den deterministischen Methoden das Auslangen zu finden ist, sodass die weiteren Erklärungen an der Critical Path-Methode orientiert sind.
CPM-orientierte Netzplantechnik. Es wird gezeigt, wie die Terminisierung und die Pufferberechnung, sowie die Berechnung des kritischen Pfades (A – B – C – F, Gesamtpuffer = 0) stattfinden (Abb. 7.19). Die Berechnungen für jeden Knoten erfolgen nach den Regeln der Vorwärts- und Rückwärtsrechnung:

- Frühester Endzeitpunkt (FEZ) = Frühester Anfangszeitpunkt (FAZ) + Dauer, wobei gilt, wenn eine Aktivität mehrere Vorgänger hat, so muss der höchste FEZ-Wert ihrer Vorgänger als FAZ der Aktivität eingetragen werden. Aktivität F z.B. kann also erst beginnen, wenn auch der Vorgänger, der am spätesten endet, abgeschlossen ist.
- Spätester Anfangszeitpunkt (SAZ) = Spätester Endzeitpunkt (SEZ) – Dauer, wobei gilt, wenn mehrere Aktivitäten nur einen Vorgänger haben, so muss dessen spätester Endzeitpunkt gleich sein dem kleinsten (frühesten) SAZ-Wert seiner Nachfolger.
- Gesamtpuffer (GP) = SAZ–FAZ, wobei gilt, dass die Knoten, deren Gesamtpuffer 0 sind, am kritischen Pfad liegen. Zeitverlängerungen in diesen Knoten verursachen eine Projektlaufzeitverlängerung.
- Freier Puffer (FP) = $\min(FAZ_j) - FEZ_i$, wobei j folgt i. Eine Aktivität besitzt dann einen freien Puffer, wenn ihr frühester Endzeitpunkt kleiner ist als der früheste Anfangszeitpunkt der Nachfolgeaktivität. Bei den Aktivitäten D und E in unserem Beispiel (Abb. 7.19) stimmen der jeweils früheste und späteste Termin nicht überein. Dies bedeutet, dass diese Aktivitäten nicht unbedingt an ihren frühesten Terminen starten müssen, sondern auch zum spätesten Termin (SAZ) starten können. Die Termine für Aktivität F bleiben hiervon unberührt und auch die Gesamtdauer des Projektes bleibt unverän-

dert. Aktivität D besitzt einen Puffer von zwei Zeiteinheiten. Wird dieser Puffer für Aktivität D verbraucht, liegt also der Start von D auf dem Zeitpunkt 7 und das Ende auf dem Zeitpunkt 9. Der Nachfolger (Aktivität E) kann nicht mehr zum frühesten Zeitpunkt starten. Sein Puffer ist damit ebenfalls verbraucht. Aktivität D und E haben diesen Puffer gemeinsam. Deshalb wird er Gesamtpuffer (GP) genannt. Würde dagegen Aktivität E ihren Puffer ausnutzen und erst zum Zeitpunkt 9 starten, so würde ihr Nachfolger F dadurch nicht aus seiner frühesten Lage verdrängt. Aktivität E besitzt daher einen freien Puffer (FP). Eine Aktivität besitzt dann einen freien Puffer, wenn ihr frühester Endzeitpunkt kleiner ist als die frühesten Anfangszeitpunkte ihrer Nachfolger.

Personalbedarfsplanung: Aus den Arbeitspaketen, den Aufwandsschätzungen und terminlichen Vorgaben wird der Personalbedarfsplan und der Schulungsplan für Mitarbeiter generiert.

Betriebsmittelplanung: Für die Durchführung der Aufgaben müssen die benötigten Betriebsmittel beschafft oder reserviert werden. Zu den Betriebsmitteln zählen Hardware, Softwarelizenzen, Geräte, Räume und externe Mitarbeiter. Mit dem Zeitpunkt der Bedarfserkennung müssen die Ressourcenanforderungen festgehalten werden, um die projektübergreifende Einsatzmittelauslastung unter Feststellung von Über- und Unterdeckungen (beschränkt verfügbare Kapazitäten) in bestimmten Zeitabschnitten festzustellen. Die Bedarfsnivellierung kann nach DIN 69902 durchgeführt werden.

Kostenplanung: Die Kostenplanung bestimmt die voraussichtlichen Personalkosten und Sachkosten. In IT-Projekten ist dabei die Berücksichtigung von kurzfristigen Preisänderungen notwendig. In IT-Dienstleistungsprojekten findet man immer wieder nicht unerhebliche, unvorhergesehene „Serviceleistungen" für den Auftraggeber. Die Handhabung von Änderungen, zeitlich und finanziell, sollte bereits in der Vertragsgestaltung berücksichtigt sein. Weiters sind die weiterführende Wartung, die Schulung und der Zukauf aller Softwarelizenzen zu berücksichtigen.

Notfallplanung: Es ist festzulegen, wie im Falle von System- oder Teilsystemausfällen reagiert wird. Dazu zählen die Festlegung von Verantwortlichkeiten (Kostenübernahmen), die Beschaffung von Ersatzkomponenten und die Führung von Formularen für den Zeitpunkt der Nichtverfügbarkeit der IT-Systeme sowie die geordnete Wiederaufnahme des Betriebes und Nacherfassung der Formulardaten.

Qualitätsplanung: Die Qualitätsplanung legt die Qualitätskriterien und Maßnahmenplanung bei Zielabweichungen fest.

Dokumentationsplanung und Berichtswesen: Die Berichterstattung legt die Art und Zeitpunkte der jeweils aktuellen Projektberichte fest, z.B. wöchentliche Fortschrittsberichte. Die Verteilung an die Betroffenen (Anwender, Entwickler, Projektleiter) und Beteiligten (zusätzlich: Projekt- und Lenkungsausschüsse, Revision) ist zu definieren. Die Dokumentationsplanung beschreibt, wie Programmdokumentationen, Benutzerhandbücher und die Produktdokumentation gestaltet werden soll (DIN 66230 Programmdokumentation, DIN 66231 Programment-

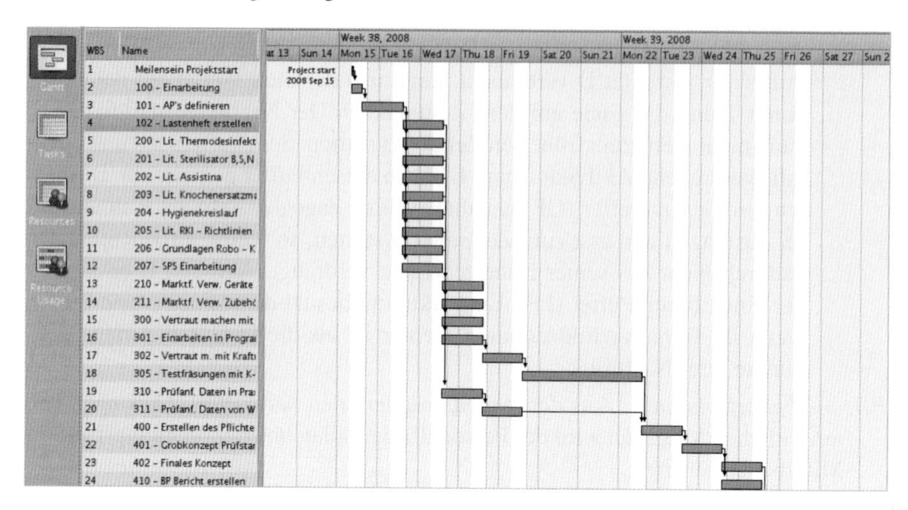

Abb. 7.20. Gantt-Diagramm.

wicklungsdokumentation, DIN 66232 Datendokumentation, DIN 6789 Dokumentationssystematik, Technische Dokumentation).

Projektsteuerung

Die Projektsteuerung umfasst grundsätzlich die Umsetzung der in der Planung festgelegten Aktivitäten sowie den permanenten Soll-/Ist-Vergleich zwischen Planung und Realität. Dazu zählen neben der Überwachung der Projektabläufe die Motivation der Mitarbeiter, Sicherung der Kompetenz und Verantwortung einzelner Mitarbeiter und die Ergreifung von Maßnahmen bei Projektplanabweichungen (Reschke *et al.*, 1989).

Beim integrierten Projektcontrolling werden durch die Betrachtung des Verlaufs der einzelnen Kurven

- zeitlicher Fortschritt (Termincontrolling - Abb. 7.20),
- Aufwandsentwicklung (Aufwandscontrolling),
- Kostenentwicklung (Ergebniscontrolling)

Fehlentwicklungen und Abweichungen deutlich. Die qualifizierte Beurteilung der Gesamtprojektsituation ist nur unter Berücksichtigung *aller* drei Kriterien möglich.

8

Modellbildung und Simulation

Ein Modell ist allgemein eine auf bestimmte Zwecke ausgerichtete vereinfachende Beschreibung der Wirklichkeit. Das Wort Simulation leitet sich vom lateinischen „simulare", d.h., „nachbilden", „nachahmen", „vortäuschen", ab. Die Definition laut VDI-Richtlinie 3633 lautet:

Simulation ist die Nachbildung eines dynamischen Prozesses, um zu Erkenntnissen zu gelangen, die auf die Wirklichkeit übertragbar sind.

Im weiteren Sinne wird unter Simulation das Vorbereiten, Durchführen und Auswerten gezielter Experimente mit einem Simulationsmodell verstanden. Modellbildung und Simulation wird sinnvoll eingesetzt, wenn

- technisches und technologisches Neuland beschritten werden soll,
- die Grenzen analytischer Methoden erreicht sind, oder
- Versuche nicht möglich, zu teuer und zu zeitaufwändig sind.

Durch die stetige Weiterentwicklung in den Bereichen Hard- und Software können immer komplexere Fragestellungen mit Hilfe der Methoden der Modellbildung und Simulation beantwortet werden. Die Anwendungsgebiete erstrecken sich auf fast alle Bereiche der Technik und Medizin:

- Medizin (Medikamenteneinfluss auf den menschlichen Körper, Tumorwachstum, Simulation des Blutkreislaufs, Bewegungssimulationen des menschlichen Körpers) (Cobelli & Carson, 2008),
- Medizintechnik (Herzschrittmacher, Handprothese, Hüftprothese, Hörapparat) (Enderle *et al.*, 2005),
- Fahrzeugentwicklung (Zusammenwirken von Fahrzeug und Fahrbahn, Dynamik bei Unfällen, Antriebsstränge, Hydraulik und Elektrik),
- Energieerzeugung und Verteilung (Kraftwerke, Störfälle, Ausbildung von Bedienpersonal, Ventile und Wärmetauscher, Rohrleitungssysteme),
- Luftfahrt (Entwicklung, Flugbahnsimulation, Trainingssimulation, Regelung und Steuerung),

- Entwicklung von mechatronischen Systemen (Plattenlaufwerke, elektromechanische Antriebe) (Isermann, 2007),
- Chemie (Wachstumsprozesse, Diffusionsvorgänge, Prozesssteuerung),
- Umwelt (Schadstoffeinflüsse auf Pflanzen und Tiere, Wachstumsuntersuchungen, Diffusionsvorgänge).

Aufgrund der technischen Weiterentwicklung ist man mit immer umfassenderen Systemen und Fragestellungen konfrontiert. Diesen liegen äußerst komplexe interdisziplinäre Modelle zugrunde (z.B. das Zusammenwirken von unterschiedlichen Teilbereichen der Physik). Die Methoden der Modellbildung und Simulation bieten die Möglichkeit, Systeme durch mathematische Modelle zu beschreiben und das Verhalten des Systems bei unterschiedlichen Bedingungen zu untersuchen. Man kann nun die Experimente am mathematischen Modell durchführen und Aussagen über das zu erwartende Systemverhalten treffen.

Da insbesondere in der Entwicklungsphase noch kein reales System zur Verfügung steht, bzw. in vielen Fällen Experimente am realen System zu teuer, zu gefährlich oder auch unmöglich sind, stellt in diesen Fällen die Modellbildung und Simulation ein unverzichtbares Werkzeug dar.

Zu beachten ist jedoch, dass ein Modell immer ein vereinfachtes Abbild eines realen Systems ist, wobei man sich bei der Modellierung auf die problemrelevanten Eigenschaften des Originals beschränkt. Dadurch verringert sich die Komplexität des Problems bzw. Modelles, wodurch eine Analyse des Systems häufig erst möglich wird. Die *Modellbildung* beschäftigt sich also mit der systematischen Abbildung eines realen Systems auf ein (meist mathematisches) Modell. Verwendet man bei der Systemanalyse ein Modell anstelle des Originalsystems und führt somit die Experimente am Modell durch, so spricht man ganz allgemein von *Simulation* (Kramer, 2002).

8.1 Systembegriff

Ein System ist eine Menge miteinander in Beziehung stehender Teile (Komponenten), die durch die Systemgrenze von der Umgebung abgegrenzt werden kann (siehe Abb. 8.1). Jene externen Größen, die ein System über die Systemgrenzen hinweg beeinflussen, nennt man Systemeingänge. Interne Größen, die den Zustand eines Systems beschreiben nennt man die Systemzustände. Wird die Umgebung eines Systems durch interne Systemgrößen beeinflusst, so nennt man diese Größen die Systemausgänge. Die Systemstruktur bezeichnet die topologische Beziehung zwischen den einzelnen Systemkomponenten. Der Systembegriff erscheint auf den ersten Blick sehr theoretisch, ist jedoch für die Modellbildung und Computersimulation von zentraler Bedeutung. Die Festlegung der zu berücksichtigenden Systemeingänge und -ausgänge als auch das Ziehen der Systemgrenze beeinflusst die Komplexität des zu bildenden Modells maßgeblich. Bei der Modellbildung werden nur jene Vorgänge berücksichtigt, die innerhalb der Systemgrenzen liegen. Die Interaktion mit der Umgebung erfolgt anhand der Systemeingänge und -ausgänge, wobei die Eingänge bekannt sein müssen.

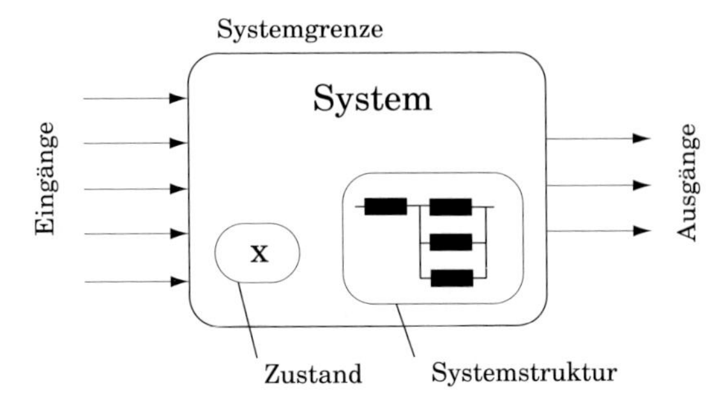

Abb. 8.1. Systemdefinition.

Beispiel 58. Systemdefinition: Um die elastischen Eigenschaften der Arterien im Blutkreislauf zu modellieren, findet das sogenannte „Windkessel-Modell" Anwendung (siehe Abb. 8.2).

Die linke Herzkammer (Ventrikel) wird dabei als Pumpe betrachtet, die den Volumenstrom $\dot{Q}_{ein}(t)$ liefert. Dieser Volumenstrom teilt sich in den Volumenstrom $\dot{Q}_{elast}$ zufolge der Elastizität der Arterien und den Volumenstrom $\dot{Q}_{aus}$, der in die peripheren Gefäße abtransportiert wird. Der Strömungswiderstand dieser Gefäße wird als peripherer Widerstand bezeichnet.

Für das Windkesselmodell wird die Systemgrenze wie in Abb. 8.2 eingezeichnet definiert, der Systemeingang ist der Volumenstrom der linken Herzkammer $\dot{Q}_{ein}$ und als Ausgang folgt der Volumenstrom $\dot{Q}_{aus}$. Für die Beschreibung der dynamischen Vorgänge im System (innerhalb der Systemgrenzen) benötigt man den Druck $p(t)$ in der Arterie, der die Funktion des Systemzustandes übernimmt.

8.2 Modell und Modellbildung

Ein Modell ist ein vereinfachtes, abstraktes Abbild der Realität. Der Prozess der Formulierung eines Modells wird allgemein als Modellbildung bezeichnet.

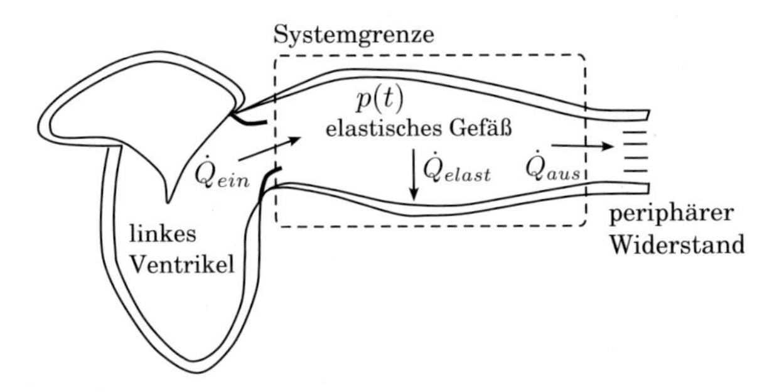

Abb. 8.2. Modellierung von elastischen Blutgefäßen - Windkessel-Modell.

8.2.1 Mathematisches Modell

In der Naturwissenschaft sowie in den Ingenieurwissenschaften ist das Ergebnis der Modellbildung in der Regel ein mathematisches Modell. Eine wesentliche praktische Forderung an dieses mathematische Modell ist dabei dessen Berechenbarkeit, d.h. die Gleichungen des Modells müssen entweder analytisch oder nummerisch gelöst werden können. Bei vielen praktischen Fragestellungen sind die mathematischen Modelle sehr komplex und können unter ökonomischen Aspekten nur mehr mit Hilfe von nummerischen Lösungsmethoden am Computer berechnet werden.

Wird das Verhalten eines mathematischen Modells nur von den augenblicklichen Werten der Ein- und Ausgänge bestimmt, dann spricht man von einem *statischen Modell.* Wird der Ausgang jedoch auch durch die Vorgeschichte der Ein- und Ausgänge sowie des Zustandes beeinflusst, dann liegt ein *dynamisches Modell* vor. Die Zeit t schreitet bei dynamischen Modellen immer unabhängig von den restlichen Vorgängen fort.

Kommt die Zeit explizit in der Formulierung des mathematischen, dynamischen Modells vor und nimmt sie beliebige reelle Werte $t \in [0,T]$ an, spricht man von einem *zeitkontinuierlichen dynamischen Modell.* Nimmt bei der Modellbeschreibung die Zeit ausschließlich diskrete Werte an $t \in \{t_0, t_1, \ldots, t_N\}$, dann handelt es sich um ein *zeitdiskretes dynamisches Modell.*

Die mathematische Beschreibung von statischen Modellen erfolgt anhand von algebraischen Gleichungssystemen, wobei für die Beschreibung von zeitkontinuierlichen dynamischen Modellen *Differenzialgleichungen* und für zeitdiskrete dynamische Modelle *Differenzengleichungen* Verwendung finden.

Beispiel 59. Das mathematische Modell zum Windkessel-Modell aus Beispiel 58 ist eine gewöhnliche Differentialgleichung (keine partiellen Ableitungen) der Form

$$\dot{Q}_{ein}(t) = C\frac{dp(t)}{dt} + \frac{p(t)}{R} \qquad (8.1)$$

mit dem peripheren Widerstandswert R und der Compliance (Dehnbarkeit) C der Arterie.

Beispiel 60. Die schrittweise Erhöhung der Variablen t um einen Wert Δt wird durch ein zeitdiskretes Modell in Form der Differenzengleichung

$$t[i+1] = t[i] + \Delta t$$

beschrieben, wobei $t[i]$ die Zeit zum Zeitschritt i angibt.

8.2.2 Klassische Modellbildung und Systemidentifikation

Bei der Modellbildung, und somit beim Ermitteln eines mathematischen Modells, bedient man sich beispielsweise

- physikalischer, biologischer oder chemischer Gesetzmäßigkeiten,
- empirischem Wissen oder Experten Know-How, und/oder
- zur Verfügung stehender Messdaten.

Von *klassischer Modellbildung* bzw. *physikalischer Modellbildung* spricht man dann, wenn sich die Modelle anhand bekannter physikalischer Beziehungen und Erhaltungssätze aufstellen lassen. Der Vorteil der klassischen Modellbildung besteht hauptsächlich in der physikalischen Interpretierbarkeit des Modells und der Simulationsergebnisse.

Im Gegensatz dazu erfolgt bei der *Systemidentifikation* die Modellbildung ausschließlich unter Zuhilfenahme von vorhandenen Messdaten. Dabei versucht man das Verhalten des Systems und somit die Beziehung zwischen den Systemeingängen, den Systemzuständen und den Systemausgängen anhand zur Verfügung stehender Messdaten zu bestimmen. Die Systemidentifikation ist insbesondere dann eine Alternative zur klassischen Modellbildung, wenn die physikalischen Gesetzmäßigkeiten des betrachteten Systems nur sehr ungenau bzw. überhaupt nicht bekannt sind oder die klassische Modellbildung zu aufwändig ist (dies ist insbesondere bei sehr komplexen Systemen der Fall).

In sehr vielen praktischen Fragestellungen führt eine *Kombination beider Ansätze* zu einer Lösung der zugrunde liegenden Fragestellung. Sehr oft stehen zwar die physikalischen Zusammenhänge und Gesetzmäßigkeiten zur Verfügung, die zur Beschreibung dieser Gesetzmäßigkeiten notwendigen Parameter sind zum Teil nur sehr ungenau bekannt (z.B. Wärmeübergangszahlen, chemische Diffusionskoeffizienten, etc.). Man kennt nun sehr leistungsfähige mathematische Methoden, die *Parameteridentifikationsverfahren*, welche es erlauben diese unbekannten Parameter anhand von Messdaten zu ermitteln.

8.3 Ebenen der Modellbildung

In Abhängigkeit von der Fragestellung erfolgt die Modellbildung in unterschiedlicher Detailtiefe und Komplexität wobei man zwischen

1. Funktionsebene,
2. Verhaltensebene, und
3. Komponentenebene

unterscheiden kann (Abb. 8.3).

Ist man an der Gesamtfunktion des Systems und somit am prinzipiellen Zusammenspiel der einzelnen Komponenten interessiert, dann findet die Modellbildung und Simulation auf *Funktionsebene* statt. Dabei wird die gewünschte Funktion und die Interaktion der Systemkomponenten auf abstrakter Ebene beschrieben. Man bedient sich dabei vereinfachter Modelle der Einzelkomponenten und fügt diese Teile zu einem Modell des Gesamtsystems zusammen. Die Modellbeschreibung erfolgt hierbei durch Wahrheitstabellen, Flussdiagramme oder Zustandsautomaten.

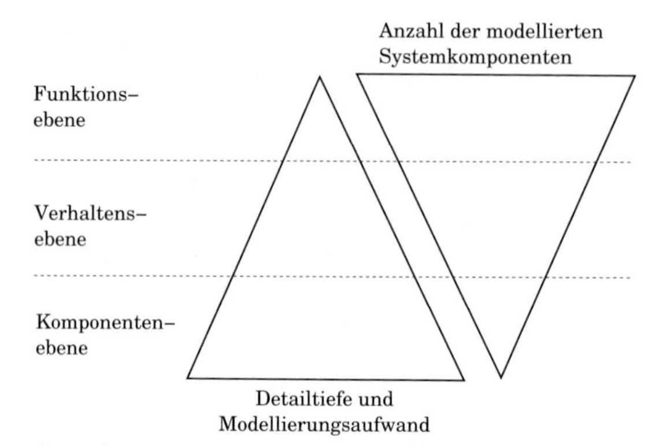

Abb. 8.3. Modellkomplexität und Anzahl der modellierten Systemkomponenten in Abhängigkeit der Modellbildungsebene.

Das dynamische Verhalten des Systems bzw. von Systemteilen wird in der *Verhaltensebene* untersucht. Dabei kommen Modelle zum Einsatz, welche die wesentlichen dynamischen Eigenschaften des Systems erfassen, ohne jedoch zu stark ins Detail zu gehen. Die mathematische Beschreibung der Modelle erfolgt hierbei durch ein System gewöhnlicher Differentialgleichungen (Ordinary Differential Equations ODE) bzw. gepaart mit algebraischen Gleichungen womit ein Algebro-Differentialgleichungssystem (Differential Algebraic Equations - DAE) folgt.

Die Modellbildung mit der größten Detailtiefe findet in der Komponentenebene statt, wobei spezielle Fragestellungen bezüglich der Systemkomponenten beantwortet werden sollen. Die mathematische Modellbeschreibung erfolgt in dieser Ebene in der Regel durch partielle Differenzialgleichungssysteme (Partial Differential Equations - PDE). Es muss natürlich erwähnt werden, dass mit zunehmender Detailtiefe die Modellierung aufwändiger und somit zeitintensiver wird. Die Modellbildung in der Komponentenebene wird deshalb nur bei speziellen Fragestellungen durchgeführt, selten jedoch für alle Systemkomponenten.

Beispiel 61. Die technische Realisierung der Alarmmeldungsanlage auf einer Krankenstation aus Beispiel 20 ist ein einfaches ODER-Gatter. Die Modellierung dieses sehr einfachen Systems auf Funktionalebene entspricht der Wahrheitstabelle aus Beispiel 20.

Ist man bei der Alarmanlage am zeitlichen Verlauf interessiert, da man z.B. die Reaktionszeit bis zur Anzeige des Alarms ermitteln will, dann reicht die Modellierung auf Funktionalebene nicht mehr aus. Dazu muss das zeitliche Verhalten des ODER Gatters berücksichtigt werden. Dies kann beispielsweise durch die Differenzengleichung

$$Y(t+t_D) = OR(A(t), B(t))$$

erfolgen, wobei die Funktion $OR(\cdot,\cdot)$ die logische ODER-Verknüpfung der beiden Signale $A(t)$ und $B(t)$ beschreibt. Die Zeit t_D bezeichnet dabei die Verzögerungszeit, die durch die schaltungstechnische Realisierung der ODER-Verknüpfung entsteht. Für dieses sehr einfache Beispiel wird eine sehr kleine Verzögerung keine großen

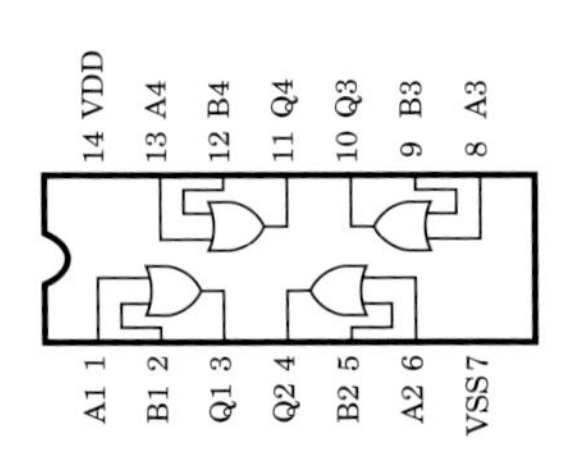

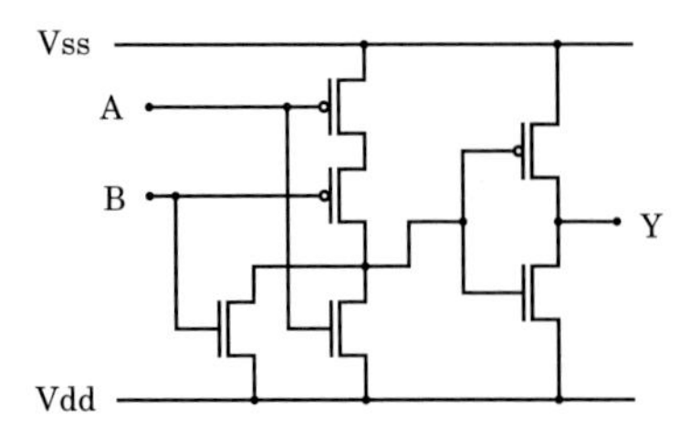

Abb. 8.4. Abbildung eines Standard CMOS 4071 Bausteins und Schaltungsrealisierung eines ODER-Gatters in CMOS Technik.

Auswirkungen haben, aber bei komplexen logischen Verschaltungen, kann die Nichtberücksichtigung von Verzögerungszeiten zu einer Fehlfunktion der Schaltung führen.

Die Modellierung der Alarmschaltung in Form eines ODER-Gatters in der Komponentenebene berücksichtigt bereits die technische Realisierung des ODER-Gatters als Halbleiterschaltung (siehe Abb. 8.4). Dabei wird das reale Verhalten der einzelnen Bauteile berücksichtigt und dessen Auswirkung auf den Ausgang $Y(t)$ modelliert. Die Berücksichtigung unterschiedlichster Parameter wie z.B. Temperatur, magnetische und elektrische Felder usw. führt auf ein komplexes mathematisches Modell in Form von partiellen Differentialgleichungen.

8.4 Der Modellbildungs- und Simulationsprozess

Der Prozess von der Fragestellung bis hin zu den Simulationsergebnissen kann in unterschiedliche Phasen eingeteilt werden (Abb. 8.5):

Ausgangslage: Zu Grunde liegt ein reales System, bestenfalls inklusive vorhandener Messdaten. Auf Basis des realen Systems ist die Fragestellung und Zielsetzung der Modellbildung und Simulation zu definieren.

Modellbildung: Ausgehend von der konkreten Fragestellung wird der Prozess der Modellbildung eingeleitet. Ein Modell ist immer eine näherungsweise Abbildung eines realen Systems. Werden nur die, für die Fragestellung und der Zielsetzung der Untersuchungen, relevanten Eigenschaften eines Systems abgebildet bedient man sich der *Abstraktion*. Werden Nebensächlichkeiten vernachlässigt, so spricht man von *Idealisierung*. Durch diese beiden Schritte kann eine deutliche Komplexitätsreduktion erreicht werden. Das Ergebnis der Modellbildung ist ein *konzeptuelles Modell* (in Form von umgangssprachlichen Texten, Modelldiagrammen oder bereits in Form mathematischen Ausdrücken).

Modellbeschreibung: Das konzeptuelle Modell wird in einer, für den Computer verständlichen Sprache formuliert. Dazu bedient man sich unterschiedlicher Modellbeschreibungssprachen. Das Ergebnis der Modellbeschreibung ist ein Computermodell.

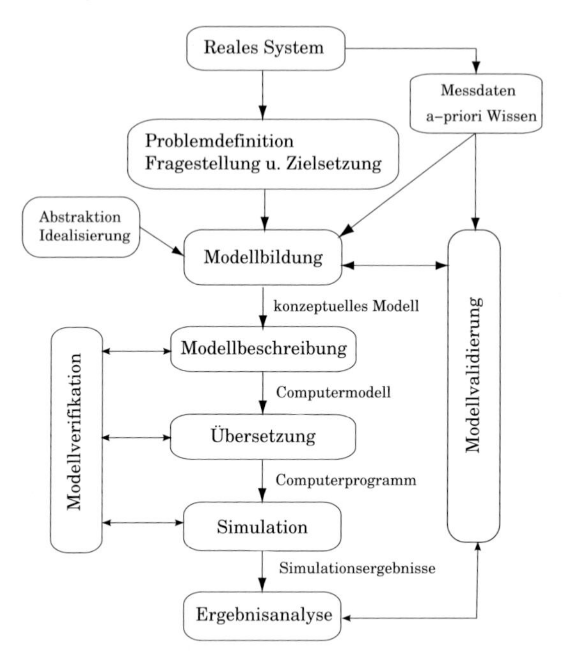

Abb. 8.5. Modellbildungs- und Simulationsprozess.

Übersetzung: Um nun die Simulation durchführen zu können, muss das Computermodell in ein mathematisches Modell übersetzt und mit einem geeigneten nummerischen Lösungsalgorithmus als korrektes, lauffähiges Computerprogramm abgebildet werden.

Simulation: Durch Ausführen des Computerprogrammes gelangt man zu den Simulationsergebnissen.

Ergebnisanalyse: Die Analyse und Beurteilung der erhaltenen Simulationsergebnisse in Bezug zur ursprünglichen Fragestellung erlaubt es die Simulationsergebnisse zu interpretieren. Um eine Antwort auf die ursprünglich gestellte Frage zu erhalten, reicht es nicht immer aus, nur die Simulationsergebnisse einer Simulation zu vergleichen. Sehr oft werden mehrere Simulationsläufe mit unterschiedlichen Einstellungen und Parametern durchgeführt und die Ergebnisse in Bezug auf diese unterschiedlichen Eingabewerte untersucht. Einschränkungen und Vereinfachungen, die während der Modellbildung durchgeführt wurden, müssen bei der Interpretation der Ergebnisse berücksichtigt werden.

Modellverifikation und -validierung: Die Bewertung eines Modells hinsichtlich der korrekten Abbildung als Computerprogramm (Verifikation) und seiner Gültigkeit und Kompatibilität in Bezug zur ursprünglichen Fragestellung (Validierung) ist unerlässlich und muss parallel zu allen Phasen der Modellbildung durchgeführt werden. Zur Modellvalidierung sind unterschiedliche Informationsquellen, wie z.B. Messdaten des realen Systems oder a-priori Wissen in Form von

Grundlagen- und Expertenwissen aus den unterschiedlichen Bereichen der Technik, notwendig.

8.4.1 Modellbeschreibungssprachen und Computermodell

Aus unterschiedlichen Bereichen haben sich verschiedene Modellbeschreibungssprachen entwickelt, wie auszugsweise:

*VHDL - **V**ery **H**igh Speed Integrated Circuit Hardware **D**escription **L**anguage*: Die Entwicklung von VHDL wurde 1981 durch das Verteidigungsministerium der USA initiiert mit dem Ziel der Vereinheitlichung und Standardisierung der Funktionsbeschreibung von digitalen Schaltkreisen. Im Jahre 1993 wurde VHDL zum IEEE (Institute of Electrical and Electronics Engineers) Standard. Diese Modellbeschreibungssprache unterstützt dabei unterschiedliche Abstraktionsebenen, von der Funktionsebene (Algorithmen, sequentielles Ausführen von Instruktionen zum Erreichen einer speziellen Aufgabe) über die Verhaltensebene (Register-Transfer Level, ausführen der Instruktionen unter Berücksichtigung einer bestimmten Taktzeit) bis hin zur Komponentenebene (Gate Level, Netzwerk von Halbleiterbauelementen mit spezifischer Information wie z.B. Verzögerungszeit). Mit der Erweiterung VHDL-AMS (Analoge and Mixed-Signals) können sowohl digitale als auch analoge Signale berücksichtigt werden (Huss, 2002).

Modelica: Mit der Entwicklung der objektorientierten Modellbeschreibungssprache für physikalische Systeme wurde 1996 unter der Leitung von Dr. Hilding Elmqvist begonnen. Anhand dieser Modellierungssprache können Modelle unterschiedlicher physikalischer Disziplinen (Mechanik, Elektrotechnik, Elektronik, Hydraulik, Thermodynamik, Regelungstechnik, etc.) objektorientiert beschrieben und miteinander verbunden werden (Tiller, 2001).

*ACSL - **A**dvanced **C**ontinous **S**imulation **L**anguage*: ist die Erweiterung der „Continuous System Simulation Language" CSSL und dient zur Beschreibung und Analyse von kontinuierlichen und gemischten diskreten/kontinuierlichen (hybriden) Systemen. Die Beschreibung der Systeme auf Verhaltensebene erfolgt mathematisch durch zeitabhängige, nichtlineare gewöhnliche Differenzialgleichungssysteme.

Beispiel 62. Modellbeschreibungssprachen am Beispiel der Anwendung der Funktionellen Elektrischen Stimulation (FES): Durch gezielte elektrische Stimulation von Muskeln über Oberflächenelektroden kann eine Muskelkontraktion erreicht werden. Damit kann man Personen, die nicht mehr in der Lage sind, selbst die Muskelkontraktion auszulösen (zufolge Schlaganfall oder Querschnittslähmung), ermöglichen, einfache Bewegungen wieder durchzuführen. Abb. 8.6 zeigt die schematische Darstellung der Stimulation des Beinstreckers. Für die Ermittlung der optimalen Stimulationssequenz ist neben der Beziehung zwischen dem Strom der Stimulation und der Muskelkraft ein Modell für das mechanische Verhalten des Unterschenkels notwendig.

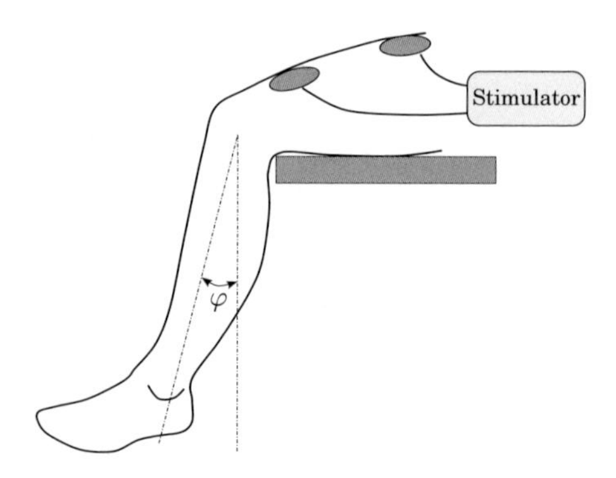

Abb. 8.6. Funktionelle elektrische Stimulation des Beinstreckers.

Programmausdruck 8.1. Modellbeschreibung in Modelica.

```
1  model Unterschenkel
2    // Laden der Bibliotheken
3    import Modelica.Blocks.Sources;
4    import Modelica.Mechanics.Rotational;
5    // Muskelmoment
6    Rotational.Torque Mm;
7    // Massentraegheitsmoment des Unterschenkels
8    Rotational.Inertia Schenkel(J=1,phi.start=0.78,w.start=0);
9    // Feder- und Daempferkonstante d. Kniegelenks
10   Rotational.SpringDamper Mgd(c=10,d=0.6);
11   Rotational.Fixed Knie;
12   // Zeitverlauf Muskelmoment (hier = 0, freie Schwingung)
13   Sources.Step h(height=0,startTime=1);
14 equation
15   // Verbinden der Komponenten
16   connect(h.y,Mm.tau);
17   connect(Mm.flange_b,Schenkel.flange_a);
18   connect(Schenkel.flange_b,Mgd.flange_a);
19   connect(Mgd.flange_b,Knie.flange_b);
20 end Unterschenkel;
```

Erst wenn die für eine Bewegung notwendigen Kräfte bekannt sind, kann in weiterer Folge die erforderliche elektrische Stimulation ermittelt werden. Die Modellierung des Unterschenkels erfolgt mit Hilfe der Modellbeschreibungssprache Modelica und ist im Programmausdruck 8.1 gegeben.

Die Definition eines Modelica-Modells beginnt mit dem Schlüsselwort **`model`** und endet mit dem Schlüsselwort **`end`**, jeweils gefolgt vom Namen des Modells. Nach dem Laden der erforderlichen Programmbibliotheken werden die Komponenten des mechanischen Systems definiert.

Die Deklaration der Komponente `Schenkel` als rotatorisches Trägheitsmoment erfolgt durch

```
Rotational.Inertia Schenkel(J=1,phi.start=0.78)
```

wobei die Initialisierung der Modellparameter wie das Massenträgheitsmoment $J = 1\,kgm^2$ sowie der Winkel zum Zeitpunkt $t = 0$ mit $\varphi(0) = 0.78\,rad$ im Klammerausdruck nach der Deklaration des Komponentennamens erfolgt.

Das Verbinden der Komponenten erfolgt in jenem Teil des Modells, welcher mit dem Schlüsselwort **`equation`** eingeleitet wird. Mit dem Befehl **`connect`** können Anschlüsse zweier Komponenten

```
connect(Schenkel.flange_b,Mgd.flange_a)
```

miteinander verbunden werden. Die Modellbeschreibungssprache Modelica verfügt über eine umfangreiche und beliebig erweiterbare Bibliothek von physikalischen Teilsystemen und erlaubt somit die direkte Abbildung des konzeptuellen Modells als Computermodell, ohne jedoch das mathematische Modell explizit ermitteln zu müssen. Dadurch wird eine physikalisch interpretierbare Modellbeschreibung ermöglicht, die sich insbesondere bei großen und komplexen Modellen anbietet. Die explizite Abbildung des Systems als mathematisches Modell bleibt für den Benutzer unsichtbar.

Beispiel 63. Soll für ein medizintechnisches System eine Regelung oder Steuerung entwickelt werden, dann ist die explizite mathematische Formulierung des Modells erforderlich. Erst auf Basis eines mathematischen Modells können modellbasierte Regelungs- oder Steuerungsalgorithmen entwickelt werden. Für das vorhergehende Beispiel der Funktionellen Elektrischen Stimulation erfolgt die Steuerungsstrategie für die elektrische Stimulation des Muskels auf Basis unterschiedlicher Informationen wie Parameter der Person, Lage des Körpers, Position der Elektroden, Ermüdungszustand der Muskulatur usw. Dazu ist ein mathematisches Modell der Bewegung des Körpers als auch des Zusammenhanges zwischen elektrischer Stimulation und Muskelkraft erforderlich.

Für die einfache Situation aus Abb. 8.6 folgt durch Anwendung der physikalischen Prinzipien, Impuls- und Drallsatz, das mathematische Modell für die Bewegung des Unterschenkels zu

$$\frac{d\omega(t)}{dt} = \frac{1}{J}\left[-c\sin(\varphi(t)) - d\omega(t)\right]. \tag{8.2}$$

Die Bewegung des Unterschenkels wird durch den Winkel $\varphi(t)$ und die Winkelgeschwindigkeit $\omega(t)$ beschrieben. Das Massenträgheitsmoment (Trägheit gegenüber einer Rotation) des Unterschenkels ist durch J, die Wirkung der Schwerkraft durch $c = mgr_S$ (Masse des Unterschenkels mal Erdbeschleunigung mal Abstand des Schwerpunktes vom Kniegelenk) und die Reibungseffekte im Kniegelenk durch den Parameter d berücksichtigt. Die Beschreibung dieses mathematischen Modells

Programmausdruck 8.2. Modellbeschreibung in ACSL.

```
1  Program Unterschenkel
2  Dynamic
3  Derivative
4          !------ Konstanten ------------------------------
5            constant J    = 1    ! Massentraegheitsmoment [kgm^2]
6            constant c    = 10   ! Federkonstante [Nm/rad]
7            constant d    = 0.6  ! Daempfungskonstante [Nms/rad]
8            constant phi0 = 0.78! Startwinkel[rad]
9            constant w0   = 0.0  ! Startwinkelgeschw. [rad/sec]
10         !------ Differentialgleichung ---------------------
11           wd  = 1/J*(-c*SIN(phi)-d*w)
12         !------Integration --------------------------------
13           w   = INTEG(wd, w0)
14           phi = INTEG(w, phi0)
15 end ! of Derivative
16           termt(T >= 25, 'Simulationsende')
17 end ! of Dynamic
18 end ! of Program
```

anhand der Modellbeschreibungssprache ACSL ist dem Programmlisting 8.2 zu entnehmen. Mit den Schlüsselwörtern `Dynamic` und `Derivative` wird die Beschreibung des dynamischen mathematischen Modells eingeleitet. Nach der Definition der Parameter und der Anfangswerte für den Winkel und die Winkelgeschwindigkeit folgt die Beschreibung des mathematischen Modells (8.2):

```
wd  = 1/J*(-c*SIN(phi)-d*w)
```

Aufgrund der Tatsache, dass die Winkelgeschwindigkeit $\omega(t)$ durch zeitliche Integration obiger Gleichung und der Winkel $\varphi(t)$ durch Integration der Winkelgeschwindigkeit ermittelt werden kann, erfolgt die Berechnung und somit die Lösung der Modellgleichungen durch

```
w   = INTEG(wd, w0)
phi = INTEG(w, phi0)
```

wobei jeweils die Anfangsgrößen zum Startzeitpunkt zu berücksichtigen sind. Die Simulation wird beendet, sobald die Zeit t den Wert von 25 sek. überschritten hat:

```
termt(T >= 25, 'Simulationsende')
```

8.4.2 Computerprogramm

Um vom Computermodell zu einem lauffähigen Programm und somit zu den Simulationsergebnissen zu gelangen, muss in mehreren Schritten das, in einer bestimmten Modellbeschreibungssprache formulierte Computermodell interpretiert und in

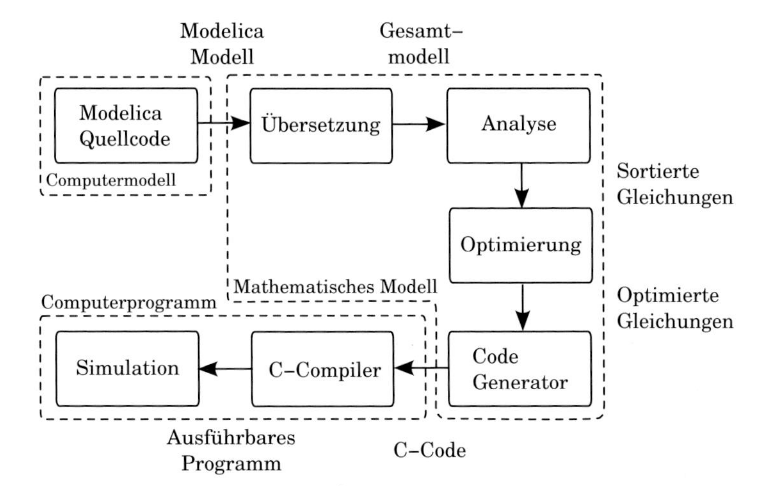

Abb. 8.7. Übersetzungsphasen: vom Modelica Modell bis hin zur Simulation.

ein lauffähiges Computerprogramm übersetzt werden (Abb. 8.7). Für den Modelica Compiler ergibt sich folgende Abarbeitung:

1. Aus dem Computermodell (Programmausdruck 8.1) wird in einem ersten Schritt nach der Syntaxüberprüfung unter Einbindung der Teilmodelle aus den Bibliotheken ein Gesamtmodell generiert.
2. Die Extraktion und Optimierung des mathematischen Modells erfolgt im Analyse- und Optimierungsschritt.
3. Die optimierten (in Bezug auf Dimension und Konsistenz) mathematischen Gleichungen und der, für die Lösung dieser Gleichungen erforderliche nummerische Algorithmus, werden in weiterer Folge in ein C-Programm umgewandelt.
4. Im abschließenden Schritt wird das C-Programm in ein lauffähiges Computerprogramm übersetzt. Das Ausführen des Computerprogrammes liefert dann die Simulationsergebnisse.

8.4.3 Nummerische Integrationsverfahren

Zur Lösung der Modellgleichungen (in der Regel gewöhnliche Differentialgleichungen) sind unterschiedliche nummerische Verfahren bekannt (Dahmen & Reusken, 2006). Ein System aus gewöhnlichen Differenzialgleichungen besteht aus einer endlichen Anzahl von Gleichungen der Form

$$\frac{d\mathbf{x}(t)}{dt} = \mathbf{f}(\mathbf{x}(t),t), \ \mathbf{x}(0) = \mathbf{x}_0 \tag{8.3}$$

wobei $\mathbf{x}(t)$ den Systemzustandsvektor und $\mathbf{f}(\cdot,\cdot)$ eine beliebige vektorielle Funktion bezeichnet. Eine gewöhnliche Differenzialgleichung (das mathematische Modell) kann durch beidseitige Integration von Gleichung (8.3) immer in eine Integralgleichung umgewandelt werden (siehe Programmlisting 8.2, Zeile 13-14)

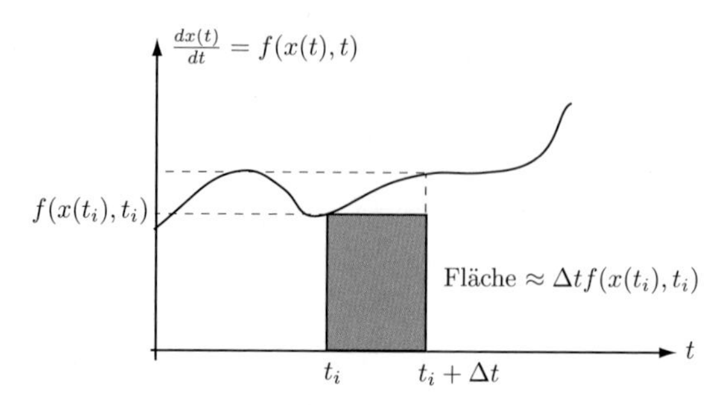

Abb. 8.8. Nummerisches Integrationsverfahren - Euler Methode.

$$\int_{t_i}^{t_i+\Delta t} \frac{d\mathbf{x}(\tau)}{d\tau} d\tau = \mathbf{x}(t_i+\Delta t) - \mathbf{x}(t_i) = \int_{t_i}^{t_i+\Delta t} \mathbf{f}(\mathbf{x}(\tau), \tau) d\tau. \tag{8.4}$$

Die nummerische Lösung der Integralgleichung (8.4) erfolgt dann mit einem *nummerischen Integrationsverfahren*, wobei sich die unterschiedlichen Verfahren darin unterscheiden, wie das Integral auf der rechten Seite von Gleichung (8.4) approximiert wird. Die einfachste Approximation ist der Abb. 8.8 zu entnehmen, wobei daraus als Integrationsalgorithmus das *Verfahren nach Euler* resultiert :

$$\mathbf{x}(t_i + \Delta t) = \mathbf{x}(t_i) + \Delta t \mathbf{f}(\mathbf{x}(t_i), t_i)$$

Obige Gleichung stellt eine Differenzengleichung dar, die ausgehend von einem bekannten Anfangswert $\mathbf{x}(t_0) = \mathbf{x}_0$ und bei bekannter Funktion $\mathbf{f}$ mit Hilfe einer einfachen Schleife gelöst werden kann.

Andere Integrationsverfahren wie beispielsweise das *Verfahren nach Heun*, *Verfahren nach Dormand-Prince* oder die *Runge-Kutta Formeln* verwenden aufwändigere Approximationen.

Da es sich bei den nummerischen Integrationsverfahren immer um *näherungsweise Lösungen* handelt, wird der dabei entstehende Fehler maßgeblich durch die gewählte Simulationsschrittweite Δt beeinflusst. Ein nummerisches Verfahren konvergiert genau dann, wenn bei immer kleiner werdender Schrittweite Δt auch der Fehler der Lösung immer kleiner wird und im Grenzfall gegen 0 geht.

Und genau in Bezug auf die Größe des *Stabilitätsbereiches*, d.h. jenen Bereich der Schrittweite Δt, der eine stabile Lösung liefert, unterscheiden sich die verschiedenen nummerischen Integrationsverfahren. Zusätzliche Verbesserungen in Bezug auf die Rechenzeit lassen sich durch eine *adaptive Schrittweitensteuerung* (die Schrittweite Δt ändert sich nach Bedarf) erreichen. Grundsätzlich kann man die unterschiedlichen Verfahren in Bezug auf die Wahl der Schrittweite in Verfahren mit *fixer Schrittweite* und Verfahren mit *variabler Schrittweite* unterteilen.

In Bezug auf den Approximationsschritt lassen sich die Verfahren in *explizite Integrationsverfahren* und *implizite Integrationsverfahren* aufteilen. Bei den impliziten Verfahren kann die Lösung nicht mehr direkt (explizit) wie z.B. beim Euler-Verfahren ermittelt werden, sondern in jedem Simulationsschritt gilt es ein nichtlineares Gleichungssystem nach $\mathbf{x}(t_i)$ aufzulösen. Der Implementierungs- und Rechenaufwand steigt also für einen Simulationsschritt. Der Vorteil dieser Verfahren ist ein sehr großer Stabilitätsbereich, sodass in Vergleich zu den expliziten Verfahren größere Schrittweiten möglich werden. Weiters eignen sich diese Verfahren insbesondere für steife Probleme. Unter *steifen Problemen* versteht man dynamische, mathematische Modelle die *gleichzeitig sehr schnelle und langsame Vorgänge* beschreiben.

Beispiel 64. Für das Computermodell nach Programmlisting 8.2 wird ein einfaches, lauffähiges Computerprogramm folgendermaßen aussehen:

Programmausdruck 8.3. Computerprogramm zu Computermodell 8.2.

```
1  #include <stdio.h>
2  #include <math.h>
3  #define N 1000        // Anzahl der Simulationsschritte
4
5  main()
6  {
7    double J = 1.0;     // Massentraegheitsmoment
8    double c = 10.0;    // Federkonstante
9    double d = 0.6;     // Daempfungskonstante
10   double t[N], w[N], phi[N];
11   double deltat, tend;
12   int i;
13
14   tend = 25.0;                    // Simulationsdauer 25 sec.
15   deltat = tend/double(N-1);      // Simulationsschrittweite
16
17   t[0]   = 0.0;                   // Startwert Zeit
18   phi[0] = 0.78;                  // Startwert phi(0)
19   w[0]   = 0.0;                   // Startwert w(0)
20
21  // Simulationsschleife
22   for (i=1; i<N; i++)
23   {
24     t[i] = t[i-1] + deltat;
25     phi[i] = phi[i-1] + deltat*w[i-1];
26     w[i] = w[i-1] + deltat/J*(-c*sin(phi[i-1])-d*w[i-1]);
27   }
28   // Ausgabe der Ergebnisse
29   for (i=0; i<N; i++)
30     printf("%6.2f %6.2f %6.2f\n",t[i],phi[i],w[i]);
31 }
```

Nach der Deklaration der Variablen und der Startwerte für die Zeit t, den Winkel φ und die Winkelgeschwindigkeit ω wird in einer Zeitschleife, die von $t = 0\,sec.$ bis $t = 25\,sec.$ läuft, der Ausschwingvorgang des Unterschenkels berechnet. Die Differenzengleichung

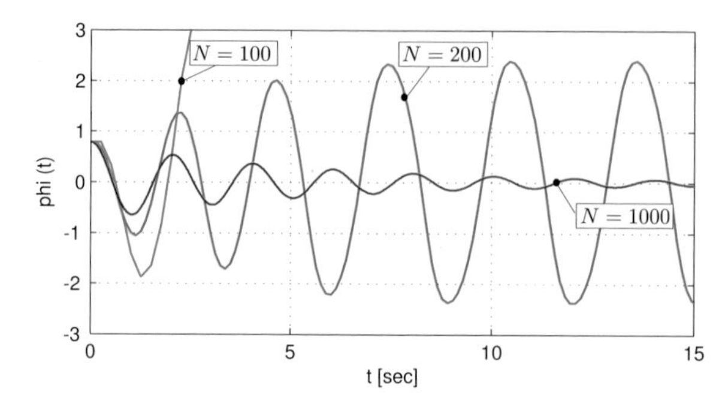

Abb. 8.9. Simulationsergebnisse für unterschiedliche Schrittweiten.

```
t[i] = t[i-1] + deltat;
```

erzeugt den Zeitvektor, der zu fixen Zeitintervallen dt den jeweiligen Zeitwert beinhaltet. Unter Verwendung des Euler-Verfahrens folgt für die Funktion $\mathbf{f}(\mathbf{x}(t),t) := \left(\omega(t), \frac{1}{J}\left[-c\sin(\varphi(t)) - d\omega(t)\right]\right)$ und für den Systemzustand $\mathbf{x}(t) := (\varphi(t), \omega(t))$, bestehend aus Winkel und Winkelgeschwindigkeit.
Somit folgen die beiden Differenzengleichungen für die Berechnung des Winkels und der Winkelgeschwindigkeit.

```
phi[i] = phi[i-1] + deltat*w[i-1];
w[i] = w[i-1] + deltat/J*(-c*sin(phi[i-1])-d*w[i-1]);
```

Wie wichtig die richtige Wahl der Schrittweite ist, kann der Abb. 8.9 entnommen werden. Dabei sind die Simulationsergebnisse für den Unterschenkelwinkel $\varphi(t)$ für unterschiedliche Simulationsschrittweiten $\Delta t = t_{end}/N$ bzw. Simulationsschritte N zu sehen. Während für $N = 100$ entgegen der Erwartungshaltung, dass der Unterschenkel ausschwingt, der Winkel immer größer wird (die nummerische Lösung ist instabil), nähern sich für größere N die Simulationsergebnisse immer mehr der „richtigen" Lösung an. Für $N = 1000$ kann das Ausschwingen des Unterschenkels sehr gut beobachtet werden, wobei sich für noch größere N die Lösung kaum noch verändert.

Bei der Wahl der Schrittweite ist also zu beachten, dass die Schrittweite klein genug (innerhalb der Stabiliätsgrenzen), aber dennoch so groß wie möglich (entsprechend der Genauigkeitsanforderungen) gewählt werden sollte. Wird die Schrittweite zu klein gewählt, dann ist mit einem großen Rechenaufwand zu rechnen, jedoch ohne eine signifikante Verbesserung der Simulationsergebnisse zu beobachten. Die Wahl der Schrittweite stellt immer einen *Kompromiss zwischen Genauigkeit und Rechenaufwand* dar.

In der Praxis orientiert man sich für die Wahl der Startschrittweite an der schnellsten Dynamik des Systems und führt dann für immer kleiner werdende Schrittweiten die Simulation durch. Ist keine signifikante Veränderung der Lösung

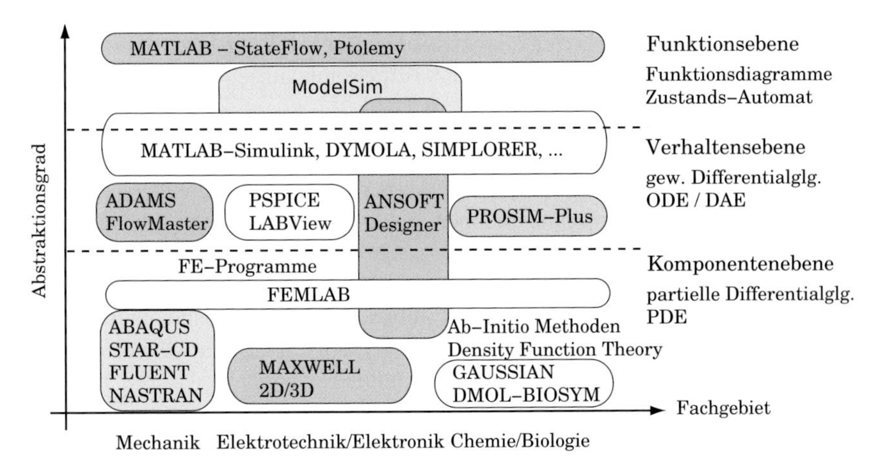

Abb. 8.10. Unterschiedliche Simulationsprogramme und -umgebungen und deren Einsatzgebiete und -ebenen.

mehr zu beobachten, dann hat man die optimale Schrittweite gefunden. Diese Vorgangsweise nennt man in Bezug auf die Schrittweitenwahl auch *Konvergenzanalyse*.

Ungeachtet dessen muss immer eine *Verifikation der Simulationsergebnisse* in Bezug auf Plausibilität und Kompatibilität zur Fragestellung unter Einbeziehung eines fundierten Verständnisses über die physikalischen Vorgänge im System erfolgen.

8.5 Simulationsprogramme und -umgebungen

Zur Erstellung des Computerprogrammes sowie zur Durchführung der Simulation und zur Darstellung der Ergebnisse stehen unterschiedliche Simulationsprogrammpakete zur Verfügung, die entweder auf einer konkreten Modellbeschreibungssprache aufsetzen oder programmspezifische Beschreibungssprachen verwenden. Simulationsprogramme und -umgebungen unterstützen mit Hilfe grafischer Bedienoberflächen, spezieller Editoren für die verwendete Modellbeschreibungssprache und zusätzlicher Dienstprogramme bei der Modellerstellung, der Durchführung von Simulationsstudien und bei der Analyse und Visualisierung von Simulationsergebnissen.

Die Beschreibung des Modells erfolgt entweder textuell oder aber auch in grafischer Form, wobei mit Hilfe eines Modellcompilers die grafische Beschreibung in den Modellbeschreibungscode übersetzt wird. In Abbildung 8.10 sind in Abhängigkeit vom konkreten Einsatzgebiet bzw. für die unterschiedlichen Ebenen der Modellbildung auszugsweise einige gebräuchliche Simulationsprogramme angeführt.

8.5.1 Funktionalebene

Simulationsprogramme, die hauptsächlich zur Modellierung und Simulation der Funktion eines komplexen Modells zum Einsatz kommen, sind naturgemäß sehr breit einsetzbar. Dennoch gibt es einige Spezialisierungen auf Teilgebiete der Physik, die insbesondere im Bereich der Elektrotechnik/Elektronik ausgeprägt sind.

ModelSim: Ist ein Programmpaket, welches sich im Bereich der Elektronik zum Entwurf von „Application Specific Integrated Circuits" ASIC's und „Field Programmable Gate Arrays" FPGA's eingesetzt wird (siehe Abschnitt 3.1.3). Unterschiedliche Unterprogramme erlauben es, unterschiedliche Ebenen abzudecken. Neben anderen Modellbeschreibungssprachen unterstützt dieses Programmpaket auch VHDL.

MATLAB/StateFlow: StateFlow ist eine Toolbox, die auf dem mathematischen Programmpaket MATLAB (**MAT**rix**LAB**oratory) aufsetzt. Damit können insbesondere Zustandsautomaten modelliert und simuliert werden.

8.5.2 Verhaltensebene

Insbesondere im Bereich der Modellierung und Simulation von dynamischen Systemen im Bereich der Verhaltensebene ist eine Vielzahl an Softwarelösungen am Markt verfügbar. Neben Spezialisierungen auf konkrete Bereiche der Technik, finden sich darunter auch interdisziplinär einsetzbare Lösungen. Anhand dieser Simulationsprogramme können Fragestellungen gelöst werden, welche sich im Allgemeinen durch ein System von *gewöhnlichen Differenzialgleichungssystemen* beschreiben lassen.

MATLAB-Simulink: Simulink (**SIMU**late and **LINK**) ist eine Toolbox die auf dem Programmpaket MATLAB aufsetzt und die blockorientierte Modellierung und Simulation von dynamischen Modellen ermöglicht. Aufgrund der breiten Einsetzbarkeit des Programmpakets MATLAB und den vielfältigen Toolboxen ist dieses Simulationsprogramm sehr weit verbreitet (Angermann, 2005).

DYMOLA: Das Programm Dymola baut auf der Modellierungssprache Modelica auf und bietet eine Umgebung zum objektorientierten Modellieren und Simulieren von Systemen aus den unterschiedlichsten Bereichen der Physik.

ACSLXtreme: Simulationspaket zum Modellieren und Simulieren von dynamischen Systemen, beschrieben durch gewöhnliche Differentialgleichungen, wobei die Modellbeschreibungssprache ACSL verwendet wird.

LABView: Die Besonderheit dieses Programmpakets besteht in der grafisch orientierten Modellierung und Programmierung, wobei viele Erweiterungen zur Verfügung stehen. Die meisten Anwendungen dieses Programmpakets finden sich in der Regelungstechnik, der Elektrotechnik oder Messtechnik.

SPICE (**S**imulation **P**rogram for **I**ntegrated **C**ircuits **E**mphasis): Dieses Simulationsprogramm wurde 1975 vom „Electronics Research Laboratory of the University of California, Berkeley" entwickelt und erlaubt die Simulation von analogen und digitalen Schaltkreisen. Daraus haben sich in Folge unterschiedliche Implementierungen (PSPICE, HSPICE, etc.) entwickelt und wurden in sehr umfangreiche Programmpakete (ORCAD) integriert. Die Modellierung erfolgte ursprünglich anhand einer Art Modellbeschreibungssprache in textueller Form, wird aber mit den Programmpaketen der neueren Generation hauptsächlich grafisch durchgeführt.

ADAMS: Ist ein Programmpaket zur Modellierung und Simulation von Mehrkörpersystemen mit unterschiedlichen Anwendungen im Bereich der Fahrzeugdynamik oder auch Biomechanik. Die Modellierung erfolgt in grafischer Form (3D), wobei unterschiedlichste Analysemöglichkeiten und Module für das „Postprocessing" zur Verfügung stehen.

FlowMaster: Das Programmsystem Flowmaster ist ein 1D-Strömungssimulationsprogramm. Damit werden Strömungen in Leitungsnetzwerken modelliert und simuliert. Als Simulationsergebnis erhält man bei einer 1D Strömungssimulation keine Geschwindigkeitsverteilungen in Leitungsquerschnitten (2D) oder Volumina (3D), sondern Drücke, mittlere Geschwindigkeiten, Massenströme oder Temperaturen an unterschiedlichen Stellen eines Leitungsnetzwerkes.

8.5.3 Komponentenebene

Mit Simulationsprogrammen im Bereich der Komponentenebene werden insbesondere spezielle Fragestellungen aus dem Bereich der Strukturmechanik, des Elektromagnetismus, der Fluiddynamik, der Thermodynamik bzw. der Chemie bearbeitet. Die zugrunde liegenden Methoden, wie z.B. die Methode der Finiten Elemente (FEM), der Computational Fluid Dynamics (CFD), der finiten Volumina, oder die „Boundary Element Method" (BEM) unterteilen das Originalproblem in viele kleine Elemente definierten Verhaltens und erlauben somit die approximative Lösung eines Problems, welches sich im Allgemeinen durch ein System von *Partiellen Differentialgleichungen* beschreiben lässt.

NASTRAN: Das Finite-Elemente Programm „NAsa STRuctural ANalysis" (NASTRAN) wurde 1968 von der NASA entwickelt und wird zur Lösung von vorwiegend mechanischen Fragestellungen eingesetzt. Zum Einteilen des Originalproblems in die Elemente (Vernetzen) benötigt man einen Preprocessor, wobei hierbei häufig PATRAN verwendet wird. Anhand eines Postprocessors können dann die berechneten Verschiebungen und Spannungen farblich dargestellt werden.

ABAQUS: Die ABAQUS-Suite ist ein FE-Programm zur nichtlinearen FE-Analyse im Bereich der unterschiedlichsten technischen Disziplinen wie Mechanik, Strukturmechanik, Biomedizin etc.

FLUENT: Mit diesem sehr weit verbreiteten und umfangreichen Programm lassen sich spezielle Fragestellungen aus dem Bereich der Fluiddynamik beantworten.

STAR-CD: Dieses Programmpaket basiert auf der Methode der Finiten Volumen und ist ein leistungsfähiges Werkzeug zur nummerischen Simulation temperaturabhängiger Flüssigkeitsströmungen.

ANSYS: Unter ANSYS sind unterschiedliche Lösungen zur Simulation von Problemen im Bereich der Mechanik, Strukturmechanik, Strömungsmechanik oder des Elektromagnetismus verfügbar.

FEMLAB: FE-Simulationsprogramm für interdisziplinäre Fragestellungen aus den unterschiedlichsten Bereichen der Physik.

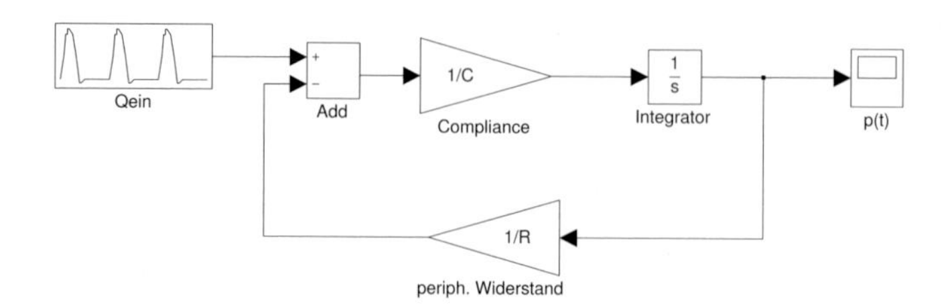

Abb. 8.11. Simulink Blockschaltbild zum Windkessel-Modell (Beispiel 59).

Maxwell (2D/3D): 2D- bzw. 3D-FE-Programm für Probleme auf dem Gebiet der Elektromechanik, Elektromagnetismus oder Elektrothermik.

Beispiel 65. In Abb. 8.11 ist die grafische Beschreibung des Windkessel-Modells nach Gleichung (8.1) in Form eines SIMULINK-Blockschaltbildes zu sehen.

SIMULINK ist eine auf MATLAB aufbauende Toolbox mit der Möglichkeit der grafischen, blockorientierten Beschreibung von mathematischen Modellen. Für die Modellbildung stehen unterschiedlichste Blöcke zur Verfügung, die grob in *Quellen*, *Eingangs-Ausgangsblöcke* und *Senken* unterteilt werden können. Neben Standardblöcken, wie z.B. Summenblock, Verstärkungsfaktor, Integrator, Eingangsfunktion und Oszilloskop, umfasst die zur Verfügung stehende Bibliothek eine Vielzahl an mathematischen Blöcken und kann beliebig erweitert werden. Die einzelnen Blöcke können je nach notwendiger Anzahl an Parametern angepasst und parametrisiert werden. Die Verbindung zwischen den einzelnen Blöcken und die Gruppierung zu Teilsystemen erfolgt grafisch orientiert.

Die Simulation des Modells läuft in drei Stufen ab: In der *Modellcompilierungsphase* werden die Blockparameter zuerst bestimmt und überprüft, die Verschaltung der Blöcke und die zugehörigen Signalattribute ermittelt, anschließend unter Einbindung der Bibliotheksblöcke die Modellhierarchie abgeflacht und optimiert sowie der Integrationsalgorithmus eingebunden. In der *Linkphase* wird der für die Ausführung des Computerprogrammes und die darin vorkommenden dynamischen Elemente, wie z.B. Oszilloskop notwendige Speicherplatz reserviert und die dazu erforderlichen Zeiger und Puffer angelegt. In der *Simulationsphase* erfolgt die Ausführung des Computerprogrammes, wobei zu jedem Zeitschritt der Systemzustand und daraus abgeleitet der Systemausgang berechnet wird.

Beispiel 66. Das Simulationsprogramm Dymola verwendet die Modellbeschreibungssprache Modelica und eignet sich für die Simulation von dynamischen Modellen auf Verhaltensebene. Aufgrund der objektorientierten Struktur und dem physikalisch orientierten Konzept von Modelica erfolgt die Modellbeschreibung hauptsächlich grafisch unter Verwendung physikalischer Blöcke. Darüber hinaus wird sowohl die textuelle als auch die mathematische Modellbeschreibung unterstützt. Abb. 8.12 zeigt das Blockschaltbild des mechanischen Modells des Unterschenkels von Beispiel 62. Die Modelica-Bibliothek für Mehrkörpersysteme unterstützt einfache

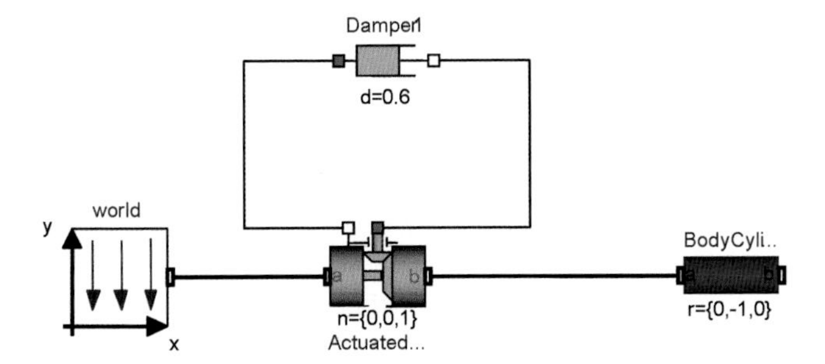

Abb. 8.12. Modell des Unterschenkels in Dymola.

3-dimensionale Bewegungen von starren Körpern. Der Unterschenkel kann vereinfacht als starrer Zylinder „Body Cylinder" betrachtet werden, wobei die Abmessungen und die Dichte des Materials so gewählt werden muss, damit ein vergleichbares Massenträgheitsmoment J wie beim realen System zustande kommt.

Die gedämpfte Bewegung im Kniegelenk wird durch ein aktives Gelenk „Actuated Joint" modelliert, wobei das Dämpfungsmoment im Gelenk durch einen, zur Drehwinkelgeschwindigkeit proportionalen Dämpfer mit der Dämpfungskonstante $d = 0.6Nms$ berücksichtigt wird. Die Berücksichtigung der Schwerkraft erfolgt durch ein Weltkoordinatensystem „world" , wobei die Schwerkraft in Richtung der negativen y Achse erfolgt. Die Rotationsachse des Gelenkes erfolgt durch Eingabe eines Richtungsvektors $\mathbf{n} = (0,1,1)$ (Rotation um die z Achse) und die Richtung des Zylinders durch einen Ortsvektor $\mathbf{r} = (0,-1,0)$ in Richtung der Längsachse (negative y Achse) des Zylinders.

Da die grafische Beschreibung der einzelnen Bibliothekselemente direkt auf der Modellbeschreibungssprache Modelica aufsetzt und sich für die Darstellung die Bemerkungen (Annotations) zu Nutze macht, liegt die Beschreibung des Modells direkt in Modelica vor. Die Übersetzung des Computermodells in ein ausführbares Programm erfolgt dann wie in Abb. 8.7 dargestellt.

8.6 Anwendungsbereiche

Die Anwendung der Methoden der Modellbildung und Simulation kann in unterschiedlichen Entwicklungsphasen eines medizintechnischen Produktes bzw. eines technischen Systems im Allgemeinen erfolgen:

Konzeptions- und Entwurfsphase: Unterschiedliche Realisierungsvarianten von Komponenten und Teilsystemen sowie deren Zusammenspiel im Gesamtsystem sowie die Interaktion mit anderen Systemen (dem Menschen) werden mit Hilfe der Simulation untersucht und bewertet. Auf Grundlage dieser Simulationsstudien wird das bevorzugte Realisierungskonzept des Gesamtsystems inklusive der Teilkomponenten gewählt.

Prototypen- und Labormustertest: Nach Fertigstellen von Prototyp und Labormuster wird in Labormessungen die Funktionsweise des Gesamtsystems untersucht. Eventuell ist eine Modellmodifikation notwendig, um eventuell nicht berücksichtigte Phänomene zu berücksichtigen. Durch begleitende Modellanpassung und Simulation gelingt es jedoch im Vergleich zur herkömmlichen Entwicklung (kaum Einsatz von Simulationswerkzeugen) die Anzahl der Prototypen und Labormuster zu reduzieren.

System- und Komponententest: Durch Koppelung eines Simulationsmodells mit einer bereits gefertigten Systemkomponente ist es möglich, Teilkomponenten unter realen Bedingungen zu testen (Hardware-in-the-loop-Simulation). Die Performance und die Kompatibilität von Einzelkomponenten eingebunden in ein Simulationsmodell des Gesamtsystems kann damit untersucht und beurteilt werden.

Systemintegration und Optimierung: Die Integration zum Gesamtsystem sowie die Optimierung von Systemkomponenten wird durch begleitende Simulationsstudien unterstützt (Simulationsstudien finden vermehrt in Komponentenebene statt). Auftretende Probleme in bzw. zwischen Komponenten können unterstützt durch die Simulationsstudien besser analysiert werden, was in der Regel zu einer effizienten Problembehebung führt.

Systembetrieb: Werden angepasste Simulationsmodelle im fertigen System integriert, so kann damit eine Fehlervermeidung und -diagnose während des Betriebes des Systems erfolgen. Eine unverzügliche Fehlerbehebung bzw. eine rechtzeitige Vermeidung eines Systemausfalles kann dadurch erreicht werden.

Darüber hinaus kann die Produktionsplanung und -steuerung mit Simulationswerkzeugen erfolgen um eine kostengünstige und qualitativ hochwertige Erzeugung des Produktes zu erreichen. Der Einfluss von unterschiedlichen Produktionsparametern kann mit Simulationsmodellen vorab untersucht und bewertet werden.

8.7 Software- und Hardware-in-the-Loop

Bei der Produktentwicklung kommen in der frühen Phase ausschließlich Computermodelle zum Einsatz, wobei die unterschiedlichen Teilsysteme eines Gesamtsystems als Computermodell implementiert sind (Isermann, 2007).

Für Entwicklungen im Bereich der Medizintechnik ist es besonders wichtig, das Zusammenspiel des zu entwickelnden medizintechnischen Gerätes mit der Systemumgebung (in der Regel der Mensch als Patient oder auch als Benutzer) genau zu untersuchen und potentielle Probleme, Risiken oder Fehlfunktionen sowie die Benutzbarkeit (Usability) bereits in der Entwicklungsphase zu berücksichtigen. Abhängig davon, ob ausschließlich reine Computermodelle oder die Kombination von Computermodell und realen System zur Anwendung kommen, unterteilt man die Simulationsumgebungen in:

Software-in-the-loop: Finden die Simulationsstudien in einer Umgebung statt, wobei das zu entwickelnde System als auch die Systemumgebung als Computermodell abgebildet sind, dann spricht man auch von *Software-in-the-Loop* (SiL). In der reinen Softwareumgebung kann das Verhalten des Produktmodells bei Änderungen der Systemumgebung untersucht und bewertet werden. Unterschiedliche Gerätestrategien können untersucht und deren Robustheit gegenüber Umgebungsänderungen beurteilt werden. Aufgrund der Tatsache, dass alle Untersuchungen und Vorgänge am Computer ablaufen, spricht man auch von *in-silico* Untersuchungen.

Hardware-in-the-loop: In den fortgeschrittenen Produktentwicklungsphasen ist bereits das medizintechnische Gerät in Form eines Prototypen, Labormusters oder eines optimierten Gerätes vorhanden. Wird das reale, existierende System über entsprechende Schnittstellen in ein Computermodell der Systemumgebung eingebunden, dann spricht man von Hardware-in-the-loop (HiL). Damit kann die Funktionsweise, die Robustheit und die Usabilty in einer für den Patienten ungefährlichen Umgebung getestet werden. Erst nach sorgfältiger und umfassender Überprüfung des Systems wird man nach *in-vitro* zu *in-vivo* Untersuchungen (in Form von klinischen Studien) übergehen.

Beispiel 67. Ein Diabetes-Kontrollsystem (Abb. 8.13) soll als Unterstützung für den Diabetiker die optimale Blutzuckerspiegelregelung ermöglichen. Als Ziel verfolgt man dabei, die Gabe von Insulin so zu steuern, dass weder Hyperglykämie (zu hoher Blutzuckerwert) noch Hypoglykämie (Wert zu niedrig) auftreten. Unmittelbare als auch langfristige Folgen eines unbalancierten Blutzuckerhaushaltes können lebensgefährlich sein.

Mit einem implantierten Sensor kann der Blutzuckerspiegel kontinuierlich gemessen und an ein Kontrollgerät übertragen werden. Das Kontrollgerät verfügt über einen entsprechenden Regelalgorithmus, der unterstützt durch Benutzereingaben (z.B. Nahrungsaufnahme) die erforderliche Insulinmenge an die Insulinpumpe weiterleiten kann. Die große Herausforderung eines solchen Systems liegt sowohl in der

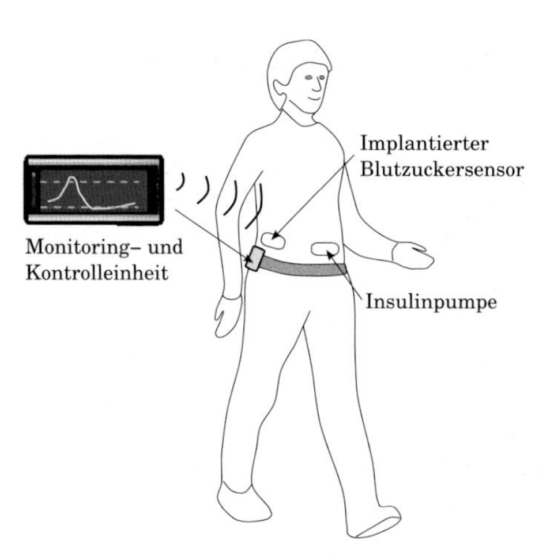

Abb. 8.13. Diabetes-Kontrollsystem.

Entwicklung der Teilkomponenten Sensor und Pumpe als auch in der Entwicklung des Kontrollgerätes, da dieses in der Lage sein muss, die Entwicklung des Blutzuckerspiegels über mehrere Stunden hinweg vorherzusagen. Die Entwicklung eines komplexen medizintechnischen Systems wird in einer ersten Phase *in-silico* erfolgen. In einer SiL-Umgebung wird dabei sowohl der Regelalgorithmus als auch das physiologische System (Cobelli & Carson, 2008), realisiert in Form von Softwaremodellen, überprüft und getestet. Wenn in einem weiteren Entwicklungsschritt die Geräte bereits als Prototypen verfügbar sind, kann in einer HiL-Umgebung die Überprüfung der Hardware des Systems in Verbindung mit einem Software-Modell des physiologischen Systems erfolgen. Erst nach Optimierung der Hard- und Software des Systems wird man *in-vitro* und *in-vivo* Untersuchungen im Rahmen von klinischen Studien durchführen.

8.8 Potenziale und Grenzen

Die Methoden der Modellbildung und Simulation sind ein nützliches Werkzeug und bei der Entwicklung von komplexen Systemen kaum mehr wegzudenken. Voraussetzung für den erfolgreichen Einsatz dieser Methoden ist jedoch eine gut durchdachte und korrekt ausgeführte Simulationsstudie, gefolgt von einer kritischen Analyse der Ergebnisse. Die prinzipiellen Möglichkeiten der Modellbildung und Simulation wurden bereits angesprochen, jedoch stehen diesem Potential auch bestimmte Probleme gegenüber, die es zu beachten gilt.

8.8.1 Vorteile der Modellbildung und Simulation

Anhand der Modellbildung und Simulation ist man in der Lage, auch komplexe Probleme zu lösen und in weiterer Folge auch tieferes Verständnis über die Vorgänge im realen System zu erlangen.

Da die Experimente mit einem Computermodell durchgeführt werden, eröffnen sich Möglichkeiten für jene Anwendungen, bei denen das reale System nicht vorhanden bzw. Versuche am realen System nur sehr aufwändig oder zu kostenintensiv sind. Anhand eines Modells und einer systematisch angelegten Simulationsstudie kann der Entwicklungsingenieur bereits in der Vorentwicklungsphase potenzielle Probleme erkennen und dementsprechende Lösungsmöglichkeiten erarbeiten.

8.8.2 Probleme bei der Modellbildung und Simulation

Diesen Vorteilen und Potentialen stehen auch gewisse Probleme gegenüber, deren man sich bewusst sein soll. Der angemessene und erfolgreiche Einsatz dieser Methoden setzt voraus, dass deren Grenzen und Risiken bekannt sind. Beim Modellbildungsprozess vereinfacht man die realen Vorgänge, um zu einem handhabbaren, möglichst einfachen Modell zu gelangen. Wie stark diese Vereinfachungen ausfallen, hängt im wesentlichen von der konkreten Fragestellung ab. Die Erfahrung zeigt,

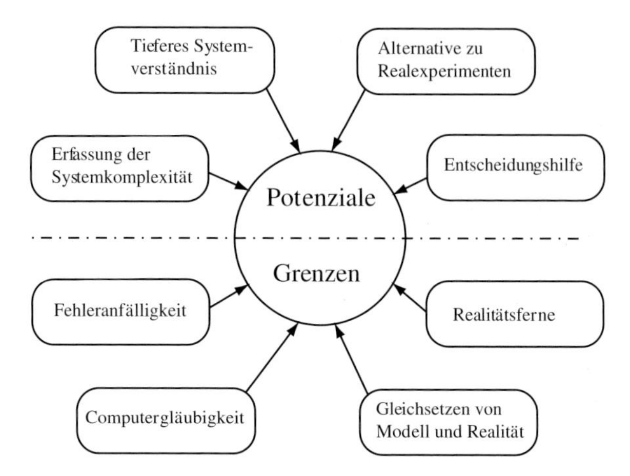

Abb. 8.14. Potenziale und Grenzen der Modellbildung und Simulation.

dass bei der Modellbildung häufig Beziehungen falsch interpretiert werden und wesentliche Zusammenhänge vergessen werden. Somit besteht die Gefahr, dass das so erhaltene Modell nicht mehr die zur Beantwortung der anfänglichen Fragestellung notwendigen Effekte berücksichtigt und somit eine gewisse Realitiätsferne aufweist.

Andererseits ist die Methode der Modellbildung und Simulation eine attraktive Möglichkeit, um effektiv konkrete Fragestellungen zu beantworten. Dabei kann es jedoch relativ rasch zu einer Überbewertung der Ergebnisse kommen. Man muss sich immer bewusst sein, dass ein Modell immer nur eine Approximation der Realität darstellt, und sollte nicht dazu neigen, das Modell mit der Realität gleichzusetzen.

Bei komplexen Systemen und einem daraus resultierenden aufwändigen Modellbildungsprozess besteht erhöhtes Risiko von Irrtümern und Fehlern. Fehler sind in allen Phasen des Modellbildungsprozesses möglich. Weiters kann es bei der Implementierung des Computermodells und bei der anschließenden Simulation zu Implementierungsfehlern oder nummerischen Fehlern kommen, die das Ergebnis und die daraus geschlossenen Folgerungen maßgeblich beeinflussen.

In diesem Zusammenhang ist die weit verbreitete Computergläubigkeit zu erwähnen, die zu Fehlinterpretationen der Simulationsergebnisse führen kann. Sehr oft neigt man fälschlicherweise dazu, die Simulationsergebnisse als „immer richtig" anzusehen und vergisst dabei häufig auf die kritische Betrachtung der so erhaltenen Ergebnisse.

Die rasch fortschreitende Entwicklung im Bereich der Computer führt zu sehr leistungsfähigen Rechnern und auch Simulationsprogrammen. Aufgrund dieser hohen Leistungsfähigkeit ist man sehr oft geneigt, die Simulationsstudien unsystematisch und nach dem „trial and error" Prinzip durchzuführen. Unabhängig davon wie leistungsstark der Rechner auch sein mag, bessere und schnellere Ergebnisse erzielt man immer dann, wenn man systematisch und unter Berücksichtigung eines fundierten Wissen über die Vorgänge des zu modellierenden Systems selbst und die Methoden der Modellbildung und Simulation an die Problemstellung herangeht.

9

Computergestützte Fertigung und Rapid Prototyping

9.1 Computergestützte Fertigung

Unter der Bezeichnung „Computer Integrated Manufacturing“ (CIM) und „Rechnergestützte Produktion“ werden alle Verfahren zusammengefasst, die eine vollständig rechnergestützte Abwicklung (integrierte Informationsverarbeitung) aller betriebswirtschaftlichen und technischen Aufgaben eines Industriebetriebes ermöglichen (Abb. 9.1). Während die Teilbereiche wie Auftragssteuerung, Kalkulation, Materialwirtschaft, Kapazitätsterminierung. Fertigungssteuerung, Betriebsdatenerfassung, Kontrolle und Versand die betriebswirtschaftlichen Aspekte der Integration umfassen, sind Produktentwurf, Konstruktion, NC-Programmierung, Transportsteuerung, Lagersteuerung, Montageerfassung und Qualitätssicherung technische Aufgaben.

Die rechnergestützte Produktion gliedert sich demnach in technologisch orientierte Funktionen wie:

- Rechnergestützte Konstruktion (Computer Aided Design CAD, Abb. 9.2)
- Rechnergestützte Produktionsplanung (Computer Aided Planning CAP)
- Rechnergestützte Fertigung (Computer Aided Manufacturing CAM)
- Rechnergestützte Qualitätskontrolle (Computer Aided Quality Control CAQ / Computer Aided Testing CAT)

und betriebswirtschaftlich orientierte Funktionen, die sich auf Mengen, Termine und Kapazitäten beziehen:

- Produktionsplanung und steuerung (PPS).

Charakteristisch für eine CIM-Umgebung ist die gemeinsame Datenbank, die die verschiedenen Teilbereiche untereinander verbindet.

Durch die Realisierung flexibler Fertigungs- und Montagesysteme, verbunden mit der Anwendung neuer, organisatorischer Strukturen, ergeben sich unter anderem folgende Vorteile:

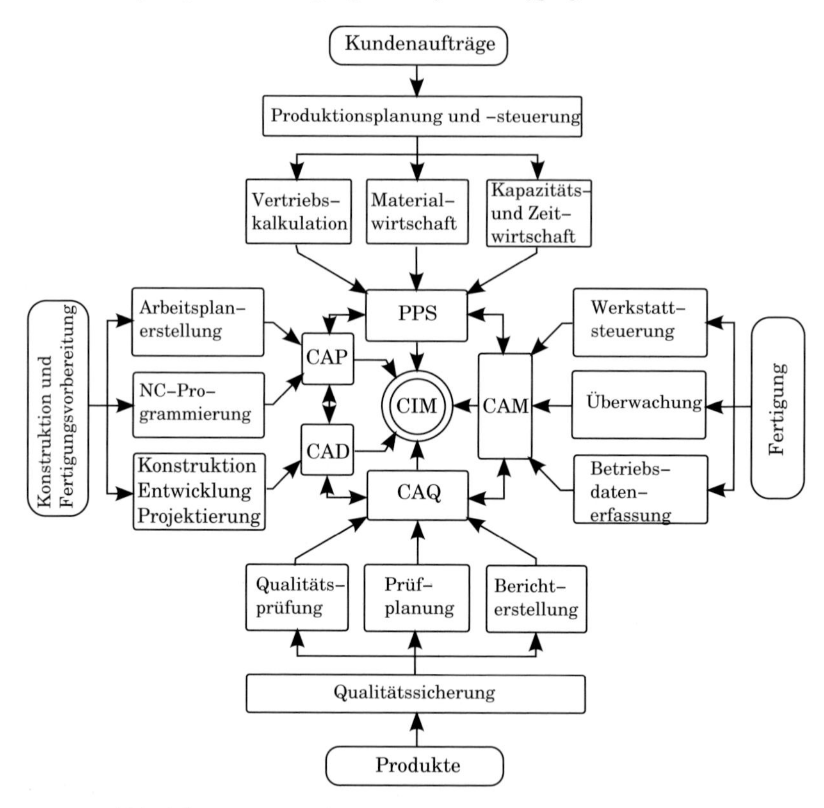

Abb. 9.1. Zusammenspiel der CIM-Komponenten (Probst, 1992).

- Durch die hohe Produktivität von Bearbeitungszentren sowie flexiblen Fertigungszellen und -systemen verkleinert sich in der Werkstattfertigung der Maschinenpark.
- Die Komplettbearbeitung von Werkstücken bewirkt eine Verringerung der Anzahl an Arbeitsgängen.
- Kurze Durchlaufzeiten und geringe Durchlaufzeitstreuungen ermöglichen eine zuverlässige Terminplanung und führen dazu, dass sich weniger Aufträge zur gleichen Zeit in der Fertigung befinden.
- Niedere Losgrößen verbessern die Dispositionsmöglichkeiten für die Fertigungssteuerung.

Auf der anderen Seite ergeben sich jedoch einige Nachteile:

- Die Marktanforderungen führen zu einer Erhöhung der Anzahl an Produktvarianten und zu mehr Einzelteilen.
- Die Produktlebensdauer verkürzt sich.
- Konstruktionsänderungen erfolgen in kürzeren Abständen.
- Kleine Lose erhöhen die Anzahl an Fertigungsaufträgen.

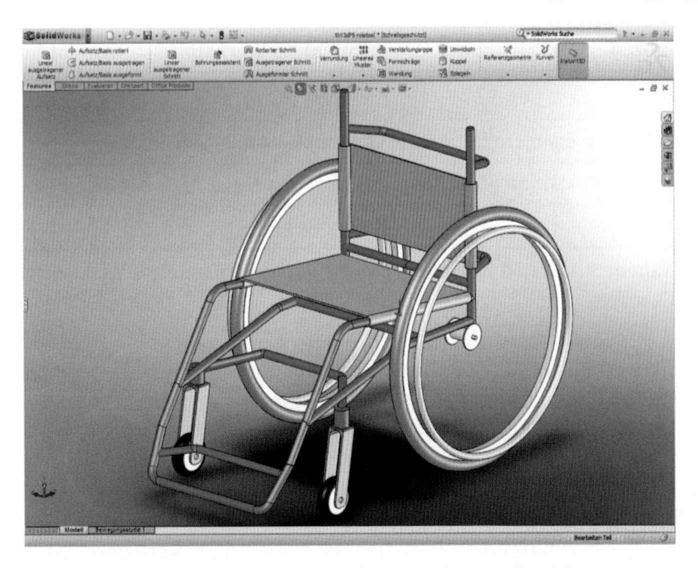

Abb. 9.2. 3D-CAD - Konstruktion eines Rollstuhles.

9.2 Rapid Prototyping

Unter Rapid Prototyping (RP) versteht man Verfahren zur direkten Fertigung von 3D-Modellen auf Basis vorhandener, dreidimensionaler Konstruktionsdaten (3D-CAD-Daten). Rapid Prototypingverfahren werden hauptsächlich zur Prototypen- und Musterfertigung eingesetzt, können aber auch zur Fertigung von komplexen Produktionswerkzeugen eingesetzt werden (Rapid Tooling). Die Anwendung von RP-Verfahren in der Medizintechnik sind beispielsweise

- die Herstellung von Designmustern, Produktkomponenten und Fertigungswerkzeugen für medizintechnische Geräte,
- die Herstellung von Modellen für die präoperative Planung und Simulation von schwierigen chirurgischen Eingriffen (z.B. Neurochirurgie),
- die Herstellung von patientenspezifisch angepassten Hilfsmitteln für chirurgische Eingriffe (z.B. Negativform für das Ausformen von Knochenzement, Bohrlehren für das Setzen von dentalen Implantaten),
- die Herstellung von individuell angepassten Implantaten und Prothesen (z.B. Zahnimplantate).

9.2.1 Rapid Prototyping-Verfahren

Bei den RP-Verfahren werden die 3D-CAD-Daten in ein, für das Rapid Prototyping System verarbeitbares Format umgewandelt. Als Standardformat hat sich dazu das STL Format (nach dem ursprünglichen Rapid Prototyping-Verfahren Stereolithografie benannt) durchgesetzt. Liegt die Beschreibung des 3D-Modells im STL-Format vor, dann wird im nächsten Schritt das Werkstück schichtweise aus formlosem oder

Verfahren	verwendete Werkstoffe	Schichtdicken
Sterolithografie	flüssige Polymere	~ 0,1 mm
Selektives Lasersintern	Thermoplaste und Metalle	0,001-0,2 mm
Fused Decomposition Modelling	ABS, Polycarbonat	0,025-1,25 mm
3D-Drucken	Kalkpulver	~ 0.1 mm

Tabelle 9.1. Rapid Prototyping Verfahren und verwendete Werkstoffe.

formneutralem Material unter Ausnutzung physikalischer und/oder chemischer Effekte aufgebaut. Zu den Rapid Prototyping-Verfahren gehören unter anderem folgende Technologien (siehe Tabelle 9.1):

Stereolithografie (STL, SLA): Zu den ersten kommerziellen Rapid Prototyping-Verfahren gehört das Stereolithografieverfahren. Als Grundwerkstoff wird ein Harz aus lichtaushärtendem Polymer (Photopolymer) verwendet, das unter Einfluss von ultraviolettem Licht aushärtet. Zum schichtweisen Aushärten des Modells wird ein Laser verwendet. Nach einer fertig bearbeiteten Schicht wird das Modell in einem Bad aus flüssigen Photopolymer um die Dicke der Schichtstärke abgesenkt und mit der nächsten Schicht begonnen. Somit wird Schicht für Schicht das Modell aufgebaut. Da die Umgebung des Modells in flüssiger Form vorliegt, müssen überhängende Strukturen oder separate Teile des Modells durch geeignete Strukturen unterstützt werden.

Selectives Lasersintern (SLS): Das Grundmaterial (Thermoplast, Metall) liegt in Pulverform vor und wird durch einen Laser aufgeschmolzen, wodurch sich aneinandergrenzende Bereiche verbinden. Das schichtweise Aufbauen des Modells findet in einem Pulverbett statt, das bei jedem Prozessschritt um die Dicke der Schichtstärke abgesenkt und mit einer weiteren Pulverschicht versehen wird. Da das Grundmaterial pulverförmig vorliegt, sind Unterstützungen für überhängende Strukturen und separate Teile nur bei sehr feinen Strukturen erforderlich. Da dieses Verfahren auch Metallpulver verarbeiten kann, eignet es sich auch zur Herstellung von biokompatiblen Implantaten aus Titan.

Fused Decomposition Modelling (FDM): Bei diesem Verfahren wird ein schmelzfähiger Kunststoff mittels einer, in der Bearbeitungsebene frei verfahrbaren Heizdüse, extrudiert und somit das Modell schichtweise aufgebaut. Zur Unterstützung von überhängenden Konturen und separaten Teilen sind Stützkonstruktionen erforderlich, die zum besseren Entfernen auch aus einem anderen Material sein können.

3D-Drucken: Dabei werden die einzelnen Schichten des Modells durch Einspritzen eines Bindemittels in ein Bett aus Zellulose- oder Kalkpulver hergestellt. Durch das Bindemittel verklebt das Pulver und erlangt somit seine Festigkeit. Zum Einspritzen des Bindemittels wird ein Druckkopf verwendet, der dem eines Tintenstrahldruckers sehr ähnlich ist (manche System nutzen handelsübliche Druckerpatronen). Da das Bindemittel auch eingefärbt werden kann, können mehrfar-

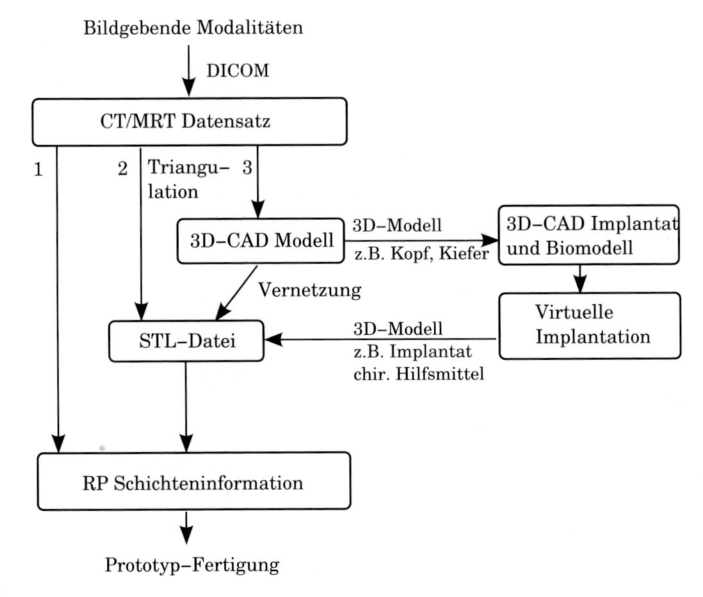

Abb. 9.3. Rapid Prototyping in der Medizintechnik.

bige Modelle produziert werden. Wie beim SLS-Verfahren sind Stützkonstruktionen nur bei sehr feinen Strukturen erforderlich. Um eine höhere Festigkeit und Beständigkeit des Modells zu erreichen, kann das ausgehärtete Modell mit Epoxidharz versiegelt werden.

9.2.2 Rapid Prototyping in der Medizintechnik

Neben der Fertigung von Designmustern, Gerätekomponenten und Fertigungswerkzeugen für Medizinprodukte finden RP-Verfahren in der Medizintechnik Anwendung für die präoperative Planung und Simulation sowie für die patientenspezifische Fertigung von Implantaten (Gibson, 2005). Ausgangsbasis für die Herstellung der Modelle sind nicht wie bei den konventionellen Anwendungen des Rapid Prototyping 3D-CAD-Daten, sondern in der Regel anatomische CT- oder MRT-Schnittbilder (siehe Abschnitt 10.2) die z.B. DICOM-Format (siehe Abschnitt 2.5.4) vorliegen.

Die Erzeugung der, für das RP-Verfahren notwendigen Schichteninformation kann auf unterschiedlichen Wegen erfolgen (Abb. 9.3):

1. direkte Generierung aus den 2D-Schnittbildern,
2. Generierung einer STL-Datei und anschließende Berechnung der Schichteninformation, oder
3. Generierung von 3D-Modellen, anschließende Vernetzung der Oberfläche und Erzeugen der STL-Datei mit abschließender Berechnung der Schichteninformation.

Die direkte Umwandlung erfordert zuerst das Zusammenführen der einzelnen Schnittbilder zu einer 3D-Pixelwolke (Voxel) mit anschließender Segmentierung

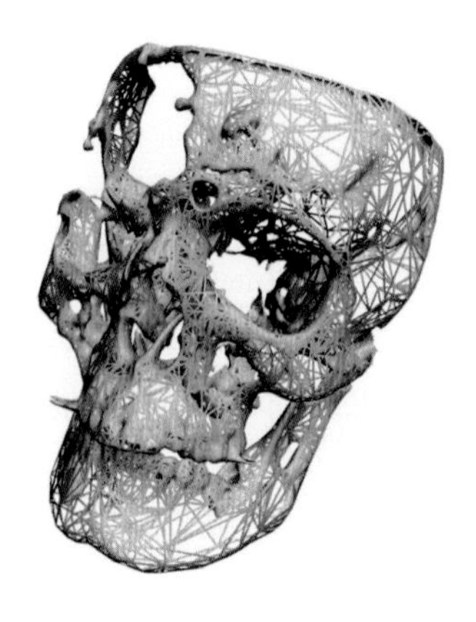

(a) Netzmodell.

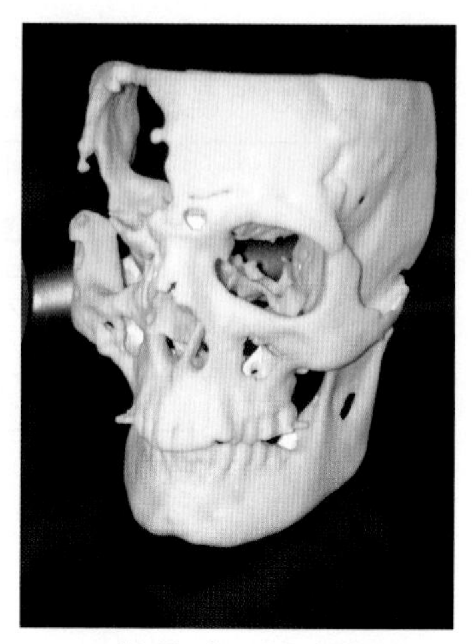

(b) Fertiges Modell.

Abb. 9.4. 3D-Prototyping eines menschlichen Schädels für die präoperative Planung (Schädeltrauma nach Motorradunfall).

(siehe Abschnitt 11.2.1) und der abschließenden Generierung der Schichteninformation durch Projektion auf die Produktionsebene des RP-Systems.

Die Generierung einer STL-Datei direkt aus den Schnittbildern kann nach der regionenorientierten Segmentierung (region growing) durch geeignete Triangulationsalgorithmen erfolgen. Dabei wird ein Oberflächennetz bestehend aus einfachen Geometrien (Dreiecken) generiert, woraus die Schichteninformation für das RP-System durch die Berechnung der Schnitte des Netzes mit der Produktionsebene des Systems erfolgen kann (Abb. 9.4).

Liegt das anatomische 3D-Modell als STL- oder als 3D-CAD Datei vor, so bieten sich zusätzliche Möglichkeiten wie die Bearbeitung des anatomischen 3D-Modells am Computer im Rahmen eines virtuellen chirurgischen Eingriffs. Dabei kann das anatomische Modell virtuell bearbeitet und z.B. ein Implantat an die gegebene Situation angepasst und mit dem RP-System hergestellt werden. Für die Segmentierung, die Vernetzung und die virtuelle chirurgische Planung sind unterschiedliche Softwareprodukte verfügbar, wie z.B.

- *Mimics (Materialise NV):* Visualisierung, Segmentierung und 3D-Rendering von CT- und MRT Daten mit Programmmodulen für Rapid Prototyping, für die chirurgische Planung (MediCAD) und die Finite-Elemente Berechnung (FEA-Modul).
- *AnatomicsPro (Anatomics):* Segmentierung, Volumenrendering und -bearbeitung sowie Generieren von STL-Dateien.
- *SimPlant (Materialise Dental):* Interactives 3D-Planungssystem für dentale Implantate mit Schnittstelle zu RP-Systemen.

Teil IV

Computergestützte Medizinprodukte

10

Medizinische Gerätetechnik

10.1 Biosignalerfassung und -verarbeitung

Als Biosignal bezeichnet man den informationstragenden Zeitverlauf einer messbaren Größe (siehe Abschnitt 2.1.1), welche zufolge biologischer Aktivitäten entsteht. Nach der Physik der Signale unterscheidet man zwischen *elektrischen* und *nicht-elektrischen Biosignalen*. Beispiele für elektrische Biosignale sind

- Elektrokardiogramm EKG (Herzaktivitätsmessung),
- Elektromyogramm EMG (Muskelaktivitätsmessung),
- Elektroenzephalogramm EEG (Gehirnstrommessung),
- Elektrookulogram EOG (Augenbewegungsmessung),

und für nicht-elektrische Biosignale

- Blutdruck und Puls,
- Blutfluss,
- Atmungsfrequenz,
- Körpertemperatur,
- Gelenkswinkel.

Zur Erfassung von elektrischen Biosignalen werden Elektroden am Körper angebracht, welche im Zusammenspiel mit einer Gegenelektrode die Summe der elektrischen Aktivitäten des Körpers als auch der Umgebung erfassen. Bei nicht-elektrischen Biosignalen ist ein geeigneter Sensor erforderlich, der die nicht-elektrische in eine elektrische Größe umwandelt, wodurch eine einfache Weiterverarbeitung ermöglicht wird.

Zur Erfassung von Biosignalen sind unterschiedlichste Geräteausführungen verfügbar (Abb. 10.1), die entweder stationäre oder mobile Einheiten darstellen. Der Anschluss der Elektroden bzw. des Sensors an das medizintechnische Gerät erfolgt in der Regel über Kabel. Die Verarbeitung des so erfassten Biosignals findet im Gerät statt, wobei sowohl analoge Schaltungsteile als auch Mikroprozessoren Anwendung finden (Abb. 10.2). Stationäre Geräte finden typischerweise in Kliniken und Arzt-

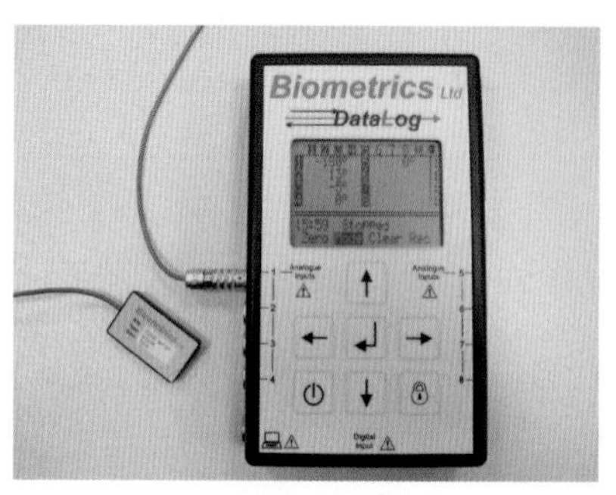

(a) Mobiler Biosignalverstärker mit aktiver EMG Elektrode (Biometrics Ltd.).

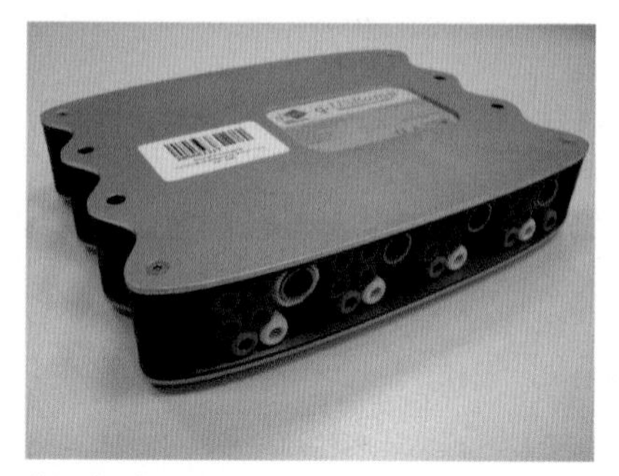

(b) Stationärer Biosignalverstärker (Fa. g.tec).

Abb. 10.1. Bisognalerfassungseinheiten: a) mobil und b) stationär.

praxen Anwendung, wobei mobile Geräte den Vorteil bieten, dass die Erfassung der Biosignale über längere Zeit und bei Aktivitäten des täglichen Lebens erfolgen kann (z.B. Langzeit EKG).

Bei der Verarbeitung von Biosignalen unterscheidet man zwischen einer Vorverarbeitung und der eigentlichen Analyse. Zur Vorverarbeitung gehören die analoge Verstärkung des Signals (Differenz- bzw. Instrumentenverstärker), die analoge Filterung (z.B. Anti-Aliasing Filter, um die Einhaltung des Abtasttheorems (Abschnitt 2.1.1) zu gewährleisten) sowie die Analog-Digital-Wandlung. Die Weiterverarbeitung des Signals erfolgt dann digital in einem Mikroprozessor unter Verwendung von digitalen Filtern und komplexeren Signalverarbeitungsalgorithmen.

10.1.1 Herzrate

Die Ermittlung der Herzfrequenz (Herzrate) kann anhand der Erfassung und Weiterverarbeitung des EKG erfolgen. Die Analyse der Herzfrequenz als auch der Herzfre-

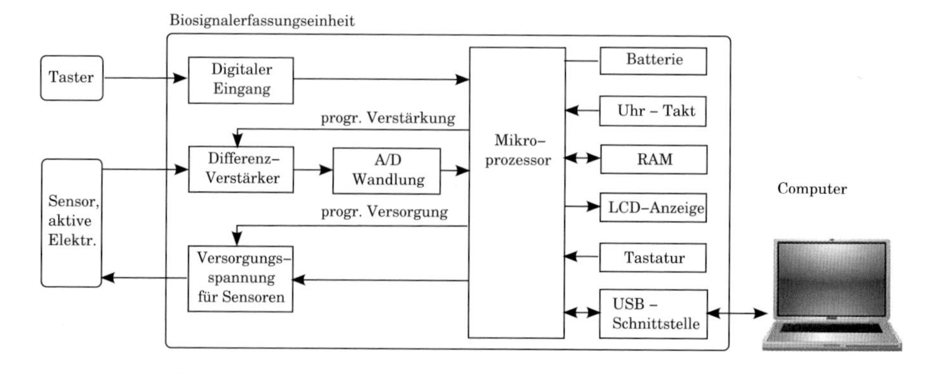

Abb. 10.2. Aufbau einer mobilen Biosignalerfassungseinheit.

quenzvariabilität bei unterschiedlichen Belastungsszenarien wird für diagnostische und prognostische Zwecke bei Herz-Kreislauferkrankungen als auch bei sportmedizinischen Anwendungen (Trainingssteuerung) herangezogen. In Abb. 10.3 ist der zeitliche Verlauf eines EKG zu sehen, wobei zwei Herschläge abgebildet sind. Das typische EKG kann in mehrere charakteristische Merkmale P-Q-R-S-T-U unterteilt werden, die zu den nacheinander folgenden aktiven Bereichen des Herzens korrespondieren.

Ausgehend vom zeitlichen Verlauf des EKG kann z.B. die Ermittlung der Herzrate in mehreren Schritten erfolgen (Abb. 10.4):

1. Digitale Filterung des Biosignals, um Störungen zu unterdrücken,
2. Ermittlung des R-R Intervalls,
3. Berechnung der Herzrate.

Einen guten Überblick über weitere Algorithmen zur Ermittlung der Herzrate gibt (Rangayyan, 2002).

Digitale Filterung

Die Ableitung eines EKG's unterliegt unterschiedlichsten Störeinflüssen, die sich grob nach deren Frequenzbereich charakterisieren lassen:

- hochfrequente Störungen wie z.B. die Netzfrequenz bei $50\,Hz$ (EU) bzw. $60Hz$ (USA) oder Rauschen, und
- niederfrequente Störungen wie z.B. langsames Driften aufgrund von Bewegungsartefakten (Atmung).

Um diese unterschiedlichen Störeinflüsse zu unterdrücken wird vor der Weiterverarbeitung des Biosignals eine Filterung mit digitalen Filtern durchgeführt, wobei Bandpassfilter als auch Bandsperrfilter zur Anwendung kommen. Ein Bandpassfilter lässt jene Frequenzanteile eines Signals durch, die in einem vorgegebenen Frequenzbereich liegen. Ein Bandsperrfilter sperrt Frequenzanteile eines Signals in einem vorgegebenen Frequenzbereich.

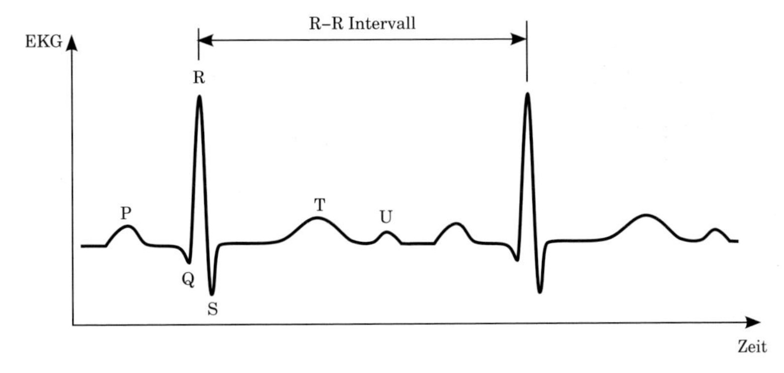

Abb. 10.3. Zeitlicher Verlauf eines normalen EKG.

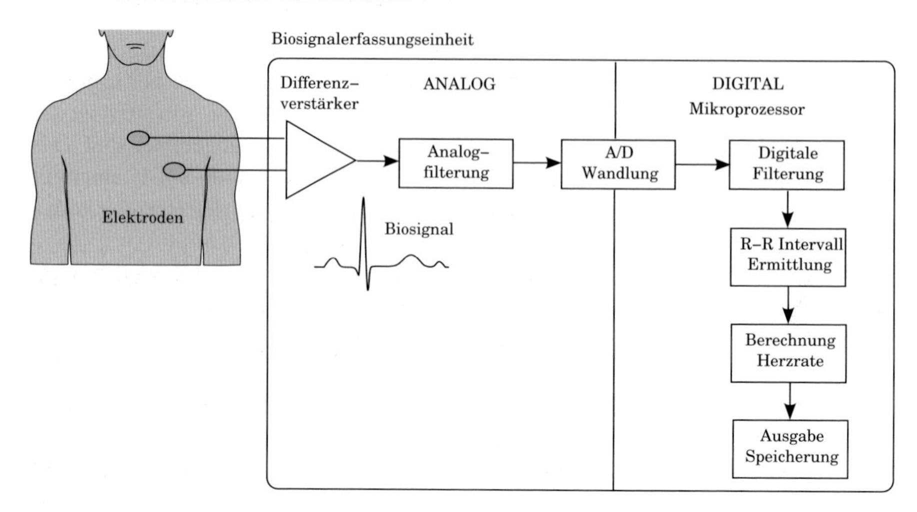

Abb. 10.4. Ermittlung der Herzrate.

Zur Filterung der hoch- als auch niederfrequenten Störanteile verursacht durch Rauschen und Bewegung, wird typischerweise ein Bandpassfilter verwendet. Um das Netzbrummen zu unterdrücken, wird zusätzlich eine Filterung mit einem schmalbandigen Bandsperrfilter (Notchfilter) bei $50\,Hz$ (bzw. $60\,Hz$) durchgeführt.

Ermittlung des R-R Intervalls

Nach der digitalen Filterung des Signals kann die Ermittlung des $R-R$ Intervalls erfolgen. Dazu muss die R-Zacke detektiert und die Zeit t_{R-R} zwischen zwei aufeinander folgenden R-Zacken gemessen werden. Aufgrund der nicht vollständig unterdrückten Störungen als auch wegen der natürlichen Variabilität, schwankt die Höhe der R-Zacke in einem bestimmten Bereich. Eine Abfrage, ob das EKG Signal einen vorgegebenen Schwellwert überschreitet (R-Zacke) ist deshalb eher fehleranfällig.

Da im Bereich der R-Zacke die höchste Signalgeschwindigkeit zu beobachten ist, ist es sinnvoll, die Ableitung des gleichgerichteten, gefilterten EKG-Signals zu betrachten und das so entstehende Signal zu überprüfen, ob dieses einen vorgegebenen Schwellwert überschreitet. Da das Ableiten (Differenzieren) das immer vorhandene Rauschen verstärkt, kann anstatt der Gleichrichtung und der anschließenden Ableitung ein Varianzfilter verwendet werden. Dieser ist robust gegenüber hochfrequenten Störungen. Der Filterausgang y eines varianzgefilterten Signals u berechnet sich zu

$$y(k) = \frac{1}{N} \sum_{i=0}^{N-1} \left[u(k-i) - \bar{u}(k)\right]^2 , \tag{10.1}$$

wobei $u(k)$ das EKG-Signal zum aktuellen Abtastzeitpunkt k und die vergangenen Werte des EKG-Signals durch $u(k-i)$, $i = 1 \ldots N-1$ bezeichnet werden. Dabei wird der gleitende Mittelwert $\bar{u}$ mit

$$\bar{u}(k) = \frac{1}{N} \sum_{i=0}^{N-1} u(k-i) \tag{10.2}$$

berechnet. Der Varianzfilter berechnet also die Varianz von N Messwerten, wobei die Anzahl N der verwendeten Werte die Eigenschaften des Filters verändert. Während $N = 2$ dem Quadrat der Ableitung entspricht, erfolgt bei $N > 2$ eine Glättung des Signals. Abb. 10.5 zeigt ein ungefiltertes und gestörtes sowie das zugehörige varianzgefilterte EKG-Signal, wobei im Bereich der R-Zacke das varianzgefilterte Signal seinen Maximalwert annimmt. Dieser Wert ist robust gegenüber hoch- und niederfrequente Störungen und kann für die Ermittlung von t_{R-R} herangezogen werden.

Dazu wird ein Schwellwert definiert und überprüft, ob das gefilterte Signal über oder unter dieser Schwelle liegt. Sind mehrere hintereinander folgende Werte des gefilterten Signals oberhalb der definierten Schwelle, dann liegt eine R-Zacke vor und somit kann die Zeit t_{R-R} zwischen zwei aufeinanderfolgender R-Zacken ermittelt werden.

Berechnung der Herzrate

Ist die Zeit t_{R-R} ermittelt, dann berechnet sich die Herzrate in Herzschlägen pro Minute (beats per minute, bpm), zu

$$HR\,[\text{bpm}] = \frac{60}{t_{R-R}\,[s]}. \tag{10.3}$$

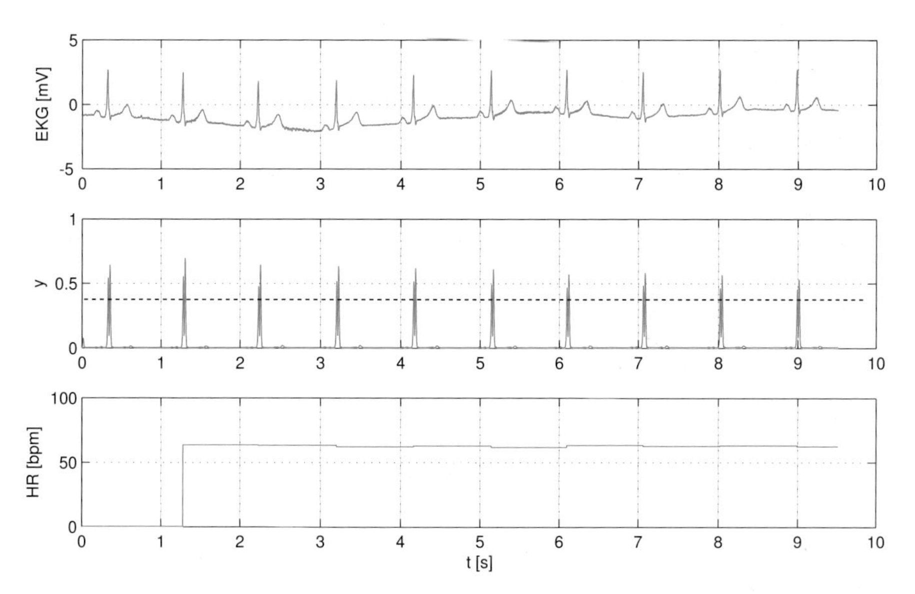

Abb. 10.5. Ermittlung der Herzrate.

Implementierung am Mikroprozessor

Programmausdruck 10.1 zeigt die wichtigsten Abschnitte des C-Codes aus dem Hauptprogramm zu Berechnung der Herzrate. Nach dem Laden der erforderlichen Bibliotheken und Definitionen für den Mikroprozessor folgt die Festlegung wichtiger Konstanten, wie die Abtastzeit `TSAMP` (in μs), der Schwelle `RTHRES` für die Erkennung der *R*-Zacke, der Anzahl `N` der Elemente im Varianzfilter sowie weiterer wichtiger Konstanten.

Der Aufruf der Berechnungsfunktion für die Ermittlung der Herzfrequenz `bpm` erfolgt in einer Endlosschleife. Die Funktion `updatebpm` wird dabei zu jedem Abtastschritt aufgerufen, die neue Herzfrequenz in der Variable bpm gespeichert und dann z.B. am LCD-Bildschirm ausgegeben. Die Implementierung des Varianzfilters erfolgt unter Verwendung der Datenstruktur eines Ringpuffers mit *N* Elementen

Programmausdruck 10.1. Herzratenbestimmung - Hauptprogramm.

```
1  #include "regs2407.h" // Laden der erf. Bibliotheken
2  #include "system.h"   // und Registerdefinitionen
3  #include "adc_dac.h"
4
5  #define TSAMP   1000  // Abtastzeit in Mikrosekunden
6  #define MINUTE 60000  // 1 Minute = 60000 Abtastschritte
7  #define RTHRES   500  // Schwelle für R-Zacken Detektion
8  #define N         30  // Anzahl der Werte im Var.filter
9  #define RCMIN     10  // mind. 10 Werte > Schwelle
10 ...
11 void main(void)       // Hauptprogramm
12 {...
13  struct rbfT rbf;     // Variablendeklaration
14  unsigned int dat[N];
15  unsigned int u,bpm=0;
16  initbuffer(&rbf,dat,N);  // Ringpuffer initialisieren
17  ...
18  while(1)             // Endlosschleife
19  { if ( ADCTRL2 & SEQ1_INTF)    // ADC Ereignis ?
20     { ...
21        // Warte solange bis ADC Wandlung fertig , dann
22        // Wert einlesen
23        while (ADCTRL2 & SEQ1_BUSY) u++;
24        u = read_ADC(ADC(0));
25        // Berechnen der HR
26        bpm = updatebpm(&rbf,bpm,u);
27        ...
28     } // end if
29   } // end while
30 } // end main
```

(Programmausdruck 10.2). Die grafische Darstellung eines Ringpuffers ist der Abb. 10.6 zu entnehmen.

Programmausdruck 10.2. Datentyp Ringpuffer.

```
1  struct rbfT          // Datentyp Ringpuffer
2  {
3    unsigned int *data; // Daten
4    unsigned int len;   // Anzahl der Elemente
5    unsigned int head;  // Kopf d. Ringpuffers
6  };
```

Für den Ringpuffer sind die folgenden Funktionen zu implementieren (Programmausdruck 10.3)

1. `initbuffer`: Initialisieren des Puffers mit definierten Werten und festlegen der Länge N,
2. `shiftbuffer`: Weiterschieben des Kopfes und neuen Wert eintragen,
3. `readbuffer`: Auslesen eines Wertes an Position *pos* (auf den Kopf bezogen).

Wird ein neuer Abtastwert im Gerät eingelesen, dann wird der Kopf des Ringpuffers um ein Element nach vorne geschoben und an dieser Stelle der neue Wert eingetragen. Die Tatsache, dass bei einem Ringpuffer der Kopf und das Ende der Queue ident sind, ist durch die Modulus-Operation in Programmausdruck 10.3 berücksichtigt. Der Programmausdruck 10.4 zeigt die Berechnung des Varianzfilters nach Gleichung (10.1), wobei zuerst der neue Abtastwert in den Ringpuffer geschrieben und dann die Varianz aller Elemente im Puffer berechnet wird. Dem Programmausdruck 10.5 kann die Ermittlung der Herzrate in Schlägen pro Minute (beats per minute `bpm`) nach Gleichung (10.3) entnommen werden. Liegen `RCMIN` konsekutive Werte des varianzgefilterten Signals y überhalb der Schwelle `RTHRES`, dann wird die Herzrate anhand des Zählers `bpmc` berechnet. Dieser Zähler wird immer dann zu Null gesetzt, wenn eine R-Zacke aufgetreten ist, ansonsten wird der Zähler schrittweise erhöht. Da dies jeden Abtastschritt (siehe Programm 10.1) erfolgt, kann mit dem Zähler `bpmc` die Zeit zwischen zwei R-Zacken ermittelt werden.

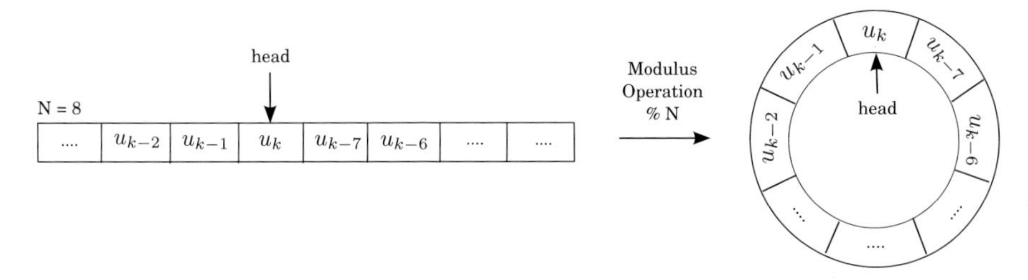

Abb. 10.6. Darstellung eines Ringpuffers mit $N = 8$ Elementen.

Programmausdruck 10.3. Implementierung des Ringpuffers.

```
1  void initbuffer(struct rbfT *bf, unsigned int *data,
2                                   unsigned int len)
3  { unsigned int i;
4    bf->data = data;
5    bf->head=0;
6    for (i=head;i<len;i++)
7       bf->data[i] = 0;
8    bf->len=len; }
9
10 void shiftbuffer(struct rbfT *bf, unsigned int new)
11 { bf->head = (bf->head +1) % bf->len;
12   bf->data[bf->head] = new;
13 }
14
15 double readbuffer(struct bufferT *bf, unsigned int pos)
16 { return bf->data[(bf->head + bf->len - pos) % bf->len];
17 }
```

Programmausdruck 10.4. Implementierung des Varianzfilters.

```
1  unsigned int varfilter(struct rbfT *rbf, unsigned int u)
2  { unsigned int i,var,mean;
3    int vari;
4    shiftbuffer(rbf,u);   // enqueue von u im Ringpuffer
5    mean = getmean(rbf);  // Berechnung des Mittelwertes
6                          // im Ringpuffer
7    var = 0.0;
8    for (i=0;i<rbf->len;i++)
9    { vari = readbuffer(rbf,i)-mean; // lesen des i-ten
10     var += vari*vari;  }           // Elementes im
11                                    // Ringpuffer
12   return = var/rbf->len;     // Berechnen der Varianz im
13 }                            // Ringpuffer
```

Abschließende Bemerkungen

Anhand der Ermittlung der Herzrate mit der Implementierung auf einem Mikroprozessor kommen mehrere, in den Kapiteln 2, 4 und 7 behandelten Grundlagen zur Anwendung, wobei insbesondere die folgenden Themen erfolgskritisch sind:

Echtzeitfähigkeit: Die beschriebene Berechnung der Herzrate erfordert, dass die Berechnungen in Echtzeit erfolgen können (siehe Abschnitt 4.5). Damit wird gefordert, dass alle Berechnungen innerhalb der Endlosschleife in Programm 10.1 innerhalb einer Abtastzeit durchgeführt werden können. Sind die Berechnungen

Programmausdruck 10.5. Ermittlung der Herzrate.

```
 1  unsigned int updatebpm(struct rbfT *rbf, unsigned int bpm,
 2                                           unsigned int u)
 3  {   unsigned int y;
 4      unsigned int newbpm = bpm;
 5
 6      y = varfilter(rbf,u); // Varianzfilterung
 7
 8      if (y > RTHRES)        // y ueber der Schwelle?
 9      { rc ++;               // wenn ja starte Zaehler
10        if (rc == RCMIN)     // RCMIN Werte > Schwelle?
11        {  newbpm = MINUTE/bpmc; // Berechne die HR
12           bpmc = 0; }           // Zaehler ruecksetzen
13        }
14      }
15      else
16        rc = 0;              // ansonsten rc ruecksetzen
17
18      bpmc ++;               // Anzahl der Abtastwerte zw.
19      return newbpm;         // zwei R-Zacken
20  }
```

zu komplex oder ist die Abtastzeit zu klein gewählt, dann kann es passieren, dass die Berechnungen länger als eine Abtastzeit benötigen. In diesem Fall ist die Echtzeitfähigkeit nicht mehr gegeben und die Berechnung der Herzrate fehlerhaft. Würde beispielsweise die Berechnung der Herzrate zwei Abtastzeiten benötigen, dann wird die Funktion updatebpm nur halb so oft aufgerufen wie nötig. Damit ist der Zähler `bpmc` nur halb so hoch und es folgt aufgrund der Berechnung `bpm = MINUTE/bpmc` die doppelte Herzrate.

Typkonvertierungsfehler: Um die Leistungsfähigkeit von Mikroprozessoren ohne Co-Prozessor ausnutzen zu können, versucht man bei den Berechnungen mit einer Integerarithmetik auszukommen. Die Berechnung der Herzrate `bpm = MINUTE/bpmc` erfordert eine Divison zweier Integerzahlen, wobei das Ergebnis der Division wieder ein Integer (`bpm`) ist. Aufgrund der Typenkonvertierung kommt es zu einem Konvertierungsfehler (Nachkommazahlen werden abgeschnitten). Bei schlecht konditionierten Rechenoperationen (z.B. wenn der zur Verfügung stehende Bereich der Integerzahlen nicht ausgenützt wird) kann es deshalb zu signifikanten Rechenfehlern kommen (siehe Abschnitt 2.2.3).

Validation: Denkt man an ein Intensivmonitoring, so kann ein derartiger Fehler schwerwiegende Folgen nach sich ziehen. Neben einer umfangreichen Programmverifikation und Validation mit einem EKG-Testgerät (siehe Abschnitt 7.2.2) empfiehlt es sich geeignete Fehlerroutinen zu entwickeln, die z.B. die Zeit zwischen zwei Programmaufrufen mit Hilfe der Systemzeit überprüft und somit beim Verletzen der Echtzeitbedingung eine Fehlerbehandlungsroutine startet.

10.1.2 Elektromyogramm

Die Elektromyografie (EMG) beschäftigt sich mit der Erfassung der Muskelaktivität. Dabei wird mit Elektroden das Summen-Aktionspotential der, im Wirkbereich der Elektrode liegenden motorischen Einheiten (motor unit action potential MUAP) gemessen (Abb. 10.7). Dabei kann die Aktivität von mehreren Muskelfasern, ganzen Muskeln oder sogar mehreren Muskeln erfolgen. Grundsätzlich kann die Messung invasiv unter Verwendung von Nadelelektroden, oder nicht-invasiv unter Verwendung von Oberflächenelektroden erfolgen. Nadelelektroden können Aktivitäten einzelner Muskelfasern erfassen und somit eine hohe Ortsauflösung erzielen. Die Verwendung von Oberflächenelektroden ermöglicht dagegen nur eine integrale Aktivitätsmessung von einzelnen Muskeln oder mehreren Muskelgruppen mit einer geringeren Ortsauflösung. Höhere örtliche Auflösungen kann man mit Elektrodenarrays erreichen, wo mehrere Oberflächenelektroden in kurzen Abständen zueinander angeordnet sind.

Die Anwendung der Elektromygraphie umfasst z.B. das Erkennen von Krankheiten mit muskulären und/oder nervlichen Ursachen, die Analyse der Muskelaktivierung und der Muskelermüdung für sportmedizinische Fragestellungen sowie die Ansteuerung von technischen Systemen (z.B. Prothesen) mit myoelektrischen Signalen.

Ein typisches myolektrisches Signal, welches mit einer Oberflächenelektrode erfasst wurde, kann der Abb. 10.8 entnommen werden. Obwohl der zeitliche Verlauf des Signals zwar Bereiche unterschiedlicher Muskelaktivierung vermuten lässt, vermittelt das Rohsignal des EMG eher einen zufälligen Charakter. Um das EMG für diagnostische Zwecke besser zugänglich zu machen, wird das Rohsignal weiterverarbeitet, wobei man zwischen einer Analyse im *Zeitbereich* oder im *Frequenzbereich*

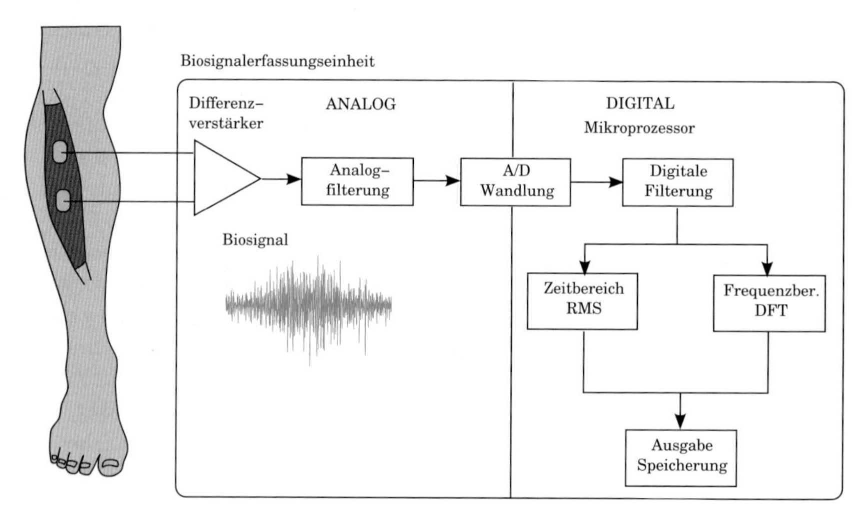

Abb. 10.7. Elektromyografie.

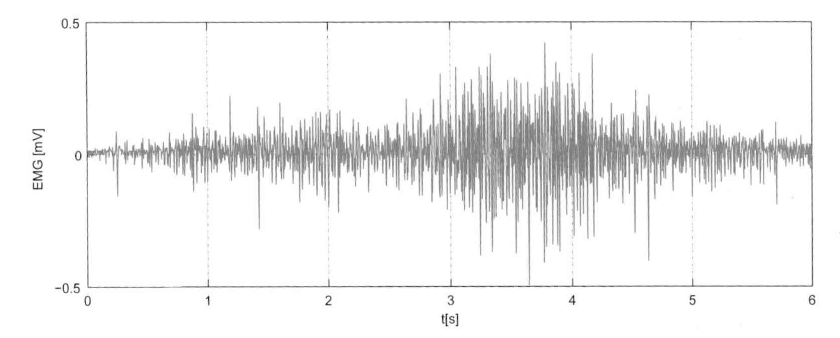

Abb. 10.8. EMG Rohsignal.

unterscheiden kann. Ausgehend vom abgetasteten EMG kann z.B. die Signalanalyse in mehreren Schritten erfolgen (Abb. 10.7):

1. Digitale Filterung des Biosignals, um Störungen zu unterdrücken (typischer Frequenzbereich für ein EMG liegt zwischen $5\,Hz$ und $400\,Hz$),
2. Ermittlung der Kennwerte im Zeitbereich und/oder
3. Ermittlung der Kennwerte im Frequenzbereich.

Ein sehr häufig verwendeter Kennwert im Zeitbereich ist die gleitende Ermittlung des quadratischen Mittels (root mean square RMS) des EMG-Signals $u(k)$:

$$RMS(k) = \sqrt{\frac{1}{N}\sum_{i=0}^{N-1} u(k-i)^2}. \qquad (10.4)$$

Die Implementierung der gleitenden RMS Berechnung baut wieder auf der Datenstruktur eines Ringpuffers auf (Programm 10.2) und kann ähnlich dem im vorigen Abschnitt behandelten Varianzfilter erfolgen.

Die Analyse im Frequenzbereich erfordert zuerst die Transformation des EMG Signals in den Frequenzbereich anhand der diskreten Fourier Transformation (DFT). Eine effiziente Implementierung der DFT kann durch die FFT (fast fourier transformation) erreicht werden, die erfordert, dass die Anzahl N der Abtastwerte des zu transformierenden Signals eine Potenz n der Zahl 2 d.h. $N = 2^n$ sein muss. Aus dem frequenztransformierten Signal können dann in weiterer Folge typische Kennwerte, wie z.B. die Medianfrequenz ermittelt werden. Zur Analyse der Muskelermüdung findet häufig die Medianfrequenz Anwendung, wobei eine Abnahme der Medianfrequenz mit zunehmender Ermüdung beobachtet werden kann (Abb. 10.9).

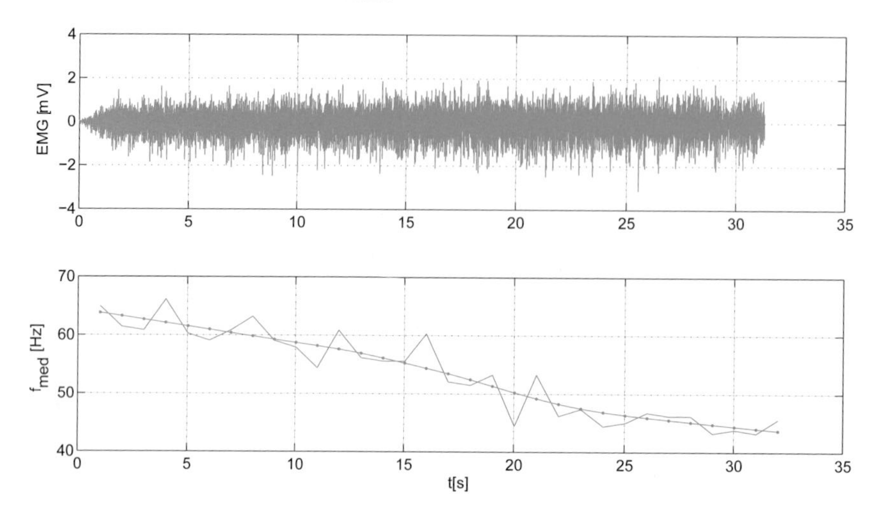

Abb. 10.9. Verlauf der Medianfrequenz bei einer isometrischen Kraftmessung. Bei diesem Ermüdungsexperiment ist keine Längenänderung des Muskels möglich und der Proband drückt mit maximaler Kraft gegen einen unbeweglichen Widerstand.

10.2 Computergestützte Bildgebende Systeme

Die überwiegende Anzahl der heute in Verwendung befindlichen bildgebenden Verfahren in der Medizin sind computergestützt. Dazu zählen als wichtigste Vertreter:

1. rekonstruktive Verfahren, bei denen die Bilder mittels Computerunterstützung aus Rohdaten rechnerisch rekonstruiert werden, wie z.B. die Röntgen-Computertomografie (CT, Abb. 10.10-b), die Magnetresonanztomografie (MRT, MR), die SPECT (Single Photon Emission Computed Tomography), die PET (Positronen-Emissions-Tomografie), Hybridverfahren (z.B. PET-CT, MR-PET), aber auch
2. konventionelle Röntgenaufnahmen (Projektionsradiografie, Abb. 10.10-a), welche nur mehr selten mit analogen Film-Foliensystemen erstellt werden, sondern mittels Detektoren, deren Signale digitalisiert werden, und
3. die Ultraschallsonografie.

Im Folgenden sollen stellvertretend für alle anderen Verfahren einige näher erläutert werden.

10.2.1 Röntgen-Projektions-Radiografie

Die Röntgen-Projektions-Radiografie erzeugt ebene zweidimensionale Projektionsbilder einer Körperregion, die von einem Röntgenstrahlungsfeld durchdrungen wird. Erfasst wird dabei die Intensität der Röntgenstrahlung hinter dem Objekt. Diese Intensität variiert entsprechend der unterschiedlichen Röntgenstrahlungsabsorption der verschiedenen Körpergewebe, welche sich im Strahlengang befinden. Bereiche,

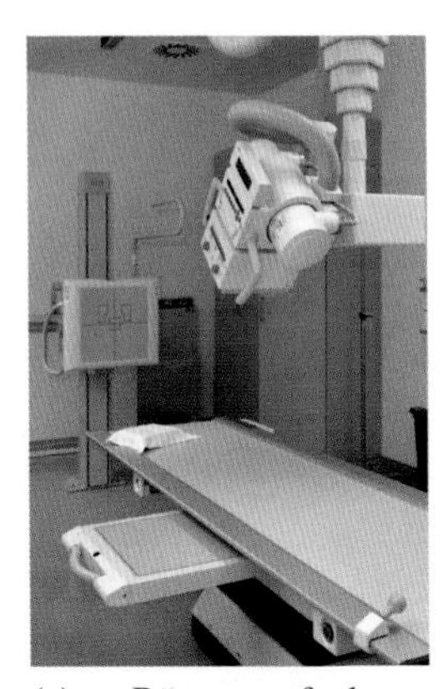

(a) Röntgenaufnahmeplatz mit zwei Flachdetektoren (gespag OÖ).

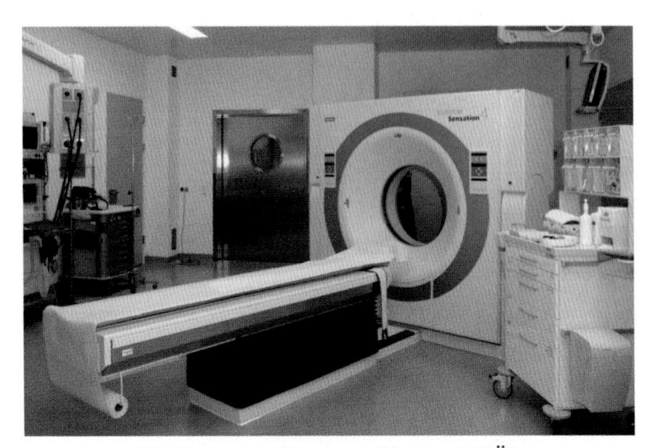

(b) Computer Tomograf (gespag OÖ).

Abb. 10.10. Bildgebende Systeme: a) Röntgen-Projektion, b) Computertomograf.

die hintereinander im Strahlengang liegen, werden übereinander abgebildet (Abb. 10.11).

Bei der *digitalen* Röntgen-Projektions-Radiografie werden keine Röntgenfilme als Detektoren verwendet, sondern Systeme, welche Bilder in digitaler Form liefern. D.h., die Intensität der Röntgenstrahlung hinter einem Objekt wird vom Detektorsystem pixelweise erfasst und digitalisiert. Die Digitalisierung liefert Graustufen mit einer bestimmten Farbtiefe (typischerweise 8-12 Bit). Beispiele für solche Detektorsysteme sind Speicherfolien-Systeme (digitale Lumineszenz-Radiografie) und „Flat-Panel"-Festkörperdetektoren (digitale Direkt-Radiografie). Aber auch Röntgenfernsehanlagen (Durchleuchtung) können zur Erzeugung digitaler Röntgenbilder eingesetzt werden (digitale Bildverstärker-Radiografie). Dabei wird das Bildverstärker-Ausgangslicht mit einer Video-Kamera erfasst und die Signale werden digitalisiert.

Die Röntgen-Projektions-Radiografie hat, wie schon erwähnt, den Nachteil, dass hintereinander im Strahlengang liegende Bereiche übereinander abgebildet wer-

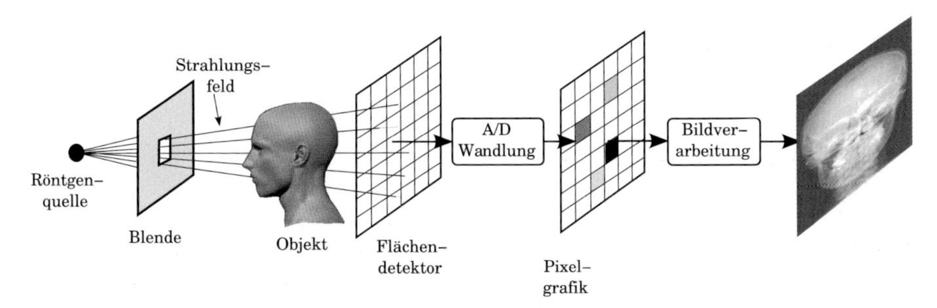

Abb. 10.11. Prinzip Projektions-Radiografie.

den. Eine entscheidende Weiterentwicklung der Röntgen-Bildgebung stellt daher die Röntgen-Computertomografie dar, welche Schnittbilder und dreidimensionale Darstellungen des Körpers liefert.

10.2.2 Röntgen-Computertomografie

Die Röntgen-Computertomografie, kurz Computertomografie (CT), engl. „computed tomography", ist ein rekonstruktives bildgebendes Verfahren, d.h. es werden Schnittbilder oder auch dreidimensionale Datensätze mittels Computerberechnungen aus den Rohdaten rekonstruiert. Die Rohdaten sind Projektionsdaten, d.h. digitalisierte Projektionsaufnahmen, aus vielen unterschiedlichen Richtungen, die insgesamt genügend Information enthalten, um die Schnittbilder bzw. 3D-Datensätze rekonstruieren zu können.

Als Detektoren für diese Projektionsaufnahmen werden gebogene Detektor-Arrays verwendet, deren Signale digitalisiert werden. Heute kommen meist Systeme zum Einsatz, bei welchen das Detektor-Array zusammen mit der gegenüberliegenden Röntgenstrahlungsquelle um den Patienten rotiert, um die Projektionsdaten aus unterschiedlichen Richtungen zu erhalten.

Beim heutzutage sehr häufig angewendeten Spiral-CT-Verfahren wird, im Gegensatz zum sequentiellen Verfahren, der Patient mit kontinuierlichem Vorschub durch den CT-Ring transportiert (Abb. 10.12).

Die Rekonstruktionsberechnungen der Schnittbilder (Abb. 10.13-b) bzw. 3D-Datensätze aus den Einzelprojektionen können auf unterschiedliche Art und Weise durchgeführt werden (Kalender, 2005). Sehr häufig wird die *gefilterte Rückprojektion* angewendet, seltener z.B. auch Techniken auf Basis der Fourier-Transformation. Iterative Rekonstruktionsalgorithmen werden für die CT nicht verwendet.

Neben der Bildrekonstruktion aus den Detektorsignalen erfordern auch die Ansteuerung und Überwachung der Hardware-Komponenten des CT-Gerätes (Generator, Röntgenröhre, Motoren, etc.) und das Auslesen und Digitalisieren der Detektorsignale den Einsatz von Computern.

Die Röntgen-CT hat in letzter Zeit eine beachtliche Weiterentwicklung erfahren, nicht nur in Richtung immer höherer Auflösung, sondern auch hin zur schnel-

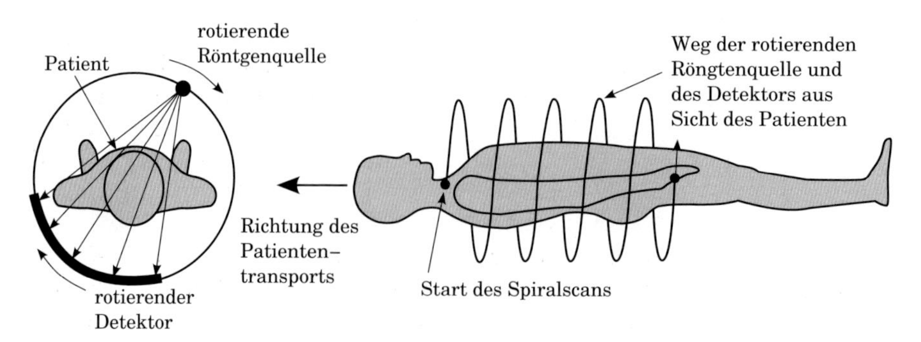

Abb. 10.12. Prinzip des Spiral-CT Scannings.

len Bildgebung, beispielsweise am schlagenden Herzen. Solche Fortschritte wurden durch Anwendung von mehrzeiligen Detektoren (d.h. es werden viele Schichten gleichzeitig erfasst) oder auch durch Verwendung von zwei Röntgenquellen (Dual-Source-CT) ermöglicht.

Was aber nicht unerwähnt bleiben soll, ist die Tatsache, dass CT-Untersuchungen im Durchschnitt deutlich höhere Belastungen durch die schädliche ionisierende Röntgenstrahlung mit sich bringen als die Projektions-Radiografie.

Ein Tomografie-Verfahren, das gänzlich ohne ionisierende Strahlung auskommt, ist die Magnetresonanztomografie, die im Folgenden besprochen werden soll.

10.2.3 Magnetresonanztomografie

Die Magnetresonanz-Tomografie (MRT), auch Kernspintomografie genannt, beruht auf der Wechselwirkung von Radiowellen mit den magnetischen Momenten der Spins der Wasserstoff-Atomkerne in den Geweben des menschlichen Körpers.

Aus hardwaretechnischer Sicht bilden folgende drei Komponenten die wesentlichen Bestandteile eines Magnetresonanz-Tomografen:

1. Ein starkes homogenes Grundmagnetfeld von mehreren Tesla Feldstärke, welches meist durch eine thermisch isolierte axiale supraleitende Spule erzeugt wird (d.h. der Patient wird in eine „Röhre“ geschoben). Zur Aufrechterhaltung der Supraleitung in der Spule ist die Kühlung mit flüssigem Helium notwendig (4,2 Kelvin). Seltener kommen auch offene Systeme zum Einsatz, bei denen der Patient nicht in eine Röhre geschoben wird. Solche Systeme können auch mit supraleitenden Spulen realisiert werden oder mit Permanentmagneten, welche aber niedrigere Magnetfeldstärken liefern. Das Grundmagnetfeld wirkt auf die Kernspins der Wasserstoffatomkerne des Körpers und richtet diese aus.
2. Ein Hochfrequenz-System, welches einerseits Radiowellen geeigneter Frequenz auf den Patienten einstrahlt und dadurch die im Grundmagnetfeld ausgerichteten Kernspins aus dem Gleichgewicht bringt, und andererseits die von den Kernspins abgestrahlten Radiowellen empfängt.
3. Gradienten-Magnetfelder (d.h. Magnetfelder, deren Stärke linear vom Ort abhängt), welche mit einer bestimmten zeitlichen Abfolge geschaltet werden, um eine Ortskodierung und damit eine Bildgebung zu ermöglichen.

Um genügend Signalinformation für die Rekonstruktion von Schnittbildern und 3D-Datensätzen zu erhalten, müssen viele Sequenzen durchgeführt werden. Eine Sequenz ist eine bestimmte zeitliche Abfolge von HF-Anregungspuls und Gradienten-Feldern gefolgt von der Abtastung der HF-Signale. Bei der Abtastung der HF-Signale ist das Abtasttheorem zu beachten, um Aliasing-Effekte in den Bildern zu vermeiden (siehe Abschnitt 2.1.1).

Alleine die Sequenzsteuerung und die Überwachung der Hardware-Komponenten wären ohne Computerunterstützung nicht durchführbar. Weiters ist aber auch der Bildrechner, welcher aus den abgetasteten und digitalisierten HF-Signalen die

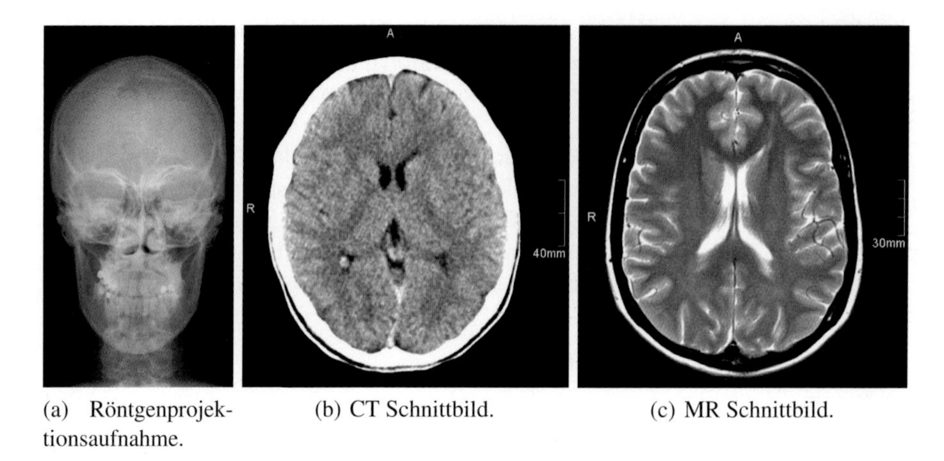

(a) Röntgenprojektionsaufnahme. (b) CT Schnittbild. (c) MR Schnittbild.

Abb. 10.13. a) Projektionsaufnahme (Frontalebene), b) Schnittbild (Transversalebene) und c) Schnittbild (Transversalebene), (AKh Linz, ZRI).

Bilder rekonstruiert, von besonderer Bedeutung. Bei der MRT beruht die Rekonstruktion der Schnittbilder (Abb. 10.13-c) auf der inversen 2D-Fouriertransformation einer Datenmatrix, welche aus den digitalisierten Signalen gewonnen wird.

10.2.4 Hybridverfahren

Hybridverfahren, wie z.B. die PET-CT, gewinnen immer mehr an Bedeutung und werden auch zunehmend in den klinischen Alltag integriert.

Bevor auf die Besonderheiten der PET-CT eingegangen wird, soll kurz das Funktionsprinzip der PET erläutert werden:

Die Positronen-Emissions-Tomografie (PET) ist ein nuklearmedizinisches bildgebendes Verfahren, welches primär der Funktionsdiagnostik dient. Dabei wird die Verteilung von radioaktiven Nukliden, welche in Form von Tracern (= stoffwechselspezifische Trägersubstanz, welche mit dem Radionuklid markiert ist) den Patienten verabreicht werden, tomografisch dargestellt. Detektiert wird die Gamma-Strahlung (Gamma-Quanten-Paare), welche durch den β^+-Zerfall der Radionuklide (Positronen-Strahler) und durch die Verschmelzung der Positronen mit Elektronen entsteht. Die Bildgenerierung bei der PET ist, wie bei der CT, rekonstruktiv. Es werden viele Gamma-Quanten-Paare von entsprechenden Detektoren (z.B. bei der Ring-PET mit Detektorringen) erfasst und daraus die Verteilung der Radionuklide durch Rekonstruktionsalgorithmen von einem Computer berechnet. Bei der PET kommen, im Gegensatz zur CT, häufig iterative Rekonstruktionsalgorithmen zum Einsatz.

Ein Nachteil der PET und auch aller anderen nuklearmedizinischen bildgebenden Verfahren ist die vergleichsweise schlechte Ortsauflösung. Dies legt die Idee nahe, die PET z.B. mit der CT zu kombinieren, d.h. CT-Bilder und PET-Bilder einer Körperregion zu fusionieren, wodurch die hohe Lokalisierungsgenauigkeit der CT mit der funktionsdiagnostischen Information der PET vereint werden kann. Am besten kann diese Bildfusion realisiert werden, nicht indem man CT- und PET-Bilder zweier unabhängiger Geräte vereint, sondern indem ein Kombinationsgerät aus einem CT- und einem PET-Gerät, ein so genannter PET-CT Scanner, verwendet wird.

Die notwendige Computerunterstützung bei einem PET-CT-Scanner umfasst einerseits alles, was auch für den Betrieb und die Bildgenerierung der Einzelgeräte nötig ist, und zusätzlich auch die Fusion der Bilder, wobei zu beachten ist, dass vor der Fusion der Bilder die Absorptionskorrektur für die PET-Bilder mittels der CT-Bilder berechnet wird. Für einen tieferen Einblick in die Bildfusionstechniken sei auf (Oppelt, 2005) verwiesen.

10.2.5 Sonografie

Die Anwendung von Ultraschall (US) für die medizinische Bildgebung wurde schon in den 1940-er und 50-er Jahren entwickelt. Auch erste Anwendungen des Dopplerprinzips gab es damals schon. Die Ultraschall-Bildgebung beruht auf dem Echo-Impuls-Verfahren (siehe Abb. 10.14). Dabei wird in einem Schallkopf über den inversen piezoelektischen Effekt aus einem elektrischen Puls ein Schallpuls erzeugt, der in das Gewebe gelenkt wird. An Grenzflächen oder anderen Inhomogenitäten wird ein Teil der Schallenergie gestreut oder reflektiert. Dabei entstehen Echos, die zum Schallkopf zurücklaufen und dort über den piezoelektrischen Effekt in elektrische Signale umgewandelt und weiterverarbeitet werden. Die Tiefe, aus welcher ein Echo kommt, hängt über die Schallgeschwindigkeit direkt mit der Laufzeit zusammen, d.h. die Laufzeit wird gemessen und daraus der Entstehungsort des Echos bestimmt.

Eine wichtige Art der Darstellung ist der so genannte B-Mode (brightness modulation), welcher 2D-Schnittbilder (Abb. 10.15) liefert. Dabei werden die Schnittbilder aus einzelnen Linien zusammengesetzt, wobei für jede Linie ein Schallpuls ausgesendet und Echos empfangen werden müssen und unterschiedliche Echo-Intensitäten in unterschiedliche Helligkeiten (Grauwerte) umgesetzt werden.

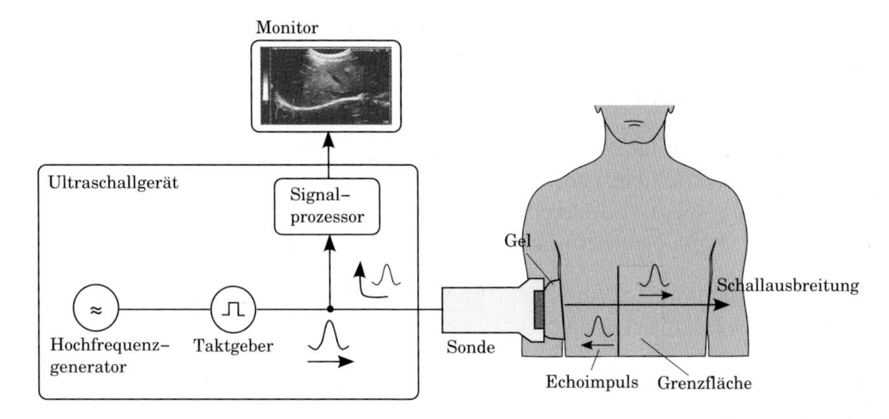

Abb. 10.14. Prinzip der Ultraschall-Sonografie.

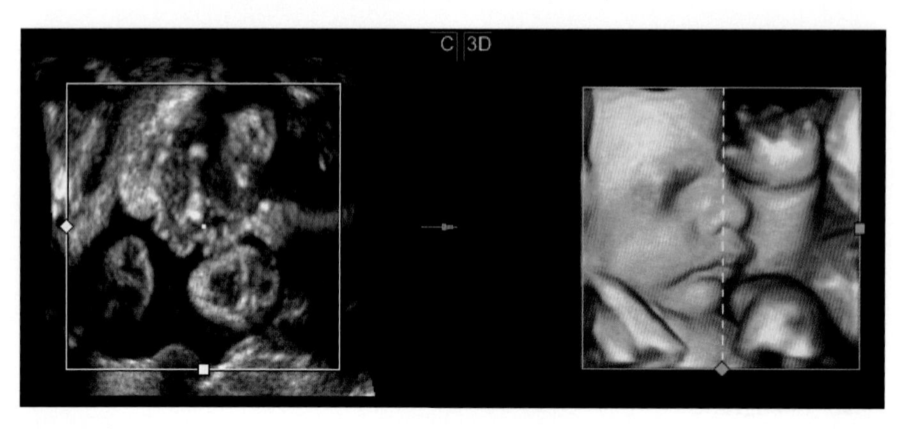

Abb. 10.15. Ultraschallaufnahmen: links 2D-Schnittbild eines Fetus, rechts rekonstruierte 3D-Darstellung (Firma GE Medical Systems Kretztechnik).

Einen enormen Gewinn an Informationsgehalt in der US-Bildgebung bringt die Ausnützung des Dopplereffektes. Dieser Effekt führt dazu, dass die Echos, welche z.B. durch die Reflexion an bewegten Blutkörperchen entstehen, abhängig von der Geschwindigkeit der Blutkörperchen eine Frequenzverschiebung erfahren. Dies ermöglicht die Bestimmung der Fließgeschwindigkeit des Blutes, welche z.B. beim US-Farbdoppler-Verfahren farbkodiert im Bild dargestellt werden kann.

Die Ultraschall-Bildgebung ist von ihrer Natur her ein Verfahren, welches auch mit analoger Technik auskommt. Allerdings bietet der Einsatz von digitaler Technik in modernen Geräten einige große Vorteile. Dazu gehören z.B. nicht nur die Farbkodierung der Fließgeschwindigkeiten beim Farbdoppler-Verfahren, sondern alle Möglichkeiten der digitalen Bildverarbeitung von digitalen US-Bildern, die durch A/D-Wandlung der analogen elektrischen Signale gewonnen werden. Dazu gehört z.B. auch die Darstellung von Volumina (Abb. 10.15) als Funktion der Zeit, welche aus vielen Schnittbildern, die in verschiedenen Richtungen und zu unterschiedlichen Zeiten aufgenommen werden, berechnet werden kann.

10.3 Computergesteuerte Prothesen

Eine Prothese ist ein funktioneller Ersatz für Körperteile wie Gliedmaßen, Organe oder Organteile durch ein künstlich geschaffenes Medizinprodukt. Findet die Anwendung der Prothese im Inneren des Körpers statt, dann handelt es sich um eine *Endoprothese* (funktionelles Implantat) wie z.B.

- Gelenksendoprothesen für Knie, Hüfte, Sprunggelenk, Handgelenk,
- künstliches Herz, Herzklappe,
- Hörprothesen.

Kommt die Prothese außerhalb des Körpers zum Einsatz, dann spricht man von einer *Exoprothese* wie z.B.

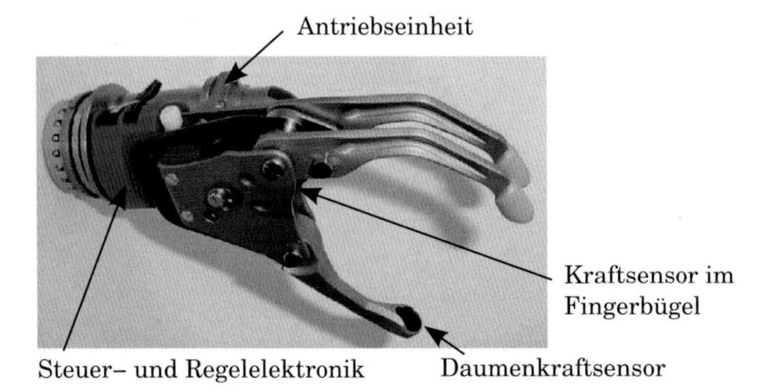

Abb. 10.16. Myolektrische Handprothese ohne kosmetischen Schutz (Fa. Otto-Bock).

- Bein- oder Unterschenkelprothese,
- Arm- oder Unterarmprothese,
- Handprothese.

Darüber hinaus gibt es auch Prothesen, die im Inneren des Körpers verankert sind und teilweise aus dem Körpergewebe herausragen, wie z.B. ein Zahnimplantat. Durch eine stetige Weiterentwicklung in der Mikroprozessortechnik können immer komplexere Funktionen und Bewegungen mit mikroprozessorgesteuerten Prothesen umgesetzt werden. Immer leistungsfähigere und energieeffizientere Prozessoren tragen dabei maßgeblich zur Entwicklung der Regelung und Steuerung der Prothese als auch zu einer immer zuverlässigeren Ansteuerung der Prothesen durch Biosignale wie z.B. EMG oder EEG bei.

10.3.1 Myoelektrisch angesteuerte Handprothese

Einfache Tätigkeiten, wie z.B. eine Tür öffnen oder aus einem Glas trinken, erfordern komplexe und äußerst feinmotorische Bewegungsvorgänge des Armes und der Hand. Nur durch den Einsatz von technisch ausgefeilten Handprothesen ist es möglich, einen Teil der Funktionalität der natürlichen Hand zu ersetzen. Die Steuerung der unterschiedlichen Freiheitsgrade einer Handprothese (Öffnen, Schließen, Rotation, Beugung) kann auf unterschiedliche Art und Weise erfolgen. Mit *Eigenkraft gesteuerte Prothesen* erfordern sowohl eine sehr aufwändige Operation als auch einen sehr komplexen mechanischen Aufbau der Prothese unter Verwendung von Bandagen und mechanischen Zügen.

Bei den mit *Fremdkraft* (pneumatisch, hydraulisch oder elektrisch) *angesteuerten Prothesen* hat sich aufgrund der fortschreitenden Miniaturisierung der elektrische Antrieb durchgesetzt (Abb. 10.16). Die für die Steuerung der Prothese notwendigen Signale können beispielsweise mittels

- mechanischer Schalter,
- Drehwinkelgeber,
- taktiler Sensoren, oder

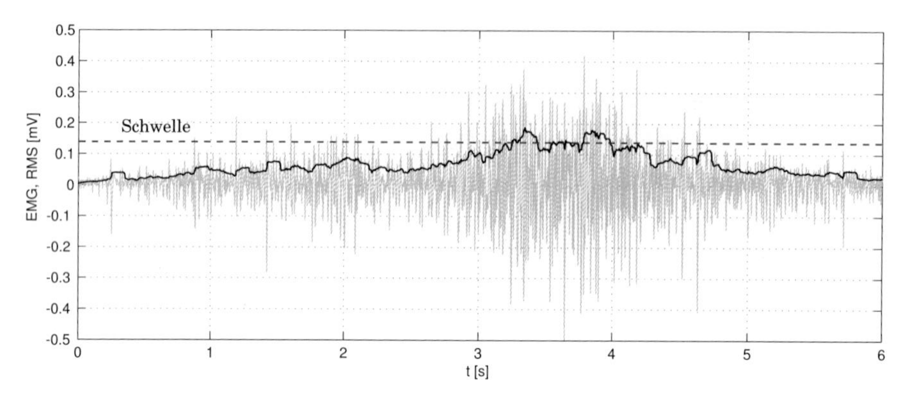

Abb. 10.17. Gleitende RMS-Filterung ($N = 100$, $T_a = 1ms$) des EMG Signals aus Abb. 10.8.

- myoelektrischer Signale

erzeugt werden. In Bezug auf das Steuerungskonzept unterscheidet man zwischen *digitaler* und *proportionaler Steuerung*. Die digitale Steuerung verwendet ein oder mehrere Steuersignale und generiert aus dem kontinuierlichen Steuersignal ein digitales Signal zum Ein- bzw. Ausschalten eines Antriebsmotors. Bei der proportionalen Steuerung wird aus dem kontinuierlichen Steuersignal ein kontinuierliches Signal zur proportionalen Steuerung der Greifgeschwindigkeit oder der Greifkraft erzeugt, wobei je nach Situation zwischen den Steuerungskonzepten gewechselt werden kann.

Die Steuerung und somit die Stabilisierung der Greifkraft erfordert eine zusätzliche Kraftmessung zwischen zu greifendem Objekt und den Fingern der Handprothese. Dies kann z.B. durch Kraftsensoren an der Daumenoberfläche oder durch integrierte Kraftsensoren in den Fingerhebeln realisiert werden. Wenn die Restmuskulatur des Stumpfes soweit verwendbar ist, wird bei der myoelektrisch gesteuerten Handprothese das EMG (siehe Abschnitt 10.1.2) des Beuger- und Streckermuskels verwendet (direkte Steuerung). Ist z.B. der Antagonist des Stumpfes nicht mehr nutzbar, dann kann auch mit einem Muskel am Stumpf das Auslangen gefunden werden (Doppelkanalsteuerung). Ist die Muskulatur am Stumpf nicht mehr nutzbar, dann muss man auf andere Muskelgruppen (z.B. Brustmuskel) ausweichen.

Digitale Steuerung

Bei der *direkten Steuerung* für das Öffnen und Schließen der Hand wird je eine Oberflächenelektrode am Handgelenkbeuger und -strecker appliziert. Somit steht für jeden Freiheitsgrad ein EMG-Signal zur Verfügung. Zur Steuerung der Handprothese eignet sich jedoch nicht das Rohsignal des EMG, sondern z.B. das Resultat einer gleitenden RMS-Berechnung nach Gleichung (10.4) wie in Abb. 10.17 dargestellt. Die Amplitude des RMS-gefilterten Signals wird dabei mit einer definierten Schaltschwelle verglichen und der Antriebsmotor dann eingeschaltet, wenn das Signal die Schaltschwelle überschreitet.

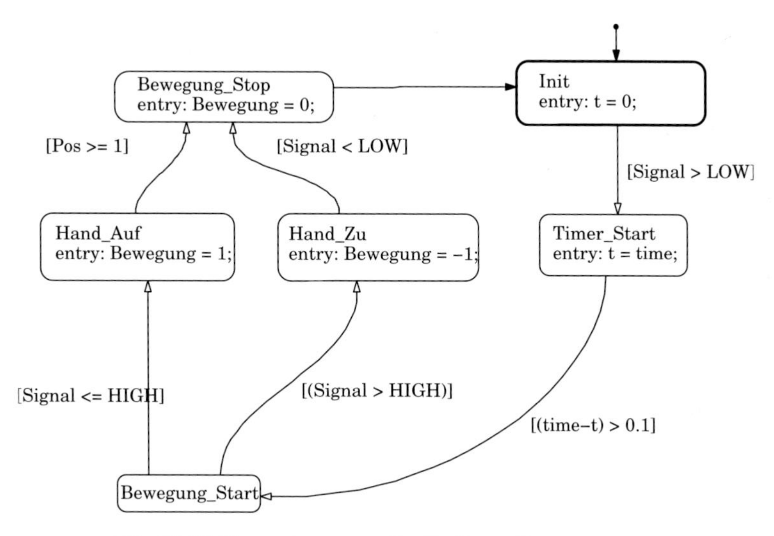

Abb. 10.18. Zustandsautomat für die Doppelkanalsteuerung.

Bei der *Doppelkanalsteuerung* steht nur eine EMG-Elektrode zur Steuerung für das Öffnen und Schließen zur Verfügung. Um mit nur einem Signal zwei Funktionen zu steuern, muss das Signal auf zwei Kriterien hin überprüft werden. Das kann einerseits durch Festlegen von zwei Amplitudenkriterien (Schaltschwellen) erfolgen, wobei die Hand öffnet, wenn die erste (niedrige) Schwelle überschritten wird und die Hand schließt, falls die zweite (höhere) Schwelle überschritten wird. Andererseits kann die Ansteuerung auch durch ein kombiniertes Amplituden-Zeit-Kriterium erfolgen. Dabei wird die Hand dann geöffnet, wenn das RMS-gefilterte Signal nur kurz über einer definierten Schaltschwelle liegt und dann geschlossen, wenn das Signal längere Zeit über der Schaltschwelle liegt.

Der Abb. 10.18 ist die Modellierung einer einfachen Doppelkanalsteuerung als Zustandsautomat zu entnehmen. Ein endlicher Zustandsautomat hat eine endliche Anzahl von Zuständen (hier: `Init`, `Timer_Start`, `Hand_Zu`, `Hand_Auf`, `Bewegung_Stop`). Beim Betreten eines Zustandes erfolgt die Ausführung eines bestimmten Befehls (`entry:`). Der Wechsel von einem Zustand zum nachfolgenden Zustand kann nur bei Erfüllen der Transitionsbedingung (z.B. `Signal >` LOW) erfolgen. Für die Beschreibung des Zustandes kann die Struktur in Programmausdruck 10.6 verwendet werden.

Die Implementierung des Zustandsautomaten als C-Code ist dem Programm 10.7 zu entnehmen. Der aktuelle Zustand kann dabei in einer globalen Variablen `aktstate` gespeichert werden, die vor dem ersten Aufruf mit `aktstate.state = Init` initialisiert werden muss. Zu jedem Abtastzeitpunkt (siehe Programm 10.6 Endlosschleife) wird die Funktion `updatestate` aufgerufen und der aktuelle Zustand zurückgegeben. In Abhängigkeit des Zustandes erfolgt dann die Ansteuerung des Antriebes.

Programmausdruck 10.6. Hauptprogramm - Doppelkanalsteuerung.

```
1  enum stateV {Init, Timer_Start, Bewegung_Start,
2               Hand_Auf, Hand_Zu, Bewegung_Stop};
3
4  struct stateT{
5     unsigned int t;
6     enum stateV val;
7  };  // Beschreibung des Zustandes
8
9  ...
10
11 struct stateT aktstate;      // aktueller Zustand
12
13 void main(void)
14 { ...
15   aktstate.val = Init;       // Initialisierung
16
17   while (1)
18   { // Zustand aktualisieren,
19     // pos = 2 wenn Hand ganz offen, sonst pos = 0
20     aktstate = updatestate(aktstate, signal, pos, time);
21     ...
22   } \\ end while
23 } \\ end main
```

Proportionale Steuerung

Das Konzept der digitalen Steuerung kann zu einer proportionalen Steuerung erweitert werden, indem das einfache Ein- und Ausschalten des Antriebsmotors durch eine geschwindigkeits-proportionale Steuerung für Öffnen bzw. Schließen ersetzt wird. Dazu ist die kontinuierliche Messung des Öffnungswinkels des Greifers mit geeigneten Sensoren (z.B. Winkelenkoder) erforderlich, wobei die gewünschte Geschwindigkeit durch den Wert des RMS-Signals vorgegeben wird. Bei Berührung mit dem zu greifenden Objekt wird von proportionaler Geschwindigkeitsregelung auf die proportionale Greifkraftregelung umgeschaltet.

Programmausdruck 10.7. Implementierung des Zustandsautomaten als C-Code.

```
1  stateT updatestate(struct stateT state, unsigned int signal,
2                     unsigned int pos, unsigned int time)
3  {  struct stateT newstate = state;
4
5     if ((state.val == Init) && (signal > LOW))
6     {  newstate.t = time;
7        newstate.val = Timer_Start; }       // Startet Timer
8
9     if ((state.val == Timer_Start) && (time-state.t > 0.1))
10       newstate.val = Bewegung_Start;     // Bewegung Start
11
12    if (state.val == Bewegung_Start)
13       if (signal > HIGH)
14          newstate.val = Hand_Zu;          // Hand Schließen
15       else
16          newstate.val = Hand_Auf;         // Hand Öffnen
17
18    if ((state.val == Hand_Auf) && (pos >=1))
19       newstate.val = Bewegung_Stop;       // Bewegung Ende
20
21    if ((state.val == Hand_Zu) && (signal < LOW))
22       newstate.val = Bewegung_Stop;
23
24    if (state.val == Bewegung_Stop)        // Rücksetzen
25       newstate.val = Init;
26
27    return newstate;
28 }
```

10.3.2 Computergesteuerte Beinprothese

Eine computergesteuerte Beinprothese findet bei Amputationen oberhalb des Kniegelenkes Anwendung und ergänzt rein mechanische Prothesen um die Möglichkeit, sich an die unterschiedlichen Phasen des Ganges (Abb. 10.19) anzupassen.

Da die einzelnen Abschnitte der Stand- als auch der Schwungphase beim gesunden Menschen unterschiedliche Muskelaktivitäten bedingen, ergeben sich auch unterschiedliche Anforderungen an die Prothese in Bezug auf Kraftübertragung und Bewegungsverhalten.

Bei einer computergesteuerten Beinprothese wird anhand unterschiedlicher Sensoren (Drehwinkelgeber, Kraftsensor) die aktuelle Gangphase ermittelt, und in Abhängigkeit dieser die Eigenschaft der Prothese verändert.

Die Verstellung des Prothesenverhaltens kann durch geeignete Stellglieder erfolgen, welche die Dämpfung im Kniegelenk verändern können. Dies kann z.B. durch ein Ventil bei einem herkömmlichen hydraulischen Dämpfer (Abb. 10.20) oder durch

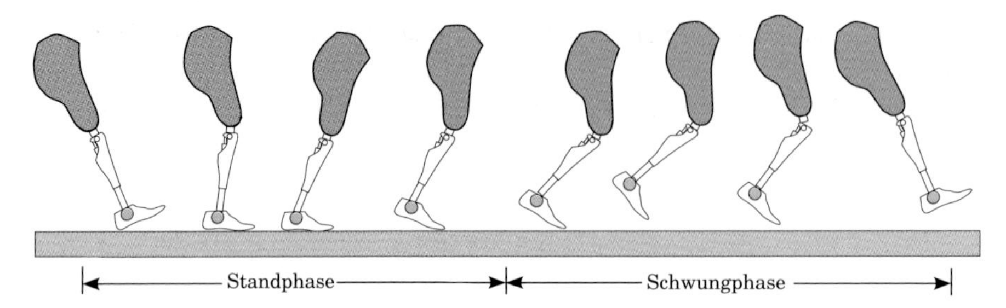

Abb. 10.19. Die Gangphasen.

Anlegen eines magnetischen Feldes bei einem Dämpfer mit rheomagnetischer Flüssigkeit erfolgen. In der Schwungphase wird dabei mit einer niedrigen Dämpfung begonnen, um die Energie für die Einleitung dieser möglichst gering zu halten. Je nach Beugung des Kniegelenkes wird dann die Dämpfung erhöht, um ein zu starkes Ausschwingen des Unterschenkels zu vermeiden und um zu garantieren, dass beim Auftritt das Bein wieder rechtzeitig bereit ist.

Die Standphase erfordert ebenfalls eine Anpassung der Dämpfung, da einerseits genügend Sicherheit bei Bodenunebenheiten gewährleistet werden muss und andererseits die Einleitung der Standphase möglichst mit geringem Energieaufwand erfolgen soll. Darüber hinaus sollte das Kniegelenk vollkommen gesperrt werden können, um ein energieeffizientes und sicheres Stehen zu ermöglichen.

Die Realisierung von komplexen Steuerungs- und Regelungsalgorithmen erfordert leistungsfähige und energiesparende Mikroprozessoren, wie sie heute zur Verfügung stehen. Die gemessenen Signale des Kniegelenkswinkels, der Axialkraft und des Flexionsmomentes werden gefiltert und weiterverarbeitet, damit in weiterer Folge die Erkennung der Gangphasen erfolgen kann. Bei Kenntnis der Gangphase kann

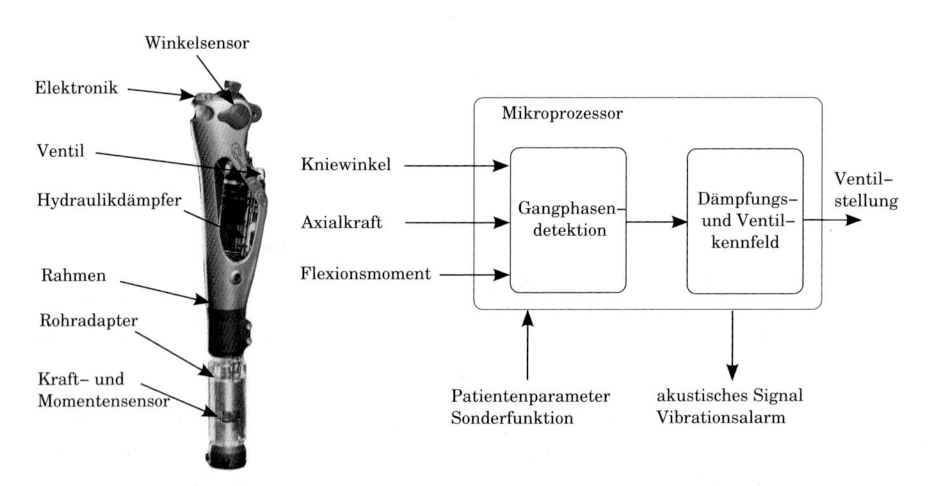

Abb. 10.20. Computergesteuerte Prothese (C-Leg, Fa. Otto-Bock).

die erforderliche Dämpfung aus dem Dämpfungskennfeld und in weiterer Folge die dazu erforderliche Ventilstellung ermittelt werden. Durch eine Schnittstelle mit einem Computer und der entsprechenden Software kann die individuelle Anpassung der Steuerungsparameter an den Patienten erfolgen.

10.4 Medizinisch genutzte Manipulatoren und Roboter

Unter einem *Roboter* versteht man einen frei und wieder programmierbaren, multifunktionalen Manipulator mit mindestens drei unabhängigen Achsen, um mit Materialien, Teilen, Werkzeugen oder speziellen Geräten entlang programmierter Bahnen unterschiedliche Aufgaben zu erledigen. Ein *Manipulator* bezeichnet dabei den mechanischen, beweglichen Teil des Roboters. *Medizinroboter* sind demnach in der Medizin angewendete Roboter, wobei in der Literatur auf die Differenzierung zwischen Roboter und Manipulator oft verzichtet wird.

Die Hauptargumente für die Anwendung von Manipulatoren und Robotern in der Medizin sind die Genauigkeit, eine fehlende Ermüdung und die Schnelligkeit, mit der sie arbeiten und komplexe Information verarbeiten können. Als wesentliche Einschränkungen von Robotern ist deren sehr geringe Entscheidungsfähigkeit und schlechte Anpassungsfähigkeit an unvorhersehbare Situationen anzuführen (siehe Tabelle 10.1).

Der Nutzen eines Manipulators oder Roboters liegt nicht darin, den Arzt zu ersetzen, sondern vielmehr durch ein geschicktes Ausnutzen der Fähigkeiten von Arzt und Roboter neue medizinische Behandlungen zu ermöglichen. In diesem Kontext bezeichnet man medizinisch genutzte Manipulatoren und Roboter auch als *medizinische (chirurgische) Assistenzsysteme*. Für die Anwendung von chirurgischen Assistenzsystemen sind folgende Faktoren erfolgskritisch:

- *Echtzeitfähigkeit:* Bei Manipulatoren müssen die Bewegungen sowie ein etwaiger Feedback (Kraftfeedback bzw. haptischer Feedback) in Echtzeit durchgeführt werden, was insbesondere bei telemedizinischen Anwendungen (große Distanz zwischen Arzt und Manipulator) eine große Herausforderung darstellt.
- *Sicherheit*: Im Arbeitsbereich von Manipulator bzw. Roboter kann es zu einer Kollision mit dem Arzt, dem medizinischen Personal oder dem Patienten kommen. Durch geeignete Regelungsstrategien wie z.B. Bewegungsüberwachung, Einschränkung des Arbeitsbereiches oder Kraftbeschränkung des Manipulators muss das Verletzungsrisiko minimiert werden.
- *Sterilität*: Für alle Teile des Manipulators, die mit dem Operationsfeld Kontakt haben (können), ist die Sterilität zu garantieren (Verwenden von sterilen Folien und sterilisierbaren Instrumentenaufnehmern Abb. 10.24).

Gelingt die synergetische Nutzung der Fähigkeiten von Mensch und Manipulator/Roboter, dann eröffnen sich neue Therapiemöglichkeiten wie z.B. in der Mikrochirurgie, der minimal-invasiven Chirurgie oder der navigierten Chirurgie sowie in

Tabelle 10.1. Gegenüberstellung von Stärken und Schwächen zwischen Mensch und Manipulator/Roboter nach (Siciliano & Khatib, 2008).

	Stärken	Schwächen
Mensch	+ Ausgezeichnete Entscheidungsfähigkeit	- Anfällig für Ermüdung und Unaufmerksamkeit
	+ gute Koordination zw. visuellen und motorischen System	- Eingeschränkte Genauigkeit zufolge Muskelzittern
	+ gute Fingerfertigkeit	- beschränkte Objektgröße
	+ Integration unterschiedlicher Informationsquellen	- Größe der Finger
	+ Lernfähigkeit	- Sterilität
	+ ausgezeichnetes Improvisationsvermögen	- negative Auswirkung von Strahlung und Infektion
Roboter Manipul.	+ sehr hohe Genauigkeit	- geringe Entscheidungsfähigkeit
	+ keine Ermüdung	- geringe Anpassungsfähigkeit
	+ hohe örtliche Auflösung	- eingeschr. „Fingerfertigkeit"
	+ Nutzen von mehrern Informationsquellen	- eingeschränkte Koordinationsfähigkeit
	+ immun gegenüber Strahlung	- geringe Interpretationsfähigkeiten

der nicht-operativen Therapie wie z.B. in der Bewegungstherapie oder der Partikeltherapie. Darüber hinaus können Manipulatoren und Roboter für die Patientenpositionierung und den Patiententransport verwendet werden. Anwendungen von Manipulatoren und Robotern im medizinischen Bereich sind z.B.

- Teleroboter für totalendoskopische Herzchirurgie,
- Injektionsroboter für intraoperative, perkutane Injektionen im CT,
- Navigierter Biopsieroboter,
- Mikrochirurgiemanipulator,
- Autonomer Miniaturroboter für die Kolonoskopie,
- Bewegungstherapieroboter für obere und untere Extremität,
- Robotergestützte Orthese,
- Roboterarm für einen Rollstuhl.

10.4.1 Computergestützte Chirurgie

Im Rahmen der computergestützten Chirurgie (computer-integrated surgery, CIS) erfolgt die Integration von

1. Manipulator bzw. Roboter,
2. Navigationssystem,
3. Patientenmodell auf Basis von CT- und/oder MRT Bildern oder anderen bildgebenden Modalitäten, sowie
4. einer präoperativen, computergestützten Planung.

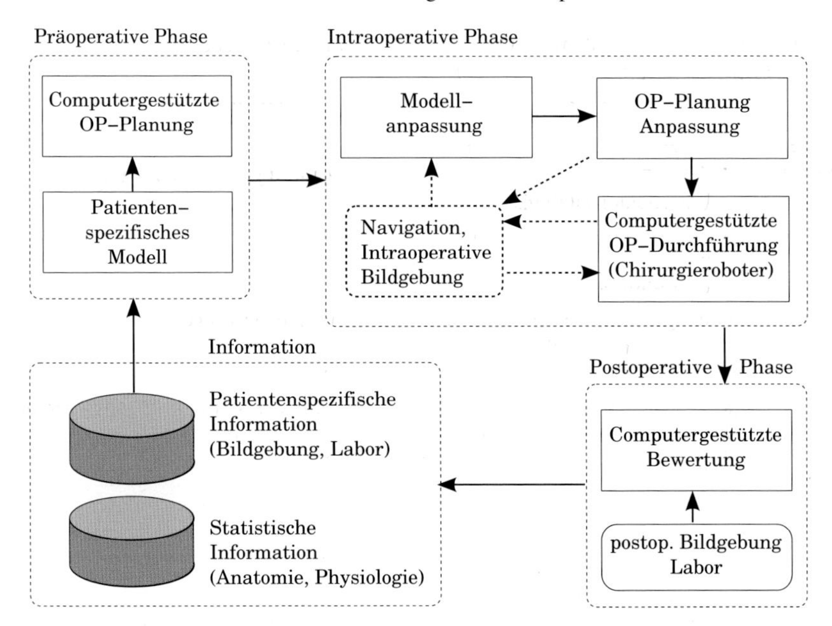

Abb. 10.21. Informationsfluss bei der computergestützten Operation (Taylor & Stoianovici, 2003).

Der Informationsfluss in einem computergestützten Chirurgie-System kann der Abb. 10.21 entnommen werden. Der Chirurgieroboter ist Teil eines komplexen, computergestützten Systems. Der Prozess startet gewöhnlich mit der Sammlung der patientenspezifischen Information (CT, MRT, PET, Labordaten, etc.). Auf Basis statistischer Informationen über Anatomie, Physiologie und Pathologie des Menschen entsteht zusammen mit der patientenspezifischen Information ein umfangreiches Modell des Patienten z.B. 3D- oder biomechanisches Modell.

Unter Nutzung des Patientenmodelles erfolgt am Computer die präoperative Planung. Zu Beginn der Operation erfolgt die Registrierung (bei der navigierten Chirurgie entspricht dies der Übersetzung des Koordinatensystems des Modells auf das Patientenkoordinatensystem) des Patienten- und Interventionsmodells.

Ändern sich während der Operation kritische Daten, kann in bestimmten Fällen eine Anpassung des Patientenmodells intraoperativ (z.B. durch intraoperative Bildgebung) erfolgen. Eine postoperative Bildgebung und Modellierung ermöglicht die Bewertung des Eingriffs und die Planung der Nachbehandlung. Darüber hinaus stehen die gesamten, gesammelten Daten für eine statistische Analyse und Prozessoptimierung zur Verfügung.

10.4.2 Chirurgieroboter

Manipulatoren und Roboter für die operative Therapie finden z.B. in der Herzchirurgie, der Neurochirurgie oder der Orthopädie Anwendung. Der Abb. 10.22 ist das schematische Blockschaltbild eines Chirurgieroboters zu entnehmen. Im Rahmen

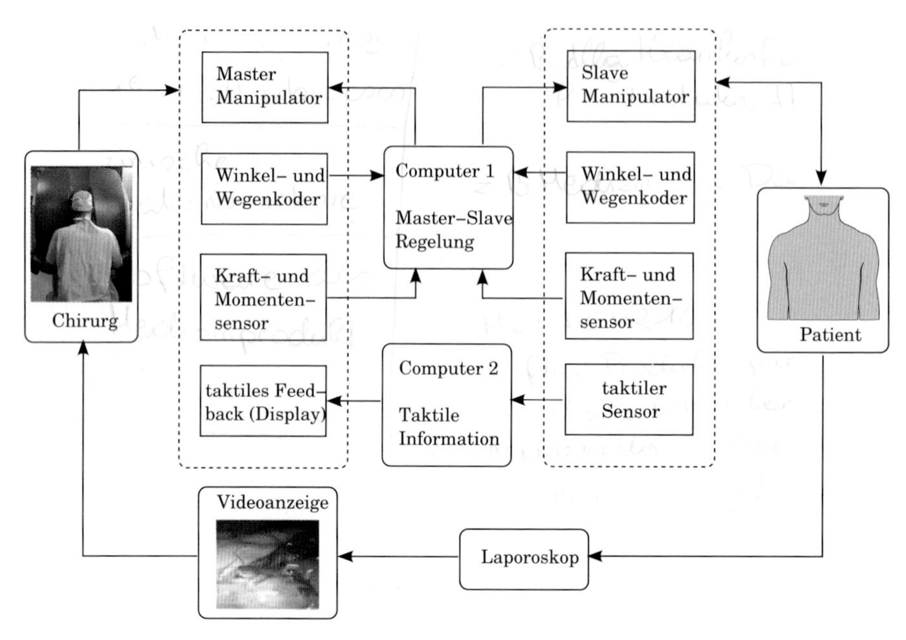

Abb. 10.22. Schema eines Chirurgieroboters (Madhavan *et al.*, 2002).

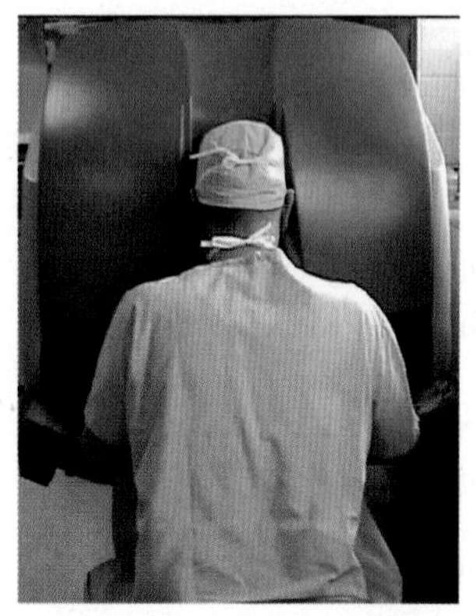

(a) Chirurg am Mastermanipulator (Uniklinik Innsbruck).

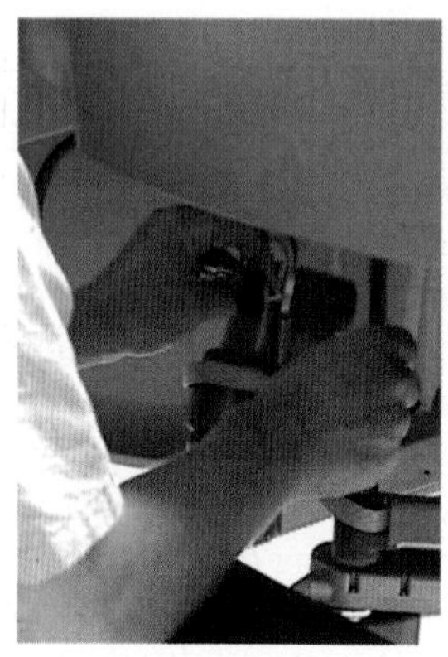

(b) Mastermanipulator Bedienung.

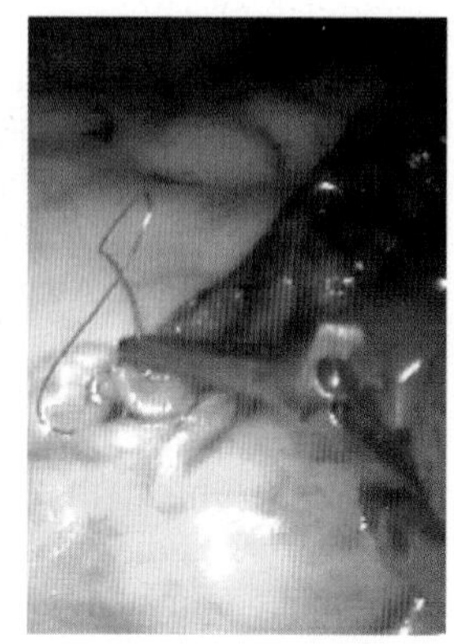

(c) Operationsfeld Endeffektor.

Abb. 10.23. Chirurgieroboter - DaVinci (Intuitive Surgial Inc.).

der minimal-invasiven Chirurgie wie z.B. bei einer Herzoperation erfolgt im Gegensatz zur konventionellen Operation (der Brustkorb wird eröffnet) die Operation über mehrere, kleine Eröffnungen über die ein Laporoskop zur Bildgebung sowie die chirurgischen Instrumente eingeführt werden (Abb. 10.23). Durch zwei kleine Öffnungen werden die Endeffektoren mit den chirurgischen Instrumenten in den Körper eingebracht. Über ein Laporoskop mit einer Kamera und einer Lichtquel-

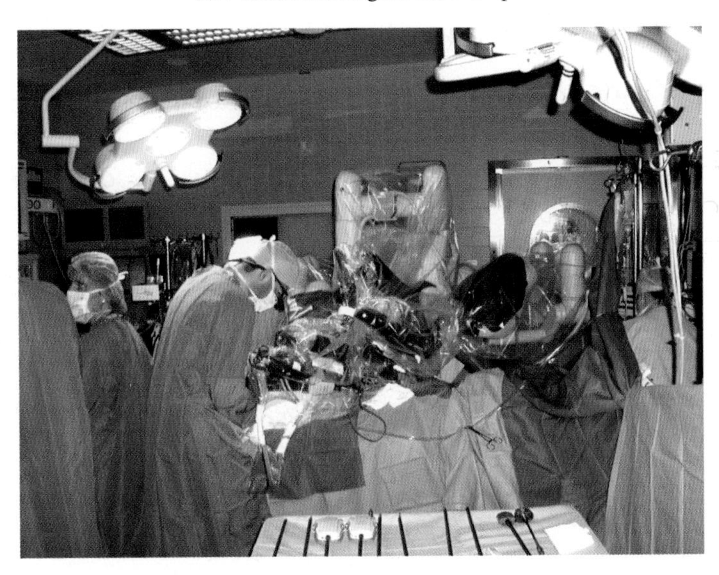

Abb. 10.24. Chirurgieroboter Da Vinci im OP (Uniklinik Innsbruck).

le kann das Operationsfeld am Bildschirm des Operateurs dargestellt werden. Bei derartigen Systemen handelt es sich meistens um Telemanipulatoren, die im Master-Slave-Prinzip arbeiten. Der Mastermanipulator ist ergonomisch geformt und wird vom Chirurgen bedient (Abb. 10.23 a und b) welcher über einen Bildschirm das Operationsfeld (Abb. 10.23 c) eingeblendet bekommt. Die mit dem Mastermanipulator durchgeführten Bewegungen sowie die ausgeübten Kräfte werden gemessen und mit Hilfe eines Regelungscomputers in die entsprechenden Bewegungen des Slavemanipulators, der die chirurgischen Instrumente bewegt, umgesetzt. Neben der Bildinformation über das Operationsfeld kann auch zusätzliche Feedbackinformation wie z.B. Kraft oder taktile Information an den Mastermanipulator rückgekoppelt werden.

Informationssysteme im Gesundheitswesen

Medizinische Informationssysteme

Software als Medizinprodukt

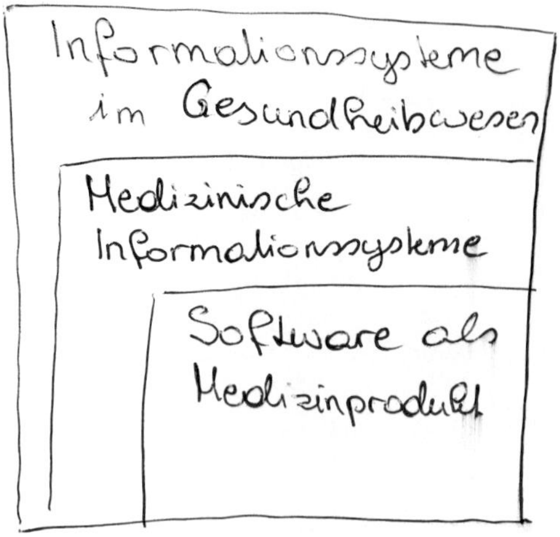

z. B. allg. Krankenhausinfosysteme Patientendaten, Abrechnung

z. B. Medizinische Datenbank

MEDDEV 2 1/6
Softw.-Produkt für Patienten-spezifische OP-Planung
zB Anpassung der Prothese
(CE-Kennzeichnung)

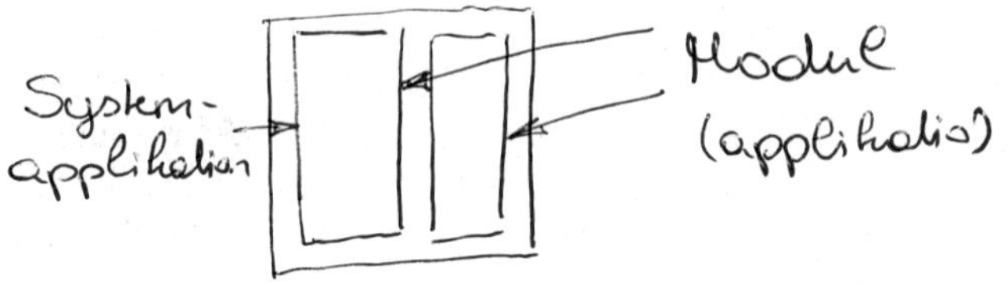

System-applikation

Modul (applikatio)

P → MP

↓

MP-Risikoklassen

MDD: I, Im, Is, IIa, IIb, III

AiMDD

IVD S 13

"Zulassung"

	standalone SW	Pooperiert integriert SW
MDD	ja (CE) akt. MP	ja
AiMDD	nein	ja
IVD	ja (CE) akt. MP	ja

Regel 9-12

MEDDEV S 15 Klassivizierung

→ Q, C

med. SW
SW-Sicherheitsklasse
A, B, C

MEDDEV → "Regeln 9-12" → Bsp.

9, 10 → IIa, IIb
11
12 } default I (Im)

11

Medizinische Software

Die Messung, Verarbeitung, Darstellung und Speicherung von Biosignalen soll den Zustand eines Patienten für eine objektive Bewertung festhalten, sodass therapeutische und pflegerische Maßnahmen ermittelt und umgesetzt werden können.

Je nach Zweckbestimmung der medizintechnischen Geräte können zu den Aufgaben der Biosignalerfassung und Biosignalanalyse bzw. -verarbeitung zusätzlich softwareunterstützte Überwachungs-, Auswerte- und Planungsfunktionen, sowie die Möglichkeit der Datenspeicherung für die medizinische Diagnose, Therapieplanung oder Therapiebegleitung implementiert sein. Wenn Software direkten Einfluss nimmt auf die Wirkungsweise eines verbundenen Medizinproduktes oder selbst im Sinne eines Medizinproduktes wirkt, ist eine Einstufung in eine der Medizinprodukte-Klassen erforderlich. Software, die ein Produkt steuert oder dessen Funktion beeinflusst, wird derselben Medizinprodukt-Klasse zugeordnet wird wie das Produkt selbst.

11.1 Mess- und Analyse-Software

11.1.1 Labor- und Funktionsdiagnostik

Für die Messung und Analyse von Biosignalen werden in der Labor- und Funktionsdiagnostik unterschiedliche medizintechnische Geräte mit Spezialfunktionen eingesetzt, z.B.:

- Elektrokardiografen (EKG), z.B. Messung der elektrischen Erregungsvorgänge am Herzmuskel (Kardiologie),
- Elektroenzephalograf (EEG), Elektromyograf (EMG), Evozierte Potenziale (EP), z.B. zur Messung von Funktionsstörungen im zentralen und peripheren Nervensystem sowie in der Muskulatur,
- Pneumotachografen, z.B. zur Messung von Gasströmungsgeschwindigkeiten in der Lungenfunktionsdiagnostik,
- Nystagmografiegeräte, z.B. zur Messung von extern ausgelösten Augenbewegungen in der Neurologie und Hals-Nasen-Ohren-Heilkunde,

- Bildgebende Systeme wie Computertomograf, Magnetresonanztomograf, Positronen-Emissionstomograf, Ultraschall, Endoskope und sonstige (auch hybride) bildgebende Systeme, z.B. zur Messung von anatomischen und morphologischen Strukturen sowie funktionellen Zusammenhängen,
- Bewegungsmesssystem, Kraftmessplatte, z.B. zur biomechanischen Analyse von Gangbewegungen,
- Digitale Mikroskope, z.B. zur Messung der raumzeitlichen Heterogenität von Tumorgewebe für die Beurteilung der pathophysiologischen Situation,
- Monitoring-Systeme, z.B. zur Messung von Vitalwerten (Herzfrequenz, Atmung, Blutdruck, Bewegung, u.a.) in der Intensivmedizin oder Schlafdiagnostik.

Eine zunehmende Anzahl von Funktionen, z.B. die Signalumwandlung, Codierung, Signalverarbeitung, Anzeige und Konfiguration in den Medizin-Geräten wird heute durch Software realisiert.

Die vorhandenen, zumindest jedoch die befundrelevanten Daten sollten im klinischen Abteilungsinformationssystem (siehe Abschnitt 12.3) und, eine elektronische Datenschnittstelle vorausgesetzt, im Krankenhausinformationssystem in die elektronische Patientenakte gespeichert werden.

Beispiel 68. Digitales EKG-System (Elektrokardiograf). Vom Patienten als Messobjekt werden über Elektroden die Biosignale, im Beispiel sind dies elektrische Erregungsvorgänge am Herzen (Abb. 11.1), über Elektrodenzuleitungen (Kabel) an das EKG-System übertragen. Nach der analogen Messwerterfassung wird das elektrische Signal digitalisiert, verarbeitet und gespeichert. An den Ausgabeeinheiten können die Daten visualisiert, geschrieben oder elektronisch an Datenserver bzw. Archive übertragen werden (Abb. 11.2).

In der Labor- und Funktionsdiagnostik lässt sich dieses Ablaufschema auf verschiedene digitale Systeme übertragen. Nach der Biosignalerfassung erfolgt die Wandlung in eine elektrische Größe, die digitalisiert, codiert und im Weiteren elektronisch verarbeitet werden kann, sei es als

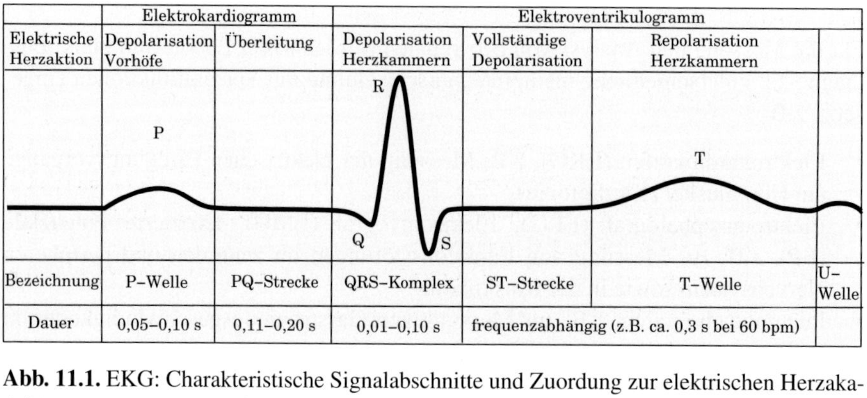

	Elektrokardiogramm		Elektroventrikulogramm			
Elektrische Herzaktion	Depolarisation Vorhöfe	Überleitung	Depolarisation Herzkammern	Vollständige Depolarisation	Repolarisation Herzkammern	
	P		R Q S		T	
Bezeichnung	P–Welle	PQ–Strecke	QRS–Komplex	ST–Strecke	T–Welle	U–Welle
Dauer	0,05–0,10 s	0,11–0,20 s	0,01–0,10 s	frequenzabhängig (z.B. ca. 0,3 s bei 60 bpm)		

Abb. 11.1. EKG: Charakteristische Signalabschnitte und Zuordung zur elektrischen Herzaktivität.

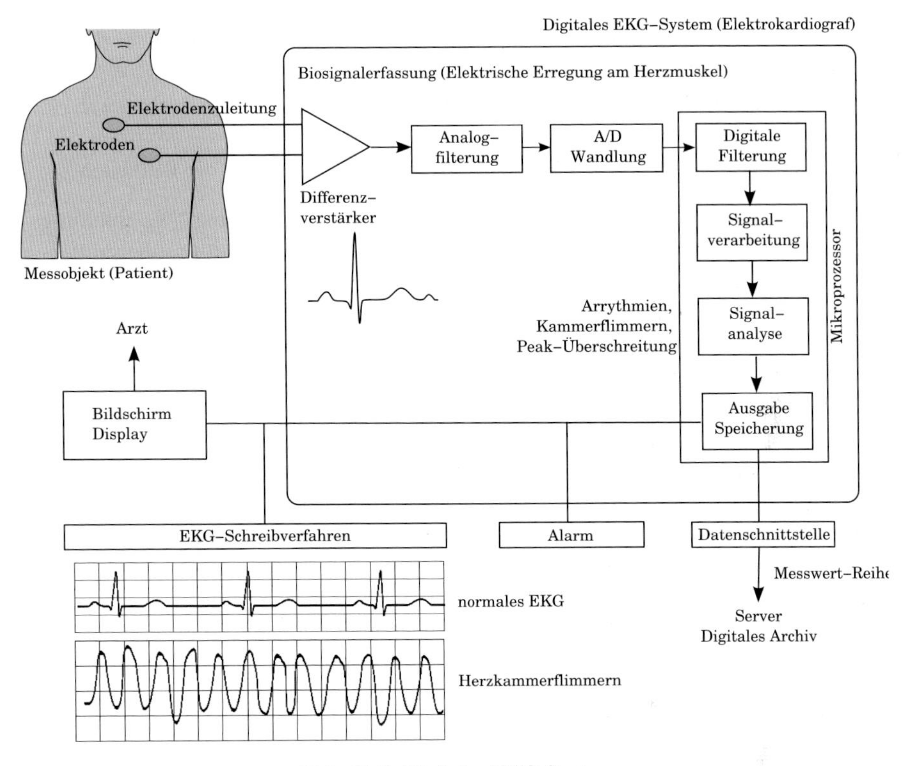

Abb. 11.2. Digitales EKG System.

- einzelner Messwert,
- eine Messwertreihe,
- eine zweidimensionale Bildcodierung,
- eine dreidimensionale Bildcodierung bzw. Bildsequenz.

Softwaretechnisch implementierte Algorithmen können die digitalen Signale verarbeiten, also interpretieren, inter- und extrapolieren und verändern.

11.1.2 Bildarchivierung und -kommunikation

Die von computergestützten bildgebenden Modalitäten erzeugten (siehe Abschnitt 10.2) bzw. anderwertig digitalisierten medizinischen Bilder können dem Bildarchivierungs- und -kommunikationssystem (PAC-System, PACS) zur Archivierung und Verteilung bereitgestellt werden.

Das PAC-System ist heute ein zentrales Element in einem medizinischen Informationssystem. Während in der Vergangenheit die

- Speicherung der digitalen Bilddaten

als zentrale Funktion gesehen wurde, übernehmen PAC-Systeme heute auch die

- zentrale Kommunikationsschnittstelle und Verteilung der Bilddaten zu den leistungsanfordernden Stellen

und integrieren

- die Anzeigemodule sowie die *Nachbearbeitungssoftware* für die Bilddaten

in der medizinischen Diagnostik und auch für die Therapieplanung. Die abteilungsspezifischen PAC-Systemlösungen werden zunehmend von abteilungsübergreifenen Systemen abgelöst.

In PAC-Systemen können somit Bilddaten unterschiedlicher Modalitäten verwaltet werden. Die Nachbearbeitung der medizinischen Bilddaten wird oft unter Beiziehung weiterer patientenbezogener Daten an Befundungsarbeitsplätzen durchgeführt. Die Funktionalitäten von PAC-Systemen und Radiologieinformationssystemen (RIS), die Bildverarbeitung und die Befunderstellung, liegen hier sehr eng zusammen. RIS/PACS werden daher oft als gemeinsames System angeboten (siehe Abschnitt 12.3).

Neben den medizinischen Bilddaten der bildgebenden Modalitäten können heute auch weitere Dokumente wie Digitalfotos und Videosequenzen im PAC-System verwaltet werden. Damit etabliert sich das PAC-System als zentrales Service (Bildarchiv) im Krankenhaus und kann den verschiedenen Leistungsanforderungsstellen die gewünschten Bilddaten zur Verfügung stellen. Es wird entweder in-house oder telemedizinisch genutzt. Die Bildanforderung bzw. -verteilung erfolgt dabei oft WEB-basiert (Abb. 11.3).

PAC-Systeme sind mit verschiedenen Funktionalitäten zur komfortablen Verwaltung und Be- bzw. Verarbeitung der Bilddaten versehen. Bei einer wiederholten Patientenaufnahme können über die Patientenidentifikation die in der elektronischen Patientenakte referenzieren Anamnese- und Bilddaten von System automatisch geladen und zur Verfügung gestellt werden (*preloading, prefetching*). Der Zugriff auf Dokumente, die bereits im Langzeitspeicher verwahrt sind, beschleunigt sich damit erheblich.

Mit der Verfügbarkeit von immer besserem medizinischen Wissen sowie der Anwendung von mathematischen Verfahren zur Bildaufbereitung, insbesondere den 3D- und 4D-Verfahren, werden Software-Systeme entstehen, die mehr als die klassische Analysefunktion, nämlich die medizinische Diagnostik (computer aided diagnosis, CAD) ebenso qualifiziert unterstützen, wie z.B. therapeutische Planungssysteme (Strahlentherapieplanung).

11.2 Softwaregestützte Diagnose und Therapieplanung

11.2.1 Medizinische Bildverarbeitung

Moderne bildgebende Verfahren (siehe Abschnitt 10.2) produzieren eine fast unüberschaubare Anzahl von Daten, die in digitaler Form vorliegen und mit Computeralgorithmen verarbeitet werden können. Die digitalen Bilder bestehen aus einzelnen Bildpunkten (Pixeln) mit zugeordneten Grau- oder Farbwerten. Mit Hilfe der

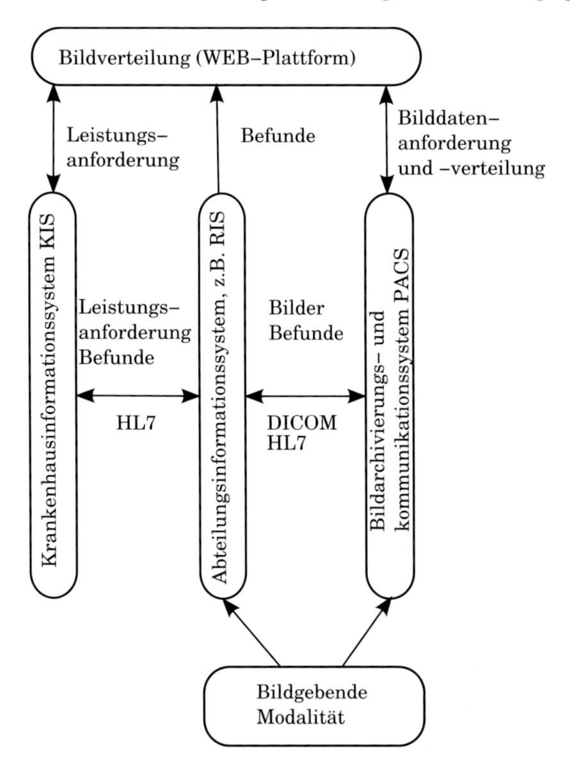

Abb. 11.3. WEB-basierte PACS Kommunikation.

Bildverarbeitung können diese effizient aufbereitet, objektiv ausgewertet und über Kommunikationsnetzwerke verfügbar gemacht werden. Die entsprechenden Computerprogramme sind oft direkt an den Gerätekonsolen verfügbar oder können an dislozierten Rechnern ablaufen.

Abb. 11.4 zeigt die vier Hauptbereiche der medizinischen Bildverarbeitung. Die *Bildbearbeitung* umfasst Schritte, welche ohne spezielles Vorwissen über den Bildinhalt durchgeführt werden können und die als Vor- bzw. Nachbereitung der Bildinhalte den drei anderen Bildverarbeitungsschritten, nämlich der *Bildauswertung, Bilddarstellung,* und *Bildspeicherung* zugeordnet werden können. Die Bildspeicherung umfasst alle Maßnahmen, welche einer effizienten Archivierung, z.B. durch Datenkompression, der standardisierten Übertragung, z.B. mittels dem DICOM-Format, und dem schnellen Zugriff („Retrieval") dienen (siehe Abschnitt 2.5.4).

Zur Bildauswertung und -darstellung zählen z.B. die Bestimmung von Grauwerten, die Graustufenmodifikationen (Bildkontrast, Bildhelligkeit), Filterung (Kantenanhebung, Glättung), Auswahl der ROI (Region of Interest), die Erstellung von Histogrammen, geometrische Vermessungen (Verschiebung, Drehung), die Vergrößerung von Bildausschnitten und die Addition oder Subtraktion von Bildern.

Eine große technische Herausforderung stellt die Nachbearbeitung der digitalen Bilder dar, wie die

- Rekonstruktion und Visualisierung („rendering") von 3D-Datensätzen (Diagnose),
- Zusammenführung von 3D-Datensätzen unterschiedlicher Modalitäten (Diagnose und Therapie).

Vor allem der Segmentierung von Objekten aus großen Datenmengen und der referenzbezogenen Bildüberlagerung bzw. -zusammenführung (*image fusion*) kommen dabei große Bedeutung zu.

Segmentierung

In der Segmentierung medizinischer Bilder werden aus großen Datenmengen softwaregestützt bestimmte Regionen, z.B. ein bestimmtes Organ, gesucht und hervorgehoben (Abb. 11.5). Dazu sind Algorithmen nötig, welche in der Lage sind, zwischen einem interessierenden Objekt und dem Rest, dem „Hintergrund", zu unterscheiden und das Objekt entsprechend zu visualisieren.

Die Segmentierungsverfahren können in *pixelorientierte, kantenorientierte, regionenorientierte und objektorientierte Verfahren* sowie in Mischverfahren eingeteilt werden. Neben der anatomischen Visualisierung (wissensgetriebene Verfahren) sollten für die Interpretation des Bildes auch die Eigenschaften der Bildobjekte sowie deren Beziehungen, z.B. Größenrelationen, Eigenschaften und Ausrichtungen zueinander, berücksichtigt werden (kontextgetriebene Verfahren).

Einfachere Visualisierungstechniken stellen nur Oberflächen dar, komplexere sind z.B. auch in der Lage, annähernd realistische 3D-Darstellungen von inneren Körperstrukturen zu erzeugen (Kalender, 2005), (Wintermantel & Ha, 2008).

Image Fusion

Jedes digitale Bild wird in einem Koordinatensystem abgebildet. Da einerseits jede computergestützte bildgebende Modalität ein eigenes internes Orientierungssystem

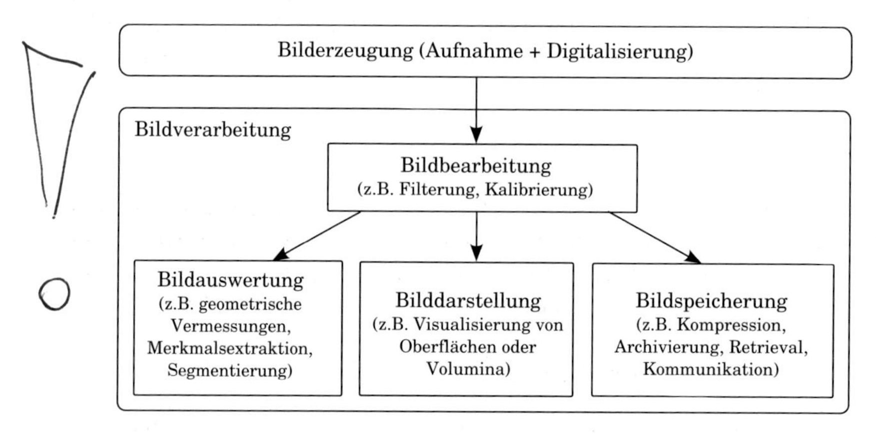

Abb. 11.4. Hauptbereiche der Bildverarbeitung modifiziert nach (Oppelt, 2005).

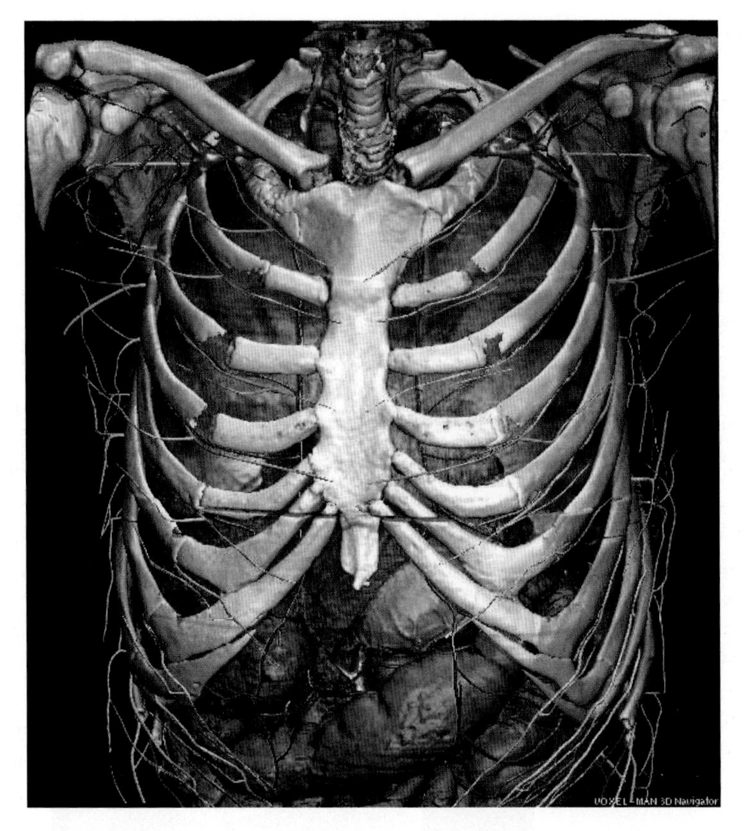

Abb. 11.5. Bildverarbeitung - Segmentierung der inneren Organe (Höhne, 2003).

bzw. 3D-Koordinatensystem abbildet und andererseits die Patientenpositionen bei den Aufnahmen abweichen, müssen die Volumendatensätze der 3D-Bilder, die an unterschiedlichen Modalitäten erzeugt werden, in ein gemeinsames Koordinatensystem fusioniert werden. Komplexe Algorithmen verändern dabei die Lage der Voxel solange, bis die Volumensdatensätze deckungsgleich sind. Die Patientenposition wird dazu mittels Patientenregistrierung bestimmt.

Patientenregistrierung

Die Präzision der Patientenregistrierung ist für die Therapieplanung bzw. bei der intraoperativen Nutzung der Bilddaten von besonderer Wichtigkeit. Zur exakten Positionsbestimmung werden Stäbe (*localiser*) bzw. künstliche Markierungen (*landmarks*) eingesetzt, die als Referenzpunkte zählen und visualisiert werden können.

11.2.2 Patientendatenüberwachungssystem

Patientendatenmanagementsysteme (PDMS) sind klinische Software-Systeme, die die Patienten- und Patientenbehandlungsdaten detailliert dokumentieren, spezielle

Funktion für die Unterstützung der Patientenbehandlung, z.B. Prognoseszenarien, bieten und aktiv Prozesse der Patientenbehandlung unterstützen. PDMS finden sich z.B. in Verbindung mit Patientenüberwachungssystemen auf Intensivstationen oder in der Anästhesie. So muss ein PDMS z.B. in der Geburtshilfe die Patientendaten der Mutter, des Fetus und dem oder den Neugeborenen verwalten können, wobei der Fetus der Mutter zugeordnet wird und die Neugeborenen eine eigene Patientenidentifikation erhalten.

Patientenüberwachungssysteme (Monitoring-Systeme Abb. 11.6) übernehmen von medizintechnischen Geräten erfasste physiologische Parameter und stellen bei Grenzwertüberschreitungen der Parameter eine gesicherte Alarmierung des medizinischen Personals sicher. Die Monitoring-Systeme sind dazu möglichst nahe beim Patienten angebracht (Point-of-Care).

Monitoring-Systeme müssen zeitgerecht auf instabile Zustände von physiologischen Parametern hinweisen, was die

- zuverlässige und nachvollziehbare Messwerterfassung sowie -anzeige,
- Selbstüberwachung des Monitoring-Systems,
- Überwachung der Wirksamkeit lebenserhaltender Systeme, die mit dem Patienten verbunden sind,

voraussetzt (Kramme, 2007).

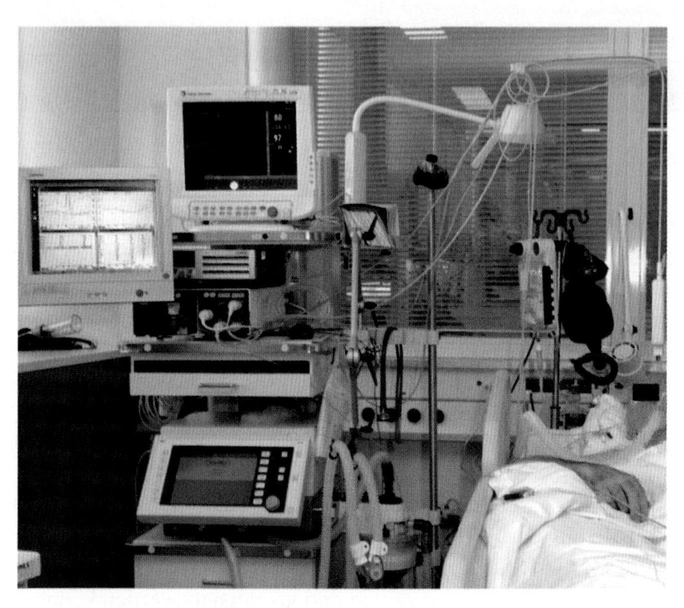

Abb. 11.6. Patientenüberwachung in der Intensivstation (gespag OÖ).

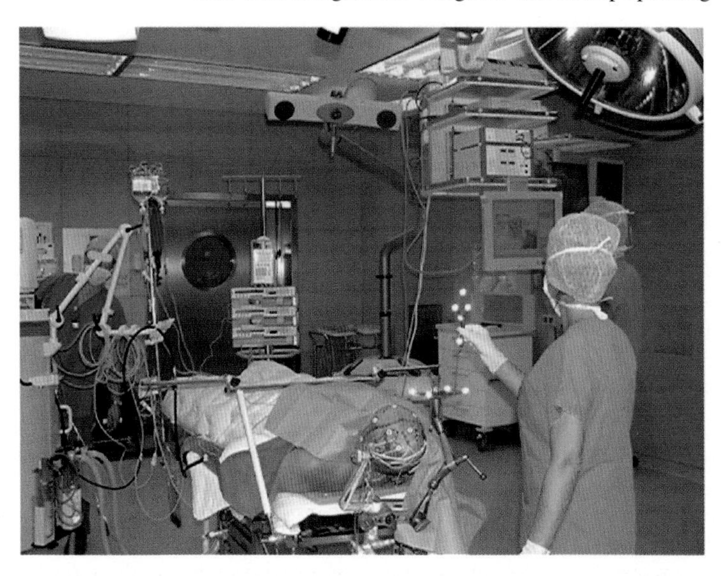

Abb. 11.7. Navigation in der Neurochirurgie, Marker und Kamerasystem (gespag OÖ).

11.2.3 Bildgestützte Navigation und intraoperative Bildgebung

Schwierige, meist minimal-invasive chirurgische Eingriffe, z.B. in der Neuro- oder der Nasennebenhöhlenchirurige, sollen mit Hilfe der bildgestützten Navigation möglich bzw. sicherer gemacht werden. Ausgewählte chirurgische Instrumente, Sauger und Endoskope werden mit Markern versehen, deren Positionen von einem Messsystem erfasst und in den Koordinaten der vorliegenden Bilddaten visualisiert (Abb. 11.7).

Auch wenn die präoperativ erzeugten, aktuellen Bilddaten für den Eingriff verwendet werden können, sind die während des Eingriffs durchgeführten operativen Massnahmen, z.B. ein entfernter Tumor, nicht auf diesen Bildern sichtbar. Mit der intraoperativen Bildgebung könnten zeitnahe erzeugte Bilder für den Chirurgen in das Navigationssystem eingespielt und visualisert werden.

Technische Voraussetzungen, wie z.B. die Mobilität der bildgebenden Modalitäten, sowie personelle Voraussetzungen, z.B. die Interpretierbarkeit der Bilder bei alternativen Modalitäten, z.B. bei Ultraschallbildern, müssen in der Gesamtplanung der Systeme berücksichtigt werden (Wintermantel & Ha, 2008).

11.2.4 Softwaregestützte Therapieplanung

Es entstehen laufend neue Software-Produkte für die Therapieplanung. Die Therapieplanungs-Software kann dabei als eigenes computergestütztes System oder als spezielles Modul in Ergänzung zur Bildverarbeitungskomponente eines PACS konzipiert sein. Bei Software-Produkten zur Therapieplanung ist aus Klassifikationsgründen zu unterscheiden, ob es sich um Software handelt, die Vorschläge für den Mediziner rechnet und anbietet, oder ob es sich um Dokumentationssoftware handelt, die zwar Komponenten- bzw. Bausteinbibliotheken anbietet, die inhaltliche Arbeiten jedoch dem Arzt überlassen sind. Im folgenden wird auf ausgewählte Beispiele eingegangen.

Strahlentherapie

Die Strahlentherapie kann in folgende prinzipielle Formen eingeteilt werden:

- perkutante Strahlentherapie, z.B. aus einem Beschleuniger werden Strahlen durch die Haut in das betroffene Gewebe übertragen,
- Brachytherapie, z.B. kleine Strahlungsquellen werden in die betroffene Körperregion eingeführt,
- Radionuklidtherapie, z.B. radioaktive Substanzen, die sich bevorzugt in den betroffenen Körperregionen anreichern, werden verabreicht.

In der modernen perkutanen Strahlentherapie (Radiochirurgie) wird das Tumorgewebe aus verschiedenen Richtungen mit geringer Dosis bestrahlt, sodass gesundes Gewebe nicht mehr nachhaltig beeinträchtigt werden soll. Die Volumendarstellung des Tumors muss in der Planungssoftware exakt vorliegen, sodass die Planung bzw. Berechnung der Strahlenführung an die Form des Tumors angepasst werden kann (*shaped beam surgery*).

Implantologie

Planungssoftware für die Implantologie ist für konkrete Anwendungsbereiche optimiert, z.B. die Planung des Endoprotheseneinsatzes oder des Zahnersatzes. Der Mediziner kann in der Regel auf vorhandene Modelle und Referenzkörper zurückgreifen und über Ähnlichkeitsstrukturen seine Planungen durchführen.

11.2.5 Entscheidungsunterstützende Systeme

Während medizinische Mess- und Analysesoftware primär Biosignale digitalisiert und einfache Verarbeitungen bzw. Analysen durchführt, versuchen computerassistierte Software-Systeme für die medizinische Diagnose den Mediziner mit zusätzlichem Wissen für seine Diagnosefindung zu versorgen.

Entscheidungsunterstützende Systeme oder für spezielle Anwendungsbereiche entwickelte Expertensysteme sollen dazu medizinisches Spezialwissen und die Schlussfolgerungsfähigkeit von Experten in einem medizinischen Fachgebiet nachbilden, dass heißt

- ein medizinisches Problem erkennen,
- einen Lösungsvorschlag anbieten und nachvollziehbar erklären,
- neues Wissen erwerben und strukturieren,
- eigene Kompetenz einschätzen,

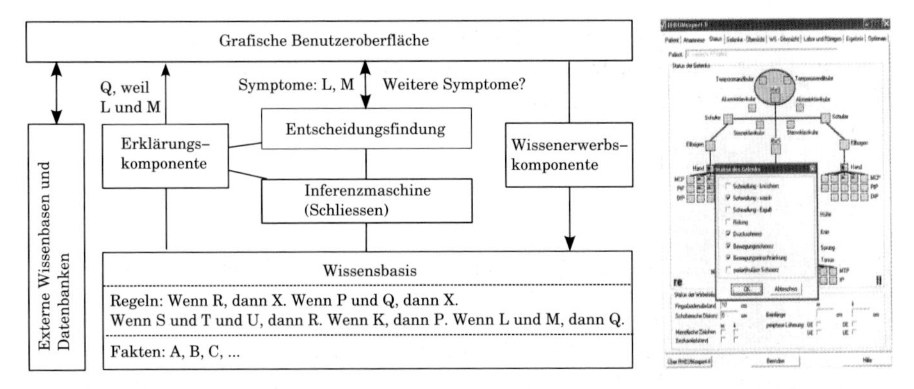

Abb. 11.8. Aufbau eines Expertensystems.

- Randgebiete überblicken.

Eine medizinische Wissensbasis soll dazu Ärzte und Pflegepersonal bei der Diagnose, Therapie und Patientenführung unterstützen. Diese Wissensbasis setzt vorerst auf den erhobenen Primärdaten auf und kann ergänzt werden durch:

- Daten aus der Krankengeschichte,
- Daten aus medizinischen Daten- und Wissenbanken,
- neuen Daten, die algorithmisch aus den Primärdaten oder deren Verknüpfung mit relevanten Informationen computergestützt generiert werden.

Sie kann daher aus mehreren Informationssystemen bestehen, oder in einem Software-System das für den medizinischen Fachbereich relevante Wissen speichern. Die Qualität und Akzeptanz der Diagnosesoftware-Systeme hängt ab von

- der Aktualität und Akzeptanz der Daten (z.B. Evidence Based Medicine),
- den Modellen zur Verknüpfung der Daten und Wissensgenerierung (z.B. künstliche Intelligenz),
- der Wissensdarstellung und Erklärungsfähigkeit (z.B. Erklärung, wie ein Diagnosevorschlag generiert wurde),
- der Interaktionsfähigkeit (z.B. Anwenderfreundliche Programmführung wie Wiederholbarkeit, Reaktionszeiten)

des Software-Systems ab.

Die Fähigkeit zur „künstlichen Intelligenz" der Software-Systeme wird maßgeblich bestimmt von den aus den Datenmodellen generierbaren Informationen bzw. der Fähigkeit zur einfachen Erweiterbarkeit der Regelwerke bzw. Modelle für die Datenauswertung (Abb. 11.8). Regelbasierte Strukturen greifen nur in sehr abgegrenzten, nummerisch orientierten Anwendungsgebieten, z.B. wenn im Labor Messwerte von Blutparametern gegen Grenzwerte geprüft und miteinander in Bezug gestellt werden. Die Erstellung und Aktualisierung der Regeln ist sehr aufwändig, zum Teil sind diese auch nicht eindeutig. Modellbasierte Ansätze, semantische Netzwerke, Neurofuzzy-Clustering oder adaptive und genetische Algorithmen haben sich z.B.

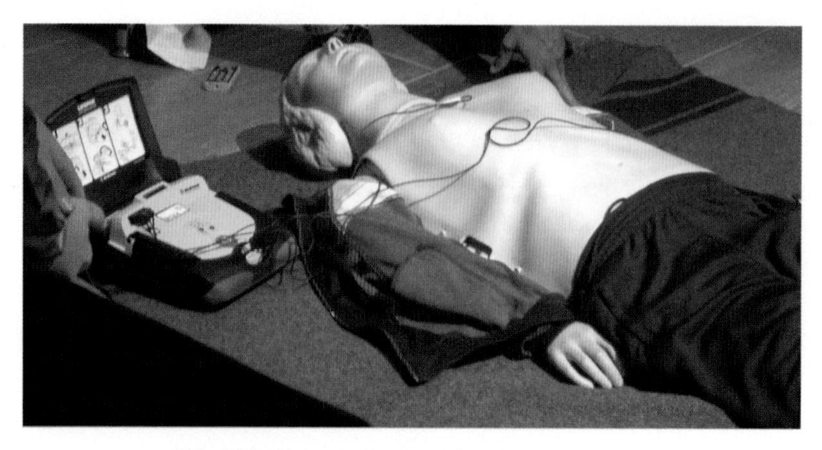

Abb. 11.9. Patientensimulator für Notfallsimulation.

bei der Analyse von Bildern besser bewährt. Wissen wird dabei implizit in den Objekten gespeichert, die wiederum als Referenzobjekte in weiteren Vergleichen, z.B. bei Befundungen, dienen können. Ein allgemeines Problem bei der automatisierten Verarbeitung von Wissen ist, dass bei der Abbildung und Verarbeitung des Wissens der Kontext nicht (vollständig) berücksichtigt wird. Moderne Systeme versuchen daher, den wissens- und kontextabhängigen Ansatz vereinen zu können.

Mit der Integration von Interaktionssystemen, z.B. sensorgestützte chirurgische Instrumente zur Positionsmessung, kann Expertenwissen in Form virtueller Realitäten für das Training, aber auch während medizinischer Behandlungen, zur Verfügung gestellt werden.

11.3 Virtuelle Realität und Trainingssysteme

Die virtuelle Realität (VR) ermöglicht eine neue Dimension der Mensch-Maschine-Interaktion für die

- medizinische Ausbildung (z.B. Anatomieatlanten (Höhne, 2003), Patientensimulator Abb. 11.9),
- chirurgische Trainingssysteme (z.B. Arthroskopietrainingssystem),
- medizinische Diagnostik (z.B. virtuelle Endoskopie, Funktionsdiagnostik mittels Simulationssystemen),
- Therapieplanung (z.B. präoperatives Training, Endoprothesenpositionierung),
- interventionelle Medizin (z.B. Augmented Reality Technologien während Operationen).

Realitätsnahe, zwei- und dreidimensionale, computergestützte Modelle, teils als eigenständiges Software-System, teils als Hardware-/Software-System implementiert, unterstützen Mediziner bei der patientenschonenden Behandlung sowie in der Aus- und Weiterbildung. VR-Systeme sind dazu meist Simulationssysteme mit hohen Ansprüchen an

- die Echtzeitsimulation dynamischer Modelle (z.B. pulsative Organbewegung),
- die Bildqualität (z.B. visuelle Informationsdarstellung),
- den Realitätseindruck (z.B. haptischer Feedback),
- reale Interaktionszenarien (z.B. Instrumentenführung).

Grundlage eines VR-Systems ist ein Computermodell des menschlichen Körpers bzw. einer bestimmten Region davon. Mit computergestützten Modellierungssystemen (siehe Kapitel 8) können daher

- anatomische Strukturen, z.B. Oberflächenmodelle,
- Strukturveränderungen von Objekten, z.B. Organgewebecharakteristika,
- Objektmanipulationen, z.B. Schnitt in ein Organ,

dargestellt werden. Das für die Patientenmodelle notwendige Datenmaterial umfasst

- mathematische Modelle, z.B. Regelungssysteme,
- Bildmaterial, z.B. Bildserien

und wird in einem VR-System um die Interaktionsinstrumente ergänzt. Diese können selbst virtuell sein, z.B. mittels Software-Funktionalitäten oder (realitätsnahe) Hardware-Komponenten, z.B. Skalpelle, Datenhelme oder Handschuhe, die in das VR-System integriert sind.

Mit Sensoren ausgestattet, können exakte Positionsdaten der Hardware-Interaktionseinheiten bestimmt und in das VR-Modell übertragen werden. So werden die Bewegungsverläufe, z.B. während des Operationsvorganges, auf das Patientenmodell projiziert (Tracking-Technik). Die Tracking-Technik nimmt dabei wesentlichen Einfluss auf die Genauigkeit der simulierten Abläufe. Die Festlegung der Tracking-Technik, mechanisch, optisch oder elektromagnetisch, bestimmt somit die Güte des Simulationssystems bzw. auch das medizinische Einsatzgebiet des VR-Systems, z.B. Trainingssystem für minimal-invasive laparoskopische Operationen.

Ein wesentlich anspruchsvollerer Teil in VR-Systemen ist die Realisierung des haptischen Feedback. Es sind dabei folgende Aspekte zu berücksichtigen, die

- Abbildung der gewebespezifischen Eigenschaften von anatomischen Strukturen,
- Berücksichtigung der Instrumentenführung und Organeindringung,
- Erzeugung der haptischen Stimuli und deren Ausgabe.

Während bei grafischen Darstellungen Frequenzen von 20-40 Hz ausreichend für die Wahrnehmung durch den Menschen sind, liegen diese bei haptischen Interaktionen in Echtzeit bei bis zu $1kHz$ (Kramme, 2007).

Die Modellierung und Implementierung medizinischer VR-Systeme ist auf Grund der hohen Datenmengen, der komplexen Patientenmodelle mit ihren dynamischen Bewegungsmustern, sowie der Abbildung der Interaktionsmechanismen nur in ausgewählten Anwendung und zum Teil mit Einschränkungen bei den Modellen realisiert.

Teil V

Informationssysteme

12

Computergestützte Krankenhaus-Informationssysteme

Ein computergestütztes Krankenhaus-Informationssystem (KIS) umfasst alle Software- und Hardware-Systeme, die zur Erfassung, Verarbeitung und Speicherung von administrativen, medizinischen und medizin-technischen Daten in einem Krankenhaus, sowie zum elektronischen Datenaustausch zwischen Gesundheitseinrichtungen, eingesetzt werden. Die Aufgabe eines KIS liegt in der Unterstützung des administrativen, medizinischen und technischen Personals bei der

- Unterstützung des Patientenbehandlungsprozesses (Abb. 12.1),
- Unterstützung der Leistungserbringungsprozesse,
- Unterstützung der Dokumentations- und Verwaltungsprozesse.

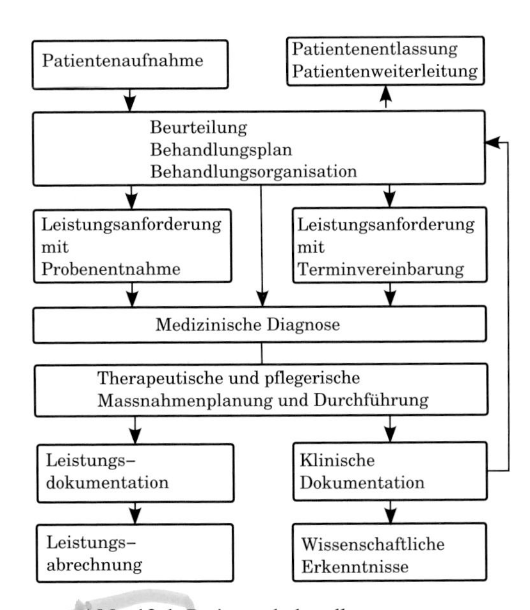

Abb. 12.1. Patientenbehandlungsprozess.

Alle dazu anfallenden Daten sollen

- am Ort ihrer Entstehung einmal erfasst werden,
- redundanzarm und sicher gespeichert werden,
- zum benötigten Zeitpunkt autorisierten Personen in geeigneter Weise zur Verfügung gestellt werden.

Die Komplexität eines KIS, sowie dessen schrittweise Einführung, führen in der Praxis dazu, dass in einem KIS durchaus Komponenten unterschiedlicher Hersteller eingesetzt werden. Damit leiten sich wichtige Anforderungen an die Architektur von KIS ab, wie z.B.:

- Sicherstellung des strukturierten und autorisierten Datenzugriffes von allen berechtigten Software-Systemen, z.B. auf die elektronische Patientenakte,
- Sicherstellung des elektronischen Daten- und Nachrichtenaustausches zwischen den einzelnen Software-Systemen, z.B. KIS, RIS, PACS,
- Sicherstellung der Betriebszuverlässigkeit, z.B. beim Ausfall von Computernetzwerken oder Datenbankmigrationen,
- Sicherstellung der Datenhaltung bzw. Datensicherung, z.B. bei unterschiedlichen Betriebssystemen und über die gesetzliche vorgeschriebene Dauer von 30 Jahren.

Software-Architekturkonzepte (siehe Abschnitt 7.3.2) bieten heute erprobte Architekturszenarien zur Realisierung modularer und sicherer Informationssysteme. Die zunehmenden Standardisierungsbestrebungen (IHE, Norm EN 62304, u.a.) werden künftig noch mehr Einfluss darauf nehmen, die Voraussetzung für die Modularität (Flexibilität) und Sicherheit (Nachhaltigkeit) von Informationssystemen zu unterstützen.

Die Komponenten eines computergestützten Krankenhaus-Informationssystems lassen sich den Bereichen

- administrative Systeme (z.B. Rechnungswesen, Apotheke),
- Patientenverwaltungssystem (z.B. Elektronische Patientenakte, Arztbrief),
- Informationssysteme in der Medizin (z.B. Ambulanzunterstützende-, Pflege-, Fachabteilungs- bzw. Klinische- und Leistungsstellen-Informationssysteme) sowie Medizinprodukte-Software (z.B. Bildarchivierungs- und -kommunikationssystem, medizinische Expertensysteme in der Diagnostik)

zuordnen (Abb. 12.2). Diese werden durch Datenverwaltungssysteme, wie z.B. Datenbanksysteme oder digitale Archive, unterstützt. Im Weiteren wird auf ausgewählte Informationssysteme eingegangen.

12.1 Administrative Systeme

12.1.1 Verwaltungs- und Logistik-Systeme

Verwaltungssysteme im Krankenhaus müssen die gesetzlichen und spezifischen Anforderungen im Gesundheitswesen abbilden können und Schnittstellen für den elek-

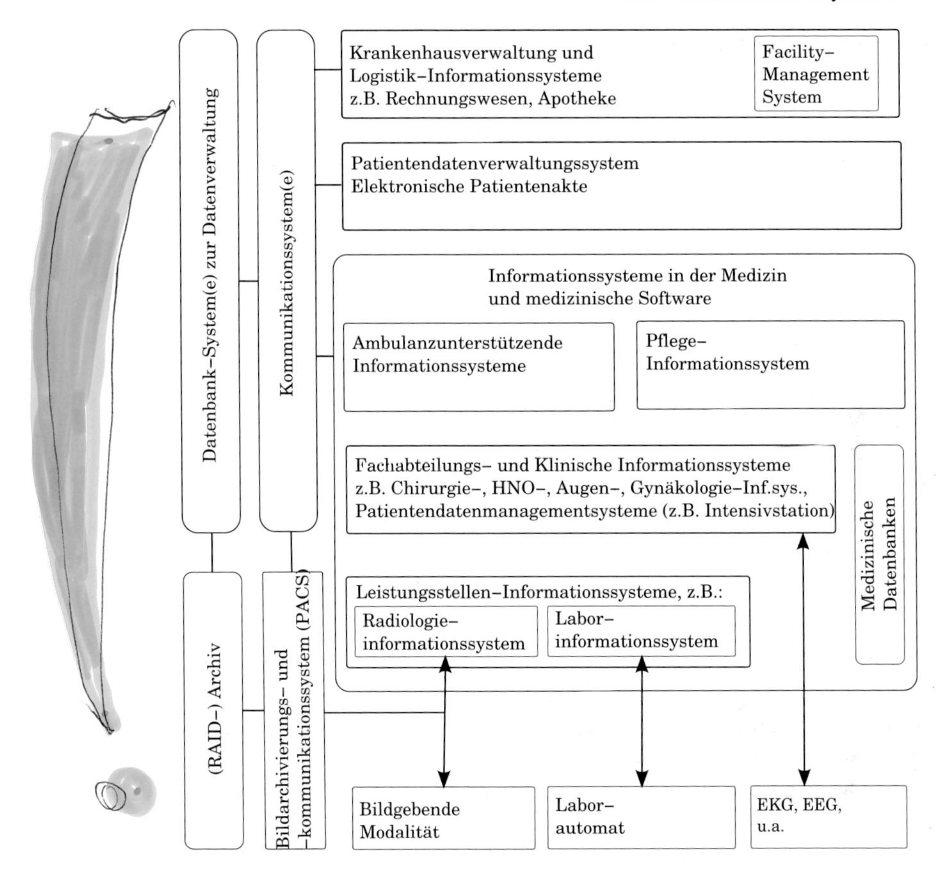

Abb. 12.2. Computergestütztes Krankenhausinformationssystem.

tronischen Datenaustausch vorsehen. Zu den wichtigsten Komponenten der administrativen Systeme zählen

- das Rechnungswesen und Leistungsabrechnungssystem (z.B. Jahresabschlüsse, Leistungsdatenabrechnung mit Kostenträgern),
- das Materialwirtschaftssystem (z.B. Bestands- und Verbrauchsbewertung),
- das Personalmanagementsystem (z.B. Dienstplan und Reisekostenabrechnung).

Logistik-Systeme unterstützen das Krankenhauspersonal bei ihren prozessbezogenen Tätigkeiten, wie beispielhaft:

- Verwaltung: Beschaffungswesen (z.B. Bestellkostenreduktion und elektronische Bestellfallabwicklung),
- Pflege: Küche (z.B. optimierte Lebensmittelplanung durch Essensbestellsystem),
- Medizin: Apotheke (z.B. optimierte Medikamentenbestellung durch dezentrale Apotheken- und Ablaufdatenverwaltung).

12.1.2 Facility Management-Systeme

Als Facility Management (FM)-Systeme im Krankenhaus werden Software-Systeme bezeichnet, die die lebenszyklusbegleitende Bewirtschaftung, Organisation und Verwaltung von Sachressourcen ermöglichen:

- Gebäude und Räume, z.B. Untersuchungsräume,
- Technische Infrastruktur, z.B. Computer-Netzwerkkomponenten,
- Medizingeräte, z.B. EKG-Geräte.

Betrachtet man dabei die Medizingeräte, soll ein FM-System Gerätedaten, sowie die Prozesse zu deren Inspektion, Wartung und Instandsetzung verwalten (digitales Gerätebuch).

FM-Systeme können so Informationen für die regelmäßige Wartung, die zeitgerechte Ersatzgeräteplanung, Gerätestatistiken, z.B. Mengen- und Kostenübersichten sowie ausschreibungsrelevante Informationen, z.B. Zuverlässigkeit, zur Verfügung stellen.

Weiters können FM-Systeme die Krankenhaustechniker bei der Gebäudeplanung und -verwaltung unterstützen, insbesondere, wenn das System CAD- und CAP-Funktionalitäten mit Stücklistenfunktionen unterstützt.

12.2 Patientenverwaltungssystem

12.2.1 Patientendatenverwaltung

Das Patientenverwaltungssystem umfasst die Funktionen zur Verwaltung der Patientendaten. Neben den Aufgaben der prozessbezogenden Datenerfassung, wie z.B. Patientenaufnahme und -entlassung werden die Daten der medizinischen Leistungserbringung in abrechnungsrelevanten Datenformaten codiert, z.B. ICD (siehe Abschnitt 2.5.5). Damit kann die Leistungsverrechnung an die Kostenträger elektronisch unterstützt abgewickelt werden, z.B. mittels Nutzung von EDIFACT oder xDT-Formaten (siehe Abschnitt 2.5.4). Neben den abrechnungsrelevanten Daten werden auch alle patientenbezogenen Daten gespeichert, die für die gesetzliche Nachweispflicht über die medizinischen Leistungen erforderlich sind. Damit umfasst das Patientenverwaltungssystem neben den reinen verwaltungsrelevanten Daten auch wichtige medizinische Daten. Diese gemeinsame Nutzung patientenbezogener Daten im Patientenverwaltungssystem sowie auch in einzelnen medizinischen Informationssystemen ist in der Software-Architektur des Informationssystems (siehe Abschnitt 7.3.2) besonders zu berücksichtigen.

12.2.2 Elektronische Patientenakte

Die elektronische Patientenakte in einem Krankenhaus-Informationssystem fasst die abrechnungs- und dokumentationsrelevanten Patientendaten zusammen, wie z.B. die

Anamnesedaten, Behandlungspläne und -verlauf, Diagnose-, Therapie- und Pflegeleistungen, Arztbriefe. Die Daten werden entweder direkt in der elektronischen Patientenakte gespeichert oder über Referenzen verwaltet. Elektronische Patientenakten bilden heute nicht nur einzelne Fälle, z.B. Krankenhausaufenthalte, ab, sondern berücksichtigen zunehmend den gesamten krankenhausinternen klinischen Pfad.

Auf die elektronische Patientenakte wird über unterschiedliche Informationssysteme von unterschiedlichen Berufsgruppen zugegriffen. Im Informationssystem sind dafür benutzerspezifische Sichten auf die Patientendaten ebenso vorzusehen, wie die sorgfältige Dokumentation der Datenzugriffe.

Damit kommt der Datenmodellierung und dem IT-Systementwurf eine besondere Rolle zu. Insbesondere zu berücksichtigen sind z.B. das Zugriffszeitverhalten auf Bilddaten sowie die Datensicherung und Datensicherheit.

12.3 Medizinische Leistungsstellen-Informationssysteme

Medizinische Leistungsstellen-Informationssysteme haben eine enge Schnittstelle zum Patientenverwaltungssystem. Die elektronische Patientenakte als zentrales Objekt eines Krankenhaus-Informationssystems stellt Stamm- und Falldaten für die medizinischen Informationssysteme zur Verfügung. Diese wiederum ergänzen die Patientenakte um abteilungs- bzw. leistungsspezifische Informationen. Oft sind Funktionen wie die Patientenaufnahme ähnlich, wenn auch inhaltlich zu unterscheiden, z.B. Aufnahme in das Krankenhaus, Aufnahme auf eine Station nach einer Verlegung.

12.3.1 Radiologieinformationssystem

Die Leistungserbringung in der Radiologie wird durch nachfolgende Systeme wesentlich unterstützt:

- Bildgebende Modalitäten mit ihren medizinischen Bildern (z.B. Einzelbildern, Bildserien, Videosequenzen),
- Befundungsarbeitsplätze,
- Bildarchivierungs- und -kommunikationssystem zur Verwaltung und Übermittlung der medizinischen Bilder sowie mit Bildnachbearbeitungfunktionen bzw. Software-Systemen zur intelligenten Bildverarbeitung und -interpretation

und dem eigentlichen

- Radiologieinformationssystem zur Dokumentation und Verwaltung admininstrativer und medizinischer Daten über die Leistungserbringung.

Zu den wichtigsten Funktionen eines Radiologieinformationssystems (RIS) zählen:

- Schnittstelle zum Patientenverwaltungssystem, insbesondere der elektronischen Patientenakte,
- Schnittstelle zum PAC-System (Abb. 12.3),

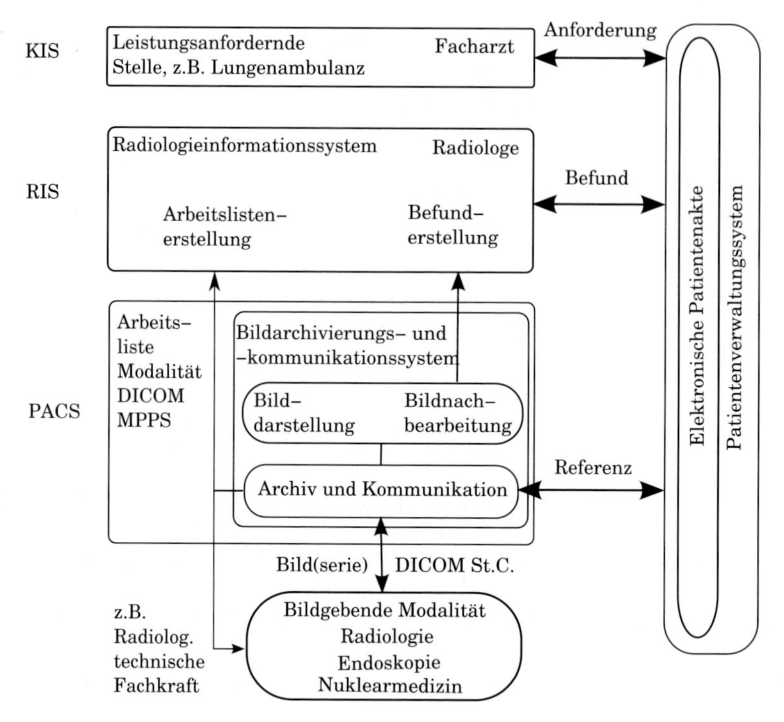

Abb. 12.3. Zusammenwirken von RIS und PACS.

- Terminplanung der radiologischen Untersuchung,
- Medizinische Leistungsplanung (Arbeitslisten) und -dokumentation (Medikamenten- und Kontrastmittelplanung, Strahlendosis-Dokumentation),
- Dokumentation abrechnungsrelevanter Leistungen,
- Befunderstellung, -verwaltung und -verteilung, unter Berücksichtigung von Spracherkennungssystemen und der elektronischen Signatur,
- Schnittstelle zu digitalen Untersuchungsmodalitäten, insbesondere DICOM-basierte Arbeitslisten,
- Schnittstelle zur elektronischen Patientenakte.

Das Radiologiesystem ist als Leistungsstellen-Informationssystem mit verschiedenen Fachrichtungen, z.B. der Kardiologie, Dermatologie, Pathologie, vernetzt. Es ist festzuhalten, dass für die elektronische Kommunikation der medizinischen Bilddokumente zwischen den Fachabteilungen und der Radiologie die Kompatibilität der computergestützten Systeme sichergestellt werden muss, z.B. DICOM-Fähigkeit gemäß der Vereinbarungen im DICOM conformance-statement.

12.3.2 Laborinformationssystem

Das Laborinformationssystem unterstützt die Verwaltung und Organisation des Laborbetriebes. Es ist dazu mit den leistungsanfordernden Stellen und dem Patientenverwaltungssystem vernetzt. Laborgeräte können bei Vorhandensein elektronischer Schnittstellen mit dem Laborinformationssystem verbunden werden. Die Aufgaben des Laborinformationssystems liegen in der

- Auftragserfassung (z.B. Annahme der Proben und Barcode-Etikettierung),
- Probenmanagement (z.B. Probenidentifikation, -einschleusung, -verteilung),
- Befundmanagement (z.B. Befundpräsentation, -ausgabe, - kommentierung),
- Messplatzunterstützung.

Der Datenaustausch zwischen den Laborgeräten und dem Laborinformationssystem, sowie im Weiteren mit dem KIS erfolgt meist nachrichtenorientiert im HL7-Format (siehe Abschnitt 2.5.4).

12.3.3 Operationssaal-Planungs- und -Dokumentationssystem

Das Operationssaal (OP)-Planungs- und -Dokumentationssystem stellt neben der Funktionalitäten der Saal- und Geräteplanung wichtige Aufzeichnungen über die Operation selbst sowie für die Pflegedokumentation sicher. Dazu zählen

- Operationsdauer- und Arbeitsschritte (z.B. OP-Saal, Abruf von der Station, Einschleusen),
- Operationsteam (z.B. Operateure, Assistenten, Anästhesist) und Personalwechsel während einer Operation,
- Patientenlagerung,
- Materialdokumentation (z.B. Instrumente, Katheder),
- Begleitinformation (z.B. Medikamente, Blutsperren),
- Hygienedokumentation (z.B. Desinfektion, Enthaarung).

Die OP-Berichterstellung kann elektronisch gestützt, zum Teil mit spracherkennenden und videobasierten Systemen, durchgeführt werden. Das mit dem Bericht entstehende OP-Protokoll wird der elektronischen Patientenakte zugeordnet.

12.4 Pflegeinformationssystem

Ein Pflegeinformationssystem unterstützt die im Pflegedienst stehenden Personen entlang des gesamten Pflegeprozesses inklusive der Intensivpflege. Dabei werden

- Verlaufskurven, z.B. Vitalparameter, Beatmungsparameter, Patientenstatus,
- Therapiekurven, z.B. Medikamente, Infusionen,
- Pflegekurven, z.B. Pflegeplanung, Massnahmen- und die Behandlungsdokumentation

aktualisiert und erfasst, sowie im elektronischen Patientenakt (siehe Abschnitt 12.2.2) ergänzt. Damit ist das Pflegeinformationssystem mit dem Krankenhausinformationssystem vernetzt.

12.5 Lernplattformen

Computergestützte Software-Systeme werden zunehmend Bestandteil in der medizinischen Aus- und Weiterbildung (*computer based training*). Es gibt eine Vielzahl von mehr oder weniger eng abgegrenzten Einteilungen dieser Software-Systeme (Schulmeister, 2001) z.B.:

- computer-based training (CBT),
- web-based training (WBT),
- e-Learning (Dittler, 2002).

Wichtige Unterscheidungsmerkmale computergestützter Ausbildungssysteme sind deren Funktionalitäten in den Aspekten

- Wissensbasis, z.B. ist das Wissen statisch oder dynamisch erweiterbar?
- Interaktionsfähigkeit, z.B. ist Wissen passiv verfügbar oder wird der Anwender dialog- und fallbasiert geführt?
- Integration im Ausbildungskonzept, z.B. kann Detailwissen über Wissensebenen erworben werden, steht ein Betreuer online oder zumindest elektronisch für Beratungen zur Verfügung und ist das Software-System vollständiger Ersatz oder Ergänzung im Ausbildungsmodul?

Die Funktionalität von Lernumgebungen (Kramme, 2007) lässt sich in folgende Teile gliedern:

- Benutzerverwaltung, z.B. Studierende und Lehrende mit Rollen und Rechtevergabe,
- Kursmanagement, z.B. Buchung von Kursen und Anmeldung für Tutorials,
- Lernplattform, z.B. Werkzeuge und Trainingsmodule,
- Autorenwerkzeuge, z.B. Werkzeuge für die Erstellung von Lehrinhalten,
- Kooperierendes Arbeiten, z.B. White-board-Funktionalitäten für Studierende,
- Datenbanken und Nachschlagewerke, z.B. Anatomieatlanten-Zugriff,
- elektronisch-gestützte Tutorials mit den Betreuern, z.B. multimediale Online-Intensivbetreuung,
- Prüfungsabwicklung, z.B. dislozierte Prüfungsabnahme,
- elektronisch gestützte Bewertungssysteme, z.B. Evaluierungen.

Der Einsatz von Lern- und Lehrsystemen erfolgt heute

- als integriertes Modul in klassischen Ausbildungsformen (blended learning),
- bei Prüfungsabwicklungen,
- in der Fort- und Weiterbildung in Form von Distance-Learning Konzepten.

Als Beispiel einer kommentierten e-Learning Datenbank für die Medizin kann KELDAmed erwähnt werden.

Literaturverzeichnis

Abele, H. (2000). *Medientechnische Grundlagen – Vorlesungsunterlagen.* Universität Tübingen.

Aitken, P.G., & Jones, B.L. (2007). *C in 21 Tagen: Schritt für Schritt zum Profi.* Markt und Technik.

Angermann, A. (2005). *Matlab - Simulink - Stateflow: Grundlagen, Toolboxen, Beispiele.* Oldenbourg.

Boehm, B.W. (1988). A Spiral Model of Software Development and Enhancement. *Computer*, **21**, 61–72.

Boehm, B.W., Brown, J.R., & Lipow, M. (1976). Quantiative Evaluation of Software Quality. *pp. 592–603 in: Proceedings of the 2nd International Conference on Software Engineering, IEEE Computer Society Press.*

Burghardt, M. (2002). *Einführung in Projektmanagement.* Publicis Corporate Publishing, Erlangen.

Cobelli, C., & Carson, E. (2008). *Introduction to Modelling in Physiology and Medicine.* Academic Press Series in Biomedical Engineering.

Dahmen, W., & Reusken, A. (2006). *Numerik für Ingenieure und Naturwissenschaftler.* Springer, Berlin Heidelberg.

Dittler, U. (2002). *E-Learning.* Oldenbourg, München.

Enderle, J., Blanchard, S., & Bronzino, J. (2005). *Introduction to Biomedical Engineering.* Elsevier Academic Press.

Farkas, R., & Becks, T. (2005). *Studie zur Situation der Medizintechnik in Deutschland im internationalen Vergleich.* Tech. Rep. im Auftrag des Bundesministeriums für Bildung und Forschung (BMBF).

Gibson, I. (ed). (2005). *Advanced Manufacturing Technology for Medical Applications.* John Wiley and Sons, Ltd.

Höhne, K.H. (ed). (2003). *VOXEL-MAN 3D Navigator, Inner Organs.* Springer, Electronic Media.

Huss, S.A. (2002). *Model Engineering in Mixed-Signal Circuit Design: A Guide to Generating Accurate Behavioral Models in VHDL-AMS.* Kluwer Academic Publ.

Isermann, R. (2007). *Mechatronische Systeme.* Springer, Berlin Heidelberg.

Kalender, W.A. (2005). *Computed Tomography: Fundamentals, System Technology, Image Quality, Applications*. Publicis.

Kopacek, P., & Daichendt, K. (2003). *Informationstechnik*. Vorlesungsmanuskript, Institut für Handhabungsgeräte und Robotertechnik, Technische Universität Wien.

Kopacek, P., & Zauner, M. (2004). *Leitfaden der Technischen Informatik und Kommunikationstechnik*. Springer, Wien New York.

Kramer, U. (2002). *Simulationstechnik*. Hanser, München.

Kramme, R. (ed). (2007). *Medizintechnik: Verfahren, Systeme, Informationsverarbeitung*. 3. Auflage. Springer.

Kreuzer, M., & Kühling, S. (2006). *Logik für Informatiker*. Pearson Studium.

Madhavan, G., Thanikachalam, S., & Krukenkamp, I. (2002). Robotic Surgeons. *IEEE Potentials*, 4–7.

Matthiessen, G., & Unterstein, M. (2007). *Relationale Datenbanken und SQL*. Addison-Wesley, München.

Oppelt, A. (ed). (2005). *Imaging Systems for Medical Diagnostics*. Siemens.

Probst, R. (1992). *Ein hierarchisches Steuerungskonzept für Montagezellen in CIM Konzepten*. Technische Universität Wien.

Rangayyan, R. M. (2002). *Biomedical Signal Analysis*. Wiley-Intersciences, New York.

Rechenberg, P. (1991). *Was ist Informatik – Eine allgemein verständliche Einführung*. Hanser, München.

Reschke, H., Schelle, H., & Schnapp, R. (1989). *Handbuch Projektmanagement*. Verlag TÜV Rheinland, Köln.

Roth, C.H. (2003). *Fundamentals of Logic Design*. Brooks Cole, 5th Revised edition edition.

Schulmeister, R. (2001). *Virtuelle Universität, Virtuelles Lernen* . Oldenbourg, München.

Siciliano, B., & Khatib, O. (eds). (2008). *Handbook of Robotics*. Springer, Berlin Heidelberg.

Stroustrup, B. (1998). *Die C++ Programmiersprache*. Addison-Wesley.

Taylor, R.H., & Stoianovici, D. (2003). Medical Robotics in Computer-Integrated Surgery. *pp. 765–781 in: IEEE Transactions on Robotics and Automation*, vol. 19.

Tiller, M. (2001). *Introduction to Physical Modeling with Modelica*. Kluwer Academic Publishers.

Webster, J.G. (ed). (2006). *Encyclopedia of Medical Devices and Instrumentation*. Wiley-Interscience.

Wintermantel, E., & Ha, S.W. (eds). (2008). *Medizintechnik - Life Science Engineering*. 4. Auflage. Springer, Berlin Heidelberg.

Sachverzeichnis